도해입문 | Medical Science Series

이해하기 쉬운
병리학의
기본과 구조

도쿄 테이신(遞信)병원 병리과 부장
다무라 고이치 저

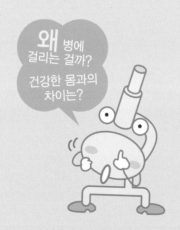

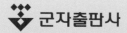

서두에

병리학은 병을 대상으로 하는 학문이므로, 이른바 의학의 근본입니다. 의학부를 비롯한 의료계 학교에서는 우선 해부학이나 생리학에서 정상인 몸의 구조를 배우고, 그 다음 병리학에서 몸이 이상(병)에 걸리게 되는 구조를 공부하게 됩니다. 그래서 '해부나 생리를 충분히 공부하지 않으면, 병리를 이해하는 것이 무리······' 라든가, 병리학이 어렵다는 이미지를 가지고 있는 사람이 적지 않습니다. 하지만, 의사는 물론, 간호사나 임상검사기사 라는 의료관계의 일을 하기 위해서 병리학은 피할 수 없는 것입니다.

의료와 직접 관련되지 않은 사람이라도, 누구나 병에 걸릴 수가 있어서, '병에 관해서 알고 싶지 않은' 사람은 없으리라 생각합니다. 그런데, 해부학이나 약리학 등과 달리, 일반인 중에는 '병리학' 이라는 이름조차 알지 못하는 사람도 많이 있을 것입니다. 병에 관해서 알고 싶으면, 『가정의학』같은 책을 볼 수도 있겠지만, '병이 뭐지?' '사람은 왜 병에 걸리지?' 하는 의문에는 대답해 주지 않습니다.

이 책은 그런 "가까이 하기 어려운" 병리학을 이해하기 쉽게, 나아가서는 일반인에게도 병리학의 재미를 느끼게 하는 것을 기대하며 썼습니다. 세상에 있는 병리학책의 대부분은 질환의 의학적인 정의와 그 해설로 이루어져 있습니다. 하지만, 그것으로는 병리학의 재미까지는 전달할 수 없을 것으로 생각됩니다. 몸의 상태가 나빠지는 구조를 이해하고, "병리학적 견해"에 따라서 병에 관해 추리하는 것이야말로, 병리의 재미니까요.

그래서 본서는 가능한 전문용어를 배제하고, 기초지식이 없어도 '병리학이란 거 재미있네' 라고 생각할 수 있도록 연구했습니다. 또 병리학은 보는 차이에 따라서 병을 해명해 온 형태학이므로, 가능한 많은 사진을 게재했습니다. 정상 사진도 나열되어 있으니까, 해부학이나 조직학의 지식이 없어도 괜찮습니다. '병은 정상과 어디가 다른가?' "왜 차이가 나는가?" 하는 의문점의 해결을, 꼭 이 책에서 체험하시기 바랍니다!

의학용어를 사용하면 한 마디로 끝날 것을, 일반적인 말로 설명하다 보니, 아무리 장황하게 설명해도 "애매함"이 남아 있습니다. 본서 중에는 동료 병리의를 비롯해서, 각 전문영역의 선생님들이 지적하고자 하는 부분이 많이 있으리라 생각합니다. 하지만, '고교생은 물론, 조금 발돋움한 중학생이라도 즐길 수 있게' 라는 본서의 취지를 이해하시고, 전문가분들은 조금 눈 감아 주시기를 부탁드립니다.

2010년 12월

田村 浩一

목차

이해하기 쉬운
병리학의 기본과 구조

1

병의 원리를 생각하자!

병리학이란 읽는 글자 그대로 '병의 원리'에 관한 학문입니다. 즉, 세상에 존재하는(또는 아직 발견되지 않은) 병을 이론적으로 해명하는 학문입니다. 원리를 알 수 있다는 것은 이해하는 것입니다. 결국, 병을 알고자 하는 것은 병리학밖에 없습니다.

1-1 '병리학'이란 무엇인가?

학문은 '왜?'를 밝히는 것입니다. 그럼, 병리학이 다루는 '왜?'는 도대체 무엇을 대상으로 하는 것일까요?

■■ 병리학의 '왜?' ■■

학문은 '왜?'를 밝히는 것입니다. 물리나 수학을 비롯하여, 의학부에서 배우는 생리학이나 생화학, 면역학 등도 각각의 방법으로 '왜?' '어째서?'에 접근하고 있습니다. 그럼, 병리학이 취급하는 '왜?'는 무엇에 대한 것일까요?

병리학은 '인간은 왜 병에 걸리는가?' '병이란 도대체 무엇인가?' '정상과 무엇이 다른가?' '그 병에 걸리면 어떻게 되는가?' '어떻게 하면 치유되는가?' 하는 점을 연구하고 있습니다. 즉, '병의 원리'를 '왜?'의 대상으로 삼고 있는 것입니다. 그렇게 하면 의학 전반이 되어 버리지만, 병리학은 그 중에서도 '눈에 보이는 형태의 차이'를 바탕으로 하여, 그 해명을 진행해 온 영역입니다.

■■ 현미경의 탄생으로 병리학이 발전 ■■

사람은 우선, 해부에 의해서 정상과 병의 차이를 찾으려고 했습니다. '이 증상을 가지고 있던 사람은 몸 속의 어디가, 어떤 식으로 되어 있나?' 하는 것입니다. 그런데, 육안으로 보는 것만으로는, 정상과의 차이는 알 수 있어도, '왜?'를 알 수가 없었습니다.

그러던 중에, '현미경으로 보는' 세계가 열렸습니다. 예를 들어, 부종이 점점 커져서 죽은 사람을 해부하면, 그 부종을 직접 볼 수가 있습니다. '같은 곳에 부종이 생겼는데, 한쪽은 커지고, 다른 한쪽은 그다지 커지지 않았다.' '현미경으로 비교해 보니, 이래저래 세포의 생김새가 다르구나' 라는 식입니다.

이러한 차이를 조사하기 위해서는 죽은 사람 뿐 아니라, 살아 있는 사람으로부터 수술로 적출한 장기나 조직도 재료가 됩니다. 그 축적의 결과, 장기나 조직을 관찰하고, 병을 진단할 수 있게 되었습니다. 즉, 병리진단학의 개막입니다. 또 조직을 채취하는(생검) 기술이 발달되어, 몸의 표면뿐 아니라, 속에서도 일부 조직을 채취할 수 있게 되자, 이번에는 '병리진단에서 악성이면 수술, 양성이면 그대로' 라는 판정을 내릴 수 있게 되었습니다.

현재는 채취한 조직을 현미경으로 봤을 때의 차이뿐 아니라, 조직 속의 단백질이나 유전자 이상도 발견할 수 있게 되었습니다. 그리고 그것은 연구뿐 아니라 진단에도 사용되고 있습니다. 즉 '병의 원리'를 취급하는 병리학은 단순한 형태학의 한 부문이 아니라, 종합의학으로 계속 진보하고 있는 것입니다.

■■ 좀처럼 볼 수 없는 병리학자의 '얼굴' ■■

이러한 병리학의 진보 경과를 보면, 병리와 관련된 연구에는 '병을 해명'하는 연구분야와 '병을 진단'하는 임상분야의 2분야가 있습니다. 즉, 대학이나 연구소에서 동물이나 유전자를 이용한 연구를 하는 병리학자의 작업과, 병원에서 매일 병리진단을 하고 있는 병리의의 작업입니다. 연구를 하면서 병리진단을 하는 선생님들도 많아서, 한마디로 병리라고 해도 여러 가지 작업이 있습니다.

병리에서는, 병원에서 병리진단을 하는 병리라도, 거의 환자들을 만날 수가 없습니다. 하물며 병리학자의 '얼굴'은 좀처럼 볼 수가 없습니다. 그 때문에 매우 중요한 일을 하고 있음에도 불구하고, 일반인들은 '병리학'이라는 말조차 모르고 있는 것입니다. 어느 날의 일입니다, '예, 제1병리입니다'라고 전화를 받으니, '에? 제1요리입니까?'라고 되묻는 것이었습니다. 전화로 받은 택배우편의 수신인명이 '요리학교실'로 되어 있었다는 것은 어느 병리학교실에서나 흔히 경험하는 일이라고 합니다.

한편, 병리의나 병리학자는 일반인과 얘기를 하지 않아서, 어느 의미에서는 매우 편하기도 합니다. 왜냐하면, 상대하는 사람들이 전문지식을 가진 의료관계자나 연구자이

병리학은 그다지 알려져 있지 않다!? (1-1)

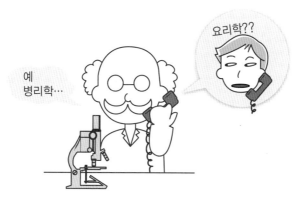

니까, 이해하기 쉽게 설명할 필요가 없기 때문입니다. 병리의가 말하는 것을 이해하지 못하는 의사가 있다면, '병리 공부가 부족하군!' 하며 꾸짖으면 된다는 것이 병리의의 자세였다고 할까요. 현재는 병리의 중에도 환자와 직접 만나서 병리진단을 설명하는 '환자와 얼굴을 마주하는 병리의'가 되려는 사람들이 많이 생기고 있습니다. 병리학이 계속 진보하듯이, 병리의도 또한 변신을 시작하고 있습니다.

■ ■ 병리학은 정의의 학문? ■ ■

사람의 병은 건축물과 같이 누군가가 설계하여 완성하는 것이 아닙니다. 우선 병이 앞에 있고, 병리학은 그것을 연구하여, 병 속에서 특징적인 것을 정리하며, 이름을 붙여 왔습니다. 즉, 본래 있던 것에 멋대로 이름을 붙이고, 또 분류까지 해온 셈입니다.

하지만, 예를 들어 초면인 사람과 갑자기 '다나카씨'의 얘기를 한다면, 서로 떠오르는 '다나카씨'가 다를 가능성이 높겠지요. 마찬가지로, 병 얘기를 하는 경우도, 공통 인식이 없으면 대화가 되지 않습니다. 그런 연유로, 학생에게 있어서 병리학은 '병이나 병태의 이름과 정의'라는 의학세계의 '업계용어'를 처음 배우는 과목이기도 합니다.

의학적 지식이 전혀 없는 저학년 의학생들을 모아놓고, 갑자기 어느 전문적인 연구를 하게 할 기회가 있었습니다. 그들은 2개월이 지나자, 그 연구분야에 한정된, 상당히 전문적이고 특수한 업계용어를 구사했습니다. 아저씨라도 외우기만 하면 여고생들의 유행어를 사용할 수가 있고, 익숙하게 사용하다 보면 자연스럽게 얘기할 수 있게 됩니다. 단지 의학용어의 경우는, 애매한 정의로 얘기하자면, 사람의 목숨과 관련될 가능성이 있습니다. 그러니까, 공통언어로서 '무엇을 의미하는가?'를 확실히 정하고, 이것을 외워서 사용해야 합니다.

그 때문에 병리강의에서는, 자칫하다가는 'ㅇㅇ란 △△를 말한다'는 정의만을 '중요하니까 확실히 외우도록'이라고 배우게 되었습니다. 하지만, 예를 들어 영어수업에서, '이 영단어는 이러한 의미로, 이와 같이 사용한다'라는 말뿐이었다면 어떨까요? 단어의 유래 등을 포함하여, 아무리 재미있고 흥미롭게 얘기했다 해도 한계가 있습니다. 병리강의에서도 용어의 정의뿐이라서, 처음부터 시시하다고 생각하는 학생이 적지 않습니다. 매우 안타까운 일이라서, 이 책에서는 가능한 어려운 용어의 정의나 그 해설에 구애받지 않기로 했습니다. 사전과 마찬가지인, 그와 같은 책은 시중에 많이 있으니까, 필요한 경우는 참고하시기 바랍니다.

■ ■ 재미있는 병명 붙이는 법 ■ ■

병에 마음대로 이름을 붙인다 해도, 여러 가지 방법이 있습니다. 여기에서 잠깐 병명에 관해서 말씀드리겠습니다.

❶ 발견자의 이름을 붙인다

가장 단순한 병명 붙이는 법은 병을 발견한 사람의 이름을 사용하는 것입니다. 혹성의 이름붙이는 법과 같지요. 일본인의 이름이 붙은 것으로는 '가와사키병(川崎病)'이나 '다카야수동맥염(高安動脈炎)', '오구치병(小口病)', '하시모토병(橋本病)' 등이 유명합니다. 단, 이러한 이름이라도, 그 병을 모르는 경우에는 의미를 전혀 파악할 수가 없습니다.

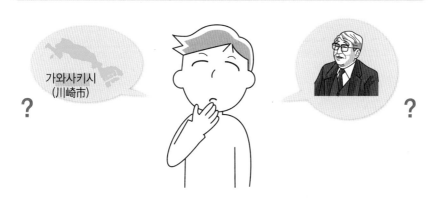

가와사키병(川崎病)? (1-2)

가와사키시
(川崎市)

❷ 본대로 붙인다

해부했을 때에 보이는 그대로 붙인 재미있는 병명도 있습니다. 예를 들어, '육두구간'이라는 것은 육두구를 닮았다는 점에서 붙여졌습니다. '육두구'는 nutmeg라는 과일의 일본명입니다. 이 병의 간장을 현미경으로 보면, 간장의 울혈로 인해서, 간장 속을 그물모양으로 뻗어 있는 중심정맥 주위에 강한 울혈과 출혈을 초래한 결과, 육두구를 자른 듯한 모양이 확인됩니다(그림 1-3).

또 심장에 아밀로이드라는 전분과 유사한 물질이 쌓이면, 심장이 마치 밀랍처럼 굳어져서, 단면도 이상한 광택을 띠게 되는데. 이것을 그대로 '밀납심장(蠟樣心 : wax heart)'이라고 합니다. 병리는 정의의 학문이지만, 처음에는 본대로 이름이 붙여진 것을 잘 알 수 있습니다.

Column 　일본인의 이름이 붙은 병

● 가와사키병(川崎病)

　소아과의 · 가와사키 도미사쿠(川崎富作)가 보고한, 4세 이하의 영유아가 걸리는 소아급성 열성 피부점막 림프 절증후군(MCLS). 주증상은 아래표와 같다. 발증에서 1~3주 후 정도에 10~20%의 빈도로 관상동맥에서 동맥류가 확인되며, 드물게 심근경색으로 돌연사에 이르는 경우가 문제.

가와사키병(川崎病)의 주요증상

① 5일 이상 계속되는 발열
② 사지 말단의 변화 　급성기 : 손발의 경성부종, 손바닥, 　　　　　　발바닥 내지 손가락, 발가락 　　　　　　끝의 홍반 　회복기 : 손가락끝에서 막양낙설 　　　　　　(=피부가 벗겨지는 것)
③ 부정형발진
④ 양측 안구결막의 충혈
⑤ 구순 · 구강소견(구순의 홍조, 딸기혀, 　구강인두점막의 미만성발적)
⑥ 급성기의 비화농성 경부림프절종창

가와사키 도미사쿠(川崎富作) 박사

● 다카야스동맥염(高安動脈炎)

　다카야스 미키토(高安右人)가 처음 보고한 질병으로, 대동맥염증후군 또는 맥이 잡히지 않는다는 점에서 '무맥증(pulseless disease)' 이라고도 한다. 대동맥 및 그 주요분기를 침윤하는 비특이성 염증이며, 그 내강의 협착 내지 폐색을 일으킴으로써, 여러 가지 장기장애의 증상을 나타낸다(그림 8-14).

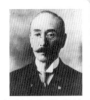

다카야스 미키토(高安右人) 박사

● 오구치병(小口病)

　오구치(小口忠太)가 보고한 선천성 정지성 야맹. 안저 전체가 새하얗게 서리가 내린 상태 · 금박모양으로 반짝거리는 특이한 안저소견을 나타내고, 장시간의 암순응에 의해서 광각이 개선되며, 2~3시간의 암순응에 의해서 안저소견이 정상화되는 특징(미즈오 · 나카무라반응)을 나타낸다.

오구치(小口忠太) 박사

● 하시모토병(橋本病)

　하시모토 하카루(橋本策)가 보고한 만성갑상선염으로, 자기면역질환의 하나. 갑상선에 대한 자기항체(항갑상선글로불린항체, 항마이크로솜항체)가 생기고, 이것이 갑상선을 파괴하여 갑상선기능이 저하된다(그림 8-9C).

하시모토 하카루(橋本策) 박사

육두구 간 – 음식에 비유되는 병리소견① (1-3)

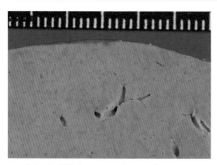

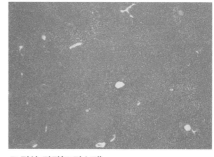

A.정상 간장(할면=단면의 육안소견)
간세포의 집합은 균일하게 담갈색으로 보인다. 군데군데의 구멍은 혈관이며, 글리슨초에 둘러싸인 간동맥 및 문맥과, 중심정맥의 2종이 있다.

B.정상 간장(조직소견)
간세포의 집합이 일정하게 핑크로 염색되어 있다. 하얗게 탈색된 구멍은 규칙적으로 분포하는 글리슨초의 간동맥·문맥과 중심정맥.

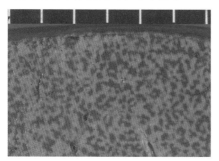

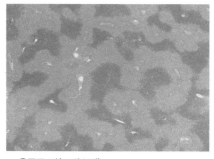

C.육두구 간(육안소견)
중심정맥의 주위에 울혈과 출혈이 일어나면, 그 부분만 검붉어져서, 전체적으로 육두구 같은 모양으로 보인다.

D.육두구 간(조직소견)
육안소견의 검붉은 부분이 진한 붉은 색으로 물들어 있다. 그 중심부근에 있는 구멍이 중심정맥이며, 주위의 핑크색 부분에 있는 구멍이 글리슨초.

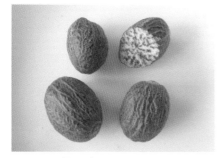

E.nutmeg(육두구)
육두구는 nutmeg의 일본명. nutmeg는 나무 높이가 20m나 되는 상록수로, 그 열매에서 향신료가 만들어진다.

육두구 간의 육안소견은 nutmeg의 단면과 확실히 비슷하네요. 간장의 구조나 모양이 생기는 이유에 관해서는 그림 5-21도 보시기 바랍니다.

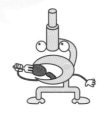

사고비(sago spleen) - 음식에 비유되는 병리소견② (1-4)

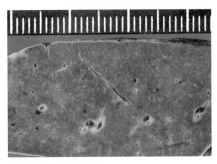

A.정상 비장(육안소견)
다갈색 영역은 오래된 적혈구를 파괴하여 재이용
하고 있는 영역(적비수(赤脾髓)). 그 속에서 하얀
과립상으로 보이는 것이 면역기능을 하는 림프구
집합(백비수(白脾髓)).

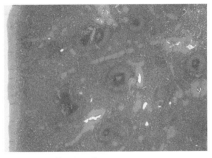

B.정상 비장(조직소견)
림프구의 핵에 의해서 파랗게 보이는 것이 백비수.
주위의 진한 핑크~붉게 보이는 것이 많은 적혈구를
품은 적비수.

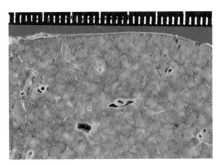

C.사고비(sago spleen) (육안소견)
비장의 백비수에 아밀로이드라는 특수한 단백질이
침착하면, 그 부분이 sago pearl처럼 희고 큰 입자
로 보인다.

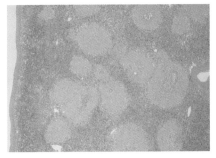

D.사고비(sago spleen) (조직소견)
육안소견의 sago pearl 같은 입자는, 침착한 아밀로
이드가 물들어서, 핑크색 큰 공처럼 보인다.

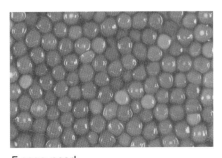

E.sago pearl
sago란 사고야자에서 채취한 식용전분. 그 전분을
정제하여, 공모양으로 가공한 것이 sago pearl.

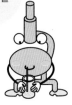

아밀로이드는 유전분이라고
불리는 미세섬유상의 단백질
입니다. 이것이 조직에 침착
하면, 여러 가지 장애를 일
으킵니다.

❸ 장기나 조직의 이름에 병의 명칭을 붙인다

병의 원인을 알 수 있는 경우는 장기나 조직의 이름에 병의 종류의 이름을 붙이는 것이, 누구라도 알 수 있는 방법입니다.

일본어도 의학영어도 공통점이 많이 있습니다. 예를 들면, ‘폐암(lung carcinoma)’이나 ‘위암(gastric carcinoma)’ 등입니다. 이 밖에 ‘간장암’은 간장을 의미하는 hepato-에 종양을 의미하는 -oma를 붙여서 ‘hepatoma’ 라고 부르거나 ‘간염’은 같은 hepato-에 염증을 의미하는 -itis를 붙여서 ‘hepatitis’ 라고 합니다. 어려운 듯한 의학영어라도 분해해서 생각하면 의미를 알 수 있는 것도 많습니다.

그림 1-5에 주요 의학영어가 만들어진 방법을 정리했습니다. 예를 들면 ‘가제오마’라는 것은 이것에 근거하여 만들어진 조어인데, 무슨 말인지 알겠습니까? 실은 수술 중에 체내에 두고 잊어버린 가제가 종양처럼 된 것을 말합니다.

주요 의학영어의 작명법 (1-5)

-oma (종양, 종류)	hepat-oma (간암)	간장-종양
	hemat-oma (혈종)	혈액-종류
	xanth-oma (황색종)	황색-종양
	melan-oma (흑색종)	흑색-종양
-itis (염증)	hepat-itis (간염)	간장-염증
	gastr-itis (위염)	위-염증
	dermat-itis (피부염)	피부-염증
	nephr-itis (신염)	신장-염증
수나 양을 나타내는 말	an-emia (빈혈)	무-혈
	olig-uria (핍뇨)	적다-요
	hypo-(o)x(i)-emia (저산소혈증)	감소-산소-혈액
	hyper-lipid-emia (고지혈증)	과잉-지방-혈액
	brady-cardia (서맥)	늦다-심장
	tachy-cardia (빈맥)	빠르다-심장
	hemi-plegia (반신마비)	편측-마비
	mono-cyte (단구)	1개-세포
	quadro-plegia (사지마비)	4개-마비
	poly-uria (다뇨)	많다-요
	poly-arthr-itis (다발관절염)	많다-관절-염증
	pan-arter-itis (혈관전층염)	전부-혈관-염증
	peri-card-itis (심외막염)	주위-심장-염증
장애를 나타내는 말	cardio-myo-pathy (심근증)	심장-근육-병
	dys-function (기능장애)	곤란-기능
	adeno-my-osis (선근증)	선-근육-증(症)
-ology (학문)	path-ology (병리학)	병-학문
	cardi-ology (심장병학)	심장-학문
	oto-rhino-laryng-ology (이비인후과학)	이-비-인후-학문 (영어에서는 이비인두학!?)

참고로, 의학세계에서는 흔히 약어가 사용되고 있습니다. 약어는 긴(때로는 혀를 깨무는 듯한) 병명 등을 표현할 때에 매우 편리합니다. 그런데 어느 과에서 사용하고 있는 약어가 다른 과에서는 다른 의미로 사용되고 있는 경우가 적지 않습니다. 거의 모든 임상과를 상대로 하는 병리에 있어서, 약어는 병리의를 애먹이는 말이기도 합니다. 다른 의미를 갖는 같은 약어의 예를 열거해 봤습니다(그림 1-6).

약어가 무섭다!? (1-6)

ARF	acute renal failure	급성신부전	같은 약어로, 기능부전에 빠진 장기가
	acute respiratory failure	급성호흡부전	다른 예
	acute rheumatic fever	급성류머티스열	병 이름
CHF	chronic heart failure	만성심부전	한쪽은 병이 지속되고 있고, 다른 한쪽은
	congestive heart failure	울혈성 심부전	병태이지만, 대부분 같은 것을 가르키는
	congenital heart failure	선천성 심부전	병태가 아니라 병인
	congenital hepatic fibrosis	선천성 간섬유증	간장병 (장기가 다르다)
	continuous hemofiltration	지속적 혈액여과	치료 이야기 !
DOA	date of admission	입원일	입원한 날과, 내원시에 사망
	death on arrival	내원시 사망	했다!?
MS	mitral stenosis	승모판협착증	심장병
	multiple sclerosis	다발성 경화증	신경병
	maternal serum	모체혈청	산과이야기
	mediastinal shift	종격이동	X-ray 사진 소견
	maxillary sinus	상악동	해부 용어
PV	portal vein	문맥	장→간장→비장으로의 정맥과, 폐→심장으로의 동맥
	pulmonary vein	폐정맥	같은 폐와 관련되어도, 한쪽은 혈관, 한쪽은 심장판
	pulmonary valve	폐동맥판	
RA	refractory anemia	불응성 빈혈	혈액병
	rheumatic arthritis	류머티스성 관절염	관절병
	residual air	잔기(殘氣)	폐기능검사 용어
	right atrium	우심방	심장의 해부용어
	radium	라듐	원소의 하나
PN	panarteritis nodosa	결절성 동맥주위염, 다발성 결절성 동맥염
	polyarteritis nodosa	동맥벽 전체를 둘러싸고(pan), 다발하며(poly), 동맥주위
	periarteritis nodosa	(peri) 염증이 주체=같은 병을 가르키며, 전부 맞다
	pyelonephritis	신우신염	신장병
	polyneuropathy	다발성신경장애, 다발성 뉴로파시	신경병
	phosphopyridine nucleotide	포스포피리딘 누클레오티드	탈수소효소의 보호소로 작용하는 물질
	psycholoneurology	정신신경학	정신신경과영역의 약어
	psycholoneurologist	정신신경과의	같음
	practical nurse	준간호사	간호사 자격
	parenteral nutrition	비경구적 영양법	영양보급 방법
	percussion note	타진음	진찰방법 속의 용어

1-2 우선 관찰부터 시작하자!

외견이 변하고 있는 것은 왜일까? 그것을 찾는 것이 병리학입니다. 그러니까 병리학은 우선 '어떻게 보이는가?' '정상과 어디가 다른가?'를 관찰하는 것부터 시작합니다.

■■ 우선 관찰하자! ■■

의료세계에서는 소견을 확인하는 것이 가장 중요합니다. 눈으로 보고, 소리를 듣고, 만지고, 냄새를 맡는, 당뇨병에서는 요의 미각까지도 사용되었습니다. 이 소견들을 종합하여 진단을 내리는 것입니다. 병리의 세계도 마찬가지입니다. 단, 병리에서는 주로 '보는' 것이 중심이며, 해부할 때에는 여기에 '만지는' 것이 추가됩니다. 경우에 따라서 '냄새'도 소견이 되지만, 공기 감염되는 병인 경우, 병변의 냄새를 맡다가 병이 옮는 수가 있으므로 거의 하지 않습니다. 하지만 오감을 활용하는 것이 중요합니다.

병리를 막 시작한 젊은 의사는 병리해부에서 뭔가 '진단'을 말하려고 합니다. 예를 들면 '폐렴이 있습니다' 든가 '심근경색이 보입니다' 라는 식인데, 만일 오진하면 실수로 이어집니다. 그보다 우선 제대로 관찰하고, 본 것이나 만진 느낌 등을 정확히 말로 표현하는(글로 표현하는) 것부터 배우는 것이 중요합니다. 그것을 듣거나 읽기만 해도, 선배선생님이 진단을 내릴 수 있을 때까지 노력해야 합니다. 이것은 결코 어려운 일이 아닙니다. 보이는 것을 그대로 말로 표현하면 되니까, 표현작업만 외우면 누구라도 할 수 있을 것입니다.

■■ 폐의 육안소견을 표현해 보면? ■■

예를 들면, '폐의 표면이 보통보다 희고 탁한 색을 띠고 있다' '폐를 꺼내 보니, 묵직하다' '자른 기관지에는 다소 갈색을 띤 가래 같은 점액이 부착되어 있다' '칼집을 넣으면(폐를 칼로 싹 자르다) 폐 속에서 탁하고 조금 끈적끈적한 액체가 서서이 배어나온다' '자른면에서 보면, 정상 폐에서 보여야 할, 스폰지 같은 구조가 잘 알 수 없게 되어 있어서, 전체적으로 단단한 느낌이 든다' '그 속에 직경 5mm 정도의 조금 난백색의 영역이 분포되어 있다' '주위와의 경계가 불명료하고, 주위에는 조금 검은색을 띤 가장자리가 보이는 곳도 있다' '유백색을 띠는 부분은 만져보니, 약간 단단한 것을 알 수 있

폐렴의 육안소견과 조직소견 (1-7)

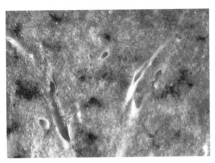

A.정상 폐(육안소견)
다갈색 영역에 공기가 들어가는 작은 주머니(폐포)가 모여 있다. 관처럼 보이는 것은 기관지나 혈관의 가지이며, 검은 것은 폐에 침착한 숯가루.

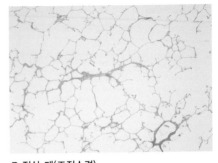

B.정상 폐(조직소견)
현미경으로 보면, 폐포의 집합이 스폰지 모양으로 되어 있는 것을 잘 알 수 있다.

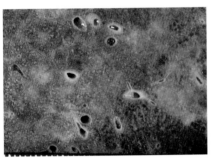

C.폐렴(육안소견)
적갈색 영역과 유백색 영역이 불규칙하게 분포되어 있다. 스폰지모양의 구조를 상실하고 다소 단단해져서, A에 비하면 단면이 평평하게 보인다. 구멍은 기관지나 혈관의 가지.

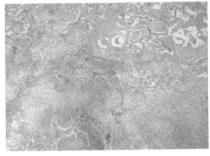

D.폐렴(조직소견)
C에서 하얗게 보이는 영역에서, 정상 스폰지구조는 보이지 않는다. 하반부는 농양으로, 폐포구조가 상실되어 있다. 상반부에 보이는 폐포는 백혈구나 점액으로 막혀 있다.

다' '자른면을 만져보니, 아주 조금 미끈미끈한 느낌이 든다' ……

이것을 조금 더 어려운 의학용어를 섞어서 기재하는 것이 '폐의 육안소견' 입니다.

병리의는 이 소견들에 근거하여, 이 증례에 기관지폐렴이 있다고 추측합니다. 그리고 현미경으로 관찰하면, '단단한 부분의 중심에는 가는 기관지의 가지가 있고, 그 안에 점액과 호중구(백혈구의 일종)가 들어 있다' '주위에도 호중구의 집합덩어리(종양형성)가 있으며, 장소에 따라서 그 속에는 간균(桿菌)의 집족(集族)과 이물(음식물의 가스)이 보이며, 기관지의 일부가 무너져 있다' '주위의 조금 검게 보이는 곳에는 혈액이 막혀서 확장된 혈관이 있으며, 출혈도 조금 보인다' '그 주위에는 폐포(공기가 들어가

는 주머니) 속이 액체로 채워져 있다' 등이 있습니다. 이 소견들을 종합해 보면, '오연
을 계기로 발생한 세균성 폐렴일 것이다' 라는 식이 됩니다.

변화를 더 상세히 관찰하면, '죽기 얼마 전에 발증했는가?' '치료에서 어떻게 수식
되었는가?' 를 알 수 있으며, 여기에 임상경과를 대조함으로써, '폐렴을 일으킨 시기'
'그 계기가 된 것' '치료경과와 치료가 충분한 효과가 없었던 이유' 등도 밝힐 수가 있
습니다.

■ ■ ■ 병리학실습은 그림 공부? ■ ■ ■

의학부에서 하는 병리학실습은 예전부터 그림의 세계였습니다. 세포질이 핑크로, 핵
이 보라색으로 물든 표본을 오로지 현미경으로 보고 스케치하는 것입니다. 이 실습이
'병리학이 싫어지는 제2단계' 라는 사람도 적지 않습니다.

병리의는 매일 작업으로, 현미경소견을 관찰하고, 여러 가지 소견을 종합하여 진단을
내리고 있습니다. 한편, 의학부에서 행해지는 병리학실습에서는 '이것은 위암의 표본
입니다. 여기에 특징적인 소견이 나타나 있으니까, 이것을 충분히 관찰하여, 스케치하
면서 이해하십시오' 라는 것이 대부분입니다. 이것은 진단이 앞에 있고 그 소견을 관찰
하는 것이니까, 일상 병리의가 하고 있는 것과 반대 패턴을 강요당하고 있는 셈입니다.
'뭐가 보이는 걸까?' '왜 이렇게 된 것일까?' 라는 의문이 솟아서, 그것을 해결하는 것
이 병리의 즐거움이니까, 그것을 뺏겨버린 듯한 자습에서는 흥미가 반감되어도 어쩔 수
없습니다. 간단히 정도(精度)가 좋은 사진을 찍을 수 있게 된 현재, '사진 1장이면 될
것을 왜 스케치를 시키지?' 라는 의문도 생기겠지요. 실제, 현미경을 사용하지 않고, 영
상을 컴퓨터로 저장한 버추얼슬라이드(virtual slide)를 모니터로 보면서 실습하는 대학
도 늘고 있습니다.

■ ■ ■ 세심하게 관찰하는 것이 중요 ■ ■ ■

하지만, 세심하게 관찰한다는 것은 의사로서 매우 중요한 작업입니다. 수많은 병은
선인들이 지금보다도 훨씬 성능이 떨어지는 현미경을 사용하여 관찰하고, 스케치를 하
여, 정상과의 차이를 발견하면서 해명해 왔습니다. 옛날 논문에 실려 있는 스케치를 보
면, '심안으로 본 것인가!?' 라고 생각할 정도의 섬세함에 놀라게 됩니다. 그 관찰력을
기르기를 바라는 마음에서 스케치를 요구하는 것일지도 모릅니다.

실제, 학생에게 스케치를 시켜보면, 관찰이 엉터리인 것은 금방 알 수 있습니다. 현
미경을 들여다보지 않고 아틀라스 그림을 베껴서 속여도, 관찰눈이 없으면, 실제로는

1920년대 현미경으로 여기까지 봐 왔다 (1-8)

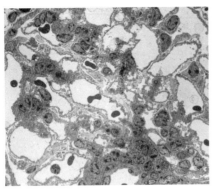

A.신장 사구체의 전자현미경사진
하얗게 보이는 것이 모세혈관이며, 내피세포가 둘러싸고 있다. 그 사이에서 다소 진하게 염색되어 있는 것이 메산지움.

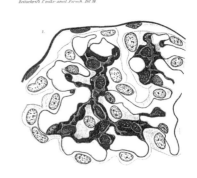

B.사구체의 스케치
병리학자 Zimmermann박사의 1929년 스케치.

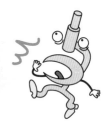

당시의 구식 광학현미경으로, 전자현미경사진과 흡사한 상을 관찰하고, 스케치 했다니, 놀라지 않을 수 없습니다.

있을 수 없는 그림이 되어 버립니다. 가장 정확한 소견을 얻기 위해서는 어느 정도 지식이 필요하며, 그렇지 않으면 갑자기 '표본을 관찰하라'고 해도, 어디가 이상한지도 알지 못해서, 효율이 매우 떨어지는 것도 확실합니다.

의학부를 졸업하고 나서도 현미경을 친숙하게 사용하는 의사는 극히 적습니다. 그러나 의사는 많든 적든, 환자의 병리진단을 병리의에게 의뢰하게 됩니다. 그 보고리포트를 받고, 환자와 얘기하는 것은 병리의가 아니라 담당임상의입니다. 병리진단리포트에 쓰여 있는 것을 충분히 이해하지 못하면, 피해를 입는 것은 환자입니다. 그러니까 기본적인 소견을 외우라는 실습을 하는 것입니다.

▩▩ 관찰결과에서 변화의 원인을 생각하자! ▩▩

사람의 몸을 현미경으로 관찰하면, 그 아름다움에 압도됩니다. '자신의 몸 속에 이런 아름다운 세계가 펼쳐져 있다니' 라고 생각하면 감사할 뿐입니다. 그 파괴 상태를 관찰하고, 파괴의 원인을 밝혀내는 것이 병리학인 셈입니다.

병의 진단에도
유용한 병리학총론

오늘날 의학교육에서, 임상계는 '내과'나 '외과'로 나누지 않고, 장기별로 강의를 하는 대학이 많아지고 있습니다. 대학병원의 외래에서도 '제1내과' '제2외과' 라는 호칭이 바뀌고, '간장내과' '순환기외과' 라고 표시하는 것이 일반적이 되었습니다. 그럼, 병리학의 세계는 어떨까요?

총론부터 시작하는 공부는 시시하다?

만일 당신이 의료관계 학생이라면, 커리큘럼을 보십시오. '병리학총론' '병리학 각론'의 순서로 강의가 짜여 있지 않습니까? 적어도 '병리학총론'은 생리학이나 면역학과 더불어 강의가 짜여 있으리라 생각합니다.

▪▪▪ 병리학 총론과 각론이란? ▪▪▪

일본에서 서양의학교육이 시작되었을 무렵부터, 병리학은 병리학총론과 병리학각론으로 나누어 강의되어 왔습니다. 병리학각론은 각 장기의 병을 대상으로 하므로, 최근 장기별 강의에서는 그 안에 짜여져 있습니다. '간경변의 병리학적 특징은?' '증상은?' '진단은 어떻게 내리는가?' 'X-ray나 초음파 소견, 혈액 등의 검사소견은?' '내과적 치료방법은?' '외과에서 치료하는 경우는?' 라는 식입니다.

한편, 병리학총론은 병인(병의 원인)에 따라서 병을 분류하고, 병리학적 소견을 바탕으로 그 병에 대한 견해가 강의됩니다. 의학의 기본이며, 병리학이라는 학문의 철학적인 부분이기도 합니다. 병리학총론이야말로 병리학의 진수라고 할 수 있습니다. 그러니까 강의나 실습할 때는 선생님의 병리학이라는 철학을 배우는 듯한 시점에서 학습하는 것입니다. 병리학총론을 '의학용어의 정의를 외우는 것 뿐'이라고 받아들이면, 공부가 시시해져 버립니다.

▪▪▪ 병리학총론이야말로 병리학의 진수 ▪▪▪

하지만, 기본적으로 공부는 기초부터의 축적입니다. 병리학에서 말하자면, 우선 해부학이나 조직학, 생리학을 배워서 사람의 몸 구조나 기능을 알고, 다음에 병리학총론을 배워서 병의 종류나 성립을 공부한 후, 장기별 병리학각론으로 진행해야 하며, 그렇지 않으면 충분히 이해할 수 없을 것입니다. 과연 그럴까요?

정상을 알지 못해도 병을 관찰할 수 있습니다. 게다가, 정상은 이상과 대조하여야 비로소 이해가 가능해지는 것이 아닐까요? 병리실습에서 흔히 '이 장기는 뭐지?' 라는 질문에 대답하지 못하는 학생이 '자네, 조직실습을 하고 왔겠지?' 라고 꾸지람을 듣습니다. 하지만, 조직학실습에서 '이것이 정상'이라고 외우려 한다면, 외우지 못할 것이 없습니다. 오히려 이상해진 상태를 보면, '과연, 정상조직은 이렇구나' 라고 감탄하는 동안에, 자연히 정상상이 머리에 들어오는 것입니다. 병리학은 형태학이니까, 정상과 이

병리학총론 (2-1)

A 옛날의 병리학총론
1. 병인론
2. 퇴행성병변(물질대사장애)
3. 진행성병변(병적증식)
4. 순환장애
5. 염증
6. 종양
7. 기형

병리학총론은, 병리학이라는 학문의 철학적 주요부분입니다.

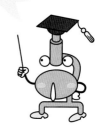

B 현재의 병리학총론
모델 코어 커리큘럼
B. 의학일반, 3. 병인과 병태(일본병리학회 개정안)

1. 유전자이상과 질환·발생발달이상
2. 세포상해
3. 대사장애
4. 순환장애
5. 염증
6. 종양

상을 비교하여, 어디가 다른가를 생각하는 것이 중요하다고 생각합니다.

마찬가지로, 총론을 몰라도, 각론을 배울 수가 있습니다. 총론은 병을 계통적으로 분류하는 것이므로, 머리를 정리하기 위해서라도 파악해야 할 것입니다.

병리학의 발달의 역사를 생각해도, '괴로워하며 죽었지만, 어디가 어떻게 된 것인지?' 하는 '왜?'를 밝히기 위해서 해부하고, 그것을 다른 사람과 비교하며 병의 진수에 다가간 것입니다. 처음부터 정상을 알고 있어서, 해부하여 이상을 찾으려고 한 것이 아닙니다. 물론, 현재의 병리해부에서, 우리들 병리의는 머리 속에 있는 정상과 실제 장기의 변화를 비교하여, '여기가 이상하다' '여기는 이상이 없다' 라고 판단합니다. 하지만, 공부를 시작할 때에는 특별히 순서적으로 암기하여 진도를 나갈 필요는 없습니다.

아무 것도 모르고, 한 가지 병에 관해서 공부를 시작하면, 그 병을 이해하기 위해서는, 정상 해부학이나 조직학, 생리학, 생화학의 지식이 필요하게 됩니다. 게다가, 해설에 나오는 의학용어의 의미는 병리학총론의 지식이 없으면 알 수 없는 것도 있습니다. 하지만, 흥미를 가지고 조사하기 시작한 것에 필요한 지식이라면, 자연히 몸에 익히는 법입니다. 강의에서 배운 것이 아니라, 스스로 학습하여 알게 되었을 때의 기쁨은 각별합니다. 어려운 총론을 날려버리고 재미있는 각론부터 시작하는 것도 공부의 한 방법입니다. 이 책에서도 병리학총론의 항목을 배열했지만, 가능한 실제 질환을 바탕으로 해설하겠습니다.

정상과 이상의 '외견' 차이 (간경변) (2-2)

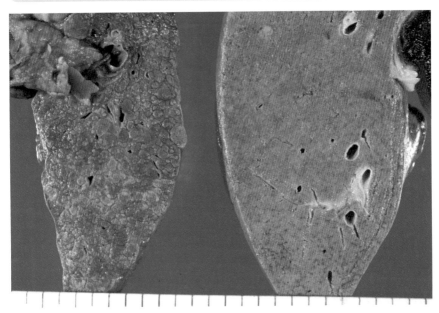

A.간경변인 간장(왼쪽)과 정상인 간장 (오른쪽)

할면이 서로 반대방향이 되도록 정렬한 것. 간경변인 간장은 작고, 색도 새까맣다(어둔 녹갈색). 잘 보면, 3~5mm 정도의 원형구조가 많이 모여 있는 것을 알 수 있다.

'이것을 현미경으로 보고, 정상과 비교하여 구조의 어디가 어떻게 변한 것일까?' '왜, 그와 같은 변화를 일으킨 것일까?' 라는 의문을 갖는 것이 병리학 공부의 시작입니다.

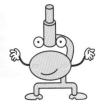

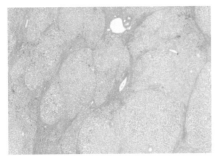

B.간경변(알콜성) 조직소견

파랗게 염색된 섬유에 의해서 간장 조직이 불규칙하게 구분되어 있다. 이 결절(위소엽(僞小葉))이 육안적으로 원형구조로 보인다. (매슨염색)

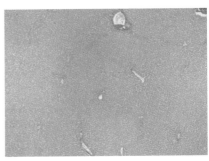

C.정상 간장(조직소견)

혈관의 구멍(글리슨초의 간동맥·문맥과, 중심정맥)이 과도한 거리를 두고 규칙적으로 분포되어 있다. 섬유에 둘러싸인 결절은 보이지 않는다. (매슨염색)

2-2 병리학총론을 따라서 감별진단을 생각하자

'병리학총론은 각론을 이해하기 위해서 필요'하다는 정도로 파악하기 쉬운데, 실은 임상의가 되어도, 병리학총론의 견해는 매우 중요합니다. 본 절에서는 그 예를 설명하겠습니다.

■ ■ 무슨 일이나 닥치는 대로 질환을 떠올리는 것은 위험!? ■ ■

'기침이 나온다'고 해서 병원에 온 사람을 생각해 봅시다. 많은 환자는 '감기가 걸려서……'라고 외래에 찾아옵니다. 세상에 아마추어가 멋대로 진단명을 붙이며 오는 것입니다. 하지만 '담배도 피고 있고, 폐암이면 어떡하지' 등 마음속으로 생각하는 사람도 있습니다. 의사도 '아, 본인이 말한 대로 감기인가'라고 생각합니다. 단 당연한 일이지만, 감별해야 할 질환도 머리에 떠오릅니다.

'감기는 만병의 근원'이라는 말이 있는데, 여기에는 2가지 의미가 있습니다. 하나는 '감기에 걸리면 체력이 떨어져서, 다른 병에 걸리기 쉬우니까 주의하십시오'라는 의미입니다. 노인이 감기에 걸려서 자리에 눕게 되면, 그대로 폐렴이 되어 버리는 경우겠지요. 또 하나는 '실은 감기 같은 증상을 나타내는 질환이 많다'는 의미입니다. 이 만병에서 최종진단에 이르기까지, 확정짓기 위한 검사를 하는 한편, 여러 가지 질환을 제외해 갑니다. 그런데, 감별에 거론되지 않았던 병이면, 진단을 내리지 못하거나, 또는 오진하게 됩니다. 빈도가 높은 것, 가능성이 높은 것부터 순서대로 빼놓지 않고 감별해야 할 질환을 거론하는 것도, 실력있는 의사라고 할 수 있습니다.

■ ■ 병리학총론에 근거한 감별진단의 진행법이란? ■ ■

하지만, 기침환자를 눈앞에 두고, 생각날 때까지 병을 생각하다 보면, '글쎄 감기인가. 하지만 본인도 걱정하고 있는 것 같고, 기침을 계속하면 폐암도 고려해 봐야 할텐데. 그리고 보니 선배가 최근에는 젊은 사람도 결핵에 걸린다고 했는데'라는 식이 됩니다. 이래서는, 모처럼 병리학총론에서 병의 분류를 하고 있는데, 그것이 도움이 되지 않습니다. 그럼, 병리학총론의 견해에서 보면, 어떻게 될까요? 이 때, 빈도는 생각하지 않고, 분류부터 설명하겠습니다(그림 2-3).

병리학총론의 분류를 따라서 해당하는 질환을 생각해 보면, 표와 같이 거의 빠짐없이 거론할 수 있습니다. 익숙한 의사는 의식하지 않아도 이와 같은 생각을 기초로 가지고 있으며, 그 중에서 빈도가 높은 것부터 가능성을 고려하여 진찰을 진행합니다.

기침할 때에 생각할 수 있는 병 (2-3)

염증성질환	급성상기도염(감기), 폐렴, 결핵, 백일해 등 * 원인이 되는 미생물에 따른 분류도 있다(세균성, 진균성 등)
종양성질환	목(인두, 후두), 기관에서 폐까지의 양성종양과 악성종양 (폐암*) 등
순환장애성질환	심장천식(심부전에 의한 폐의 부종), 폐동맥혈전색전증.
세포상해	폐기종, 흡연이나 취업성(진폐증 등).
면역관계	기관지천식, 주택(새집증후군)이나 애완동물 등의 알레르기.
특수한 병	사르코이도시스, 약제성장애.
외상	–
다른 장기의 수반증상	월경수반성기흉, 간염이나 교원병의 초발증상, 부비강염(후비루), 위식도역류, 심인성.

* 본서에서는 '암(일본어의 히라가나 がん)'과 '암(한자 癌)'을 구별하여 기술하고 있습니다. 그 차이는 9-1절을 보십시오.

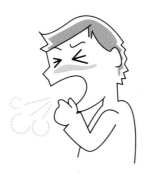

감기?
폐암?
폐결핵?

■ ■ 증상이 나타나는 장소에 있는 장기를 생각하자 ■ ■

병리학총론과 마찬가지로 '빠짐없이 감별진단을 생각하는' 근도(筋道)에는 장기별 견해가 필요합니다. 예를 들어 '가슴이 아프다'고 하는 환자에게는 통증 부위, 통증의 종류('날카로운' '찌르듯이' '꽉 조이는 듯한'), 발증시간이나 지속시간, 통증의 계기 등을 들으면서, 무엇이 원인인가를 생각해 갑니다. 부위가 가슴의 앞이라고 하면, 해부학적으로 표면부터 생각하여, 피부, 근육(늑간근), 늑간신경, 흉막·심막, 기관·식도, 심장·폐라고 생각해 갑니다.

단, 귀찮고 성가신 골칫거리가 방산통이라는 통증입니다. 이것은 통증이 발증하고 있는 장기와는 다른 장기에서 통증을 느끼는 것입니다. '아프다!' 라는 신호가 뇌로 향하는 간선도로를 지나갈 때에, 주위의 교통(신경)도 자극을 받게 되어, 뇌가 다른 장기의 통증으로 착각하게 됨으로써 생깁니다. 예를 들면, 담석으로 오른쪽 상복부(계륵부)가 아파야 하는데, 오른쪽 어깨의 통증을 호소하는 경우 등이 전형입니다. 즉, 증상이 나타나는 장소에 있는 장기뿐 아니라, 그 곳에 증상이 나타난 적이 있는 다른 장기도 고려해 보아야 합니다.

▪ ▪ ▪ 장기별 감별진단의 함정!? ▪ ▪

호소하는 방법도 사람에 따라서 다릅니다. 예전에, 내가 구급병원에서 당직하고 있을 무렵의 이야기입니다. '저녁식사 후에 위가 아파서 위약을 먹으려는' 할아버지를 할머니가 택시로 모시고 왔습니다. 본인은 '상비약을 먹어도 되는데, 할머니가 의사한테 가야 한다고 소란을 피워서…' 라며 아무렇지 않다는 듯이 태연합니다. 우선 얘기를 들으면서 진찰을 했는데, 혈압을 측정하고 부정맥이 있는 것을 알게 되었습니다. 그래서 심전도를 해 보니, 세상에 심근경색이었던 것입니다.

확실히 교과서에는 '심근경색에서는 구역질이나 위통을 주소로 하는 증례가 있다' 고 쓰여 있습니다. 그러나 실제는, 반대로 '구역질' 이나 '위의 통증' 을 호소하는 사람을 보고, 심근경색을 감별 진단해야 하는 경우가 있습니다. 장기별 강의에서 아무리 각 장기의 병을 상세히 공부하고 외워도, 그것만으로는 명의가 될 수 없습니다. 진단학은 반대방향(증상)에서 생각해야 하며, 문득 떠오르는 생각만으로 진단을 진행하는 것은 위험합니다.

할아버지는 '약만 받으면 돌아가겠다' 고 고집하셨지만, 입원을 시켰습니다. 그러나 유감스럽게도, 다음날 아침 '나는 괜찮다' 며 멋대로 링거를 한 채 화장실에 가서, 그곳에서 쓰러져 돌아가셨다는 보고를 받았습니다. 본인에게 병식(病識)이 너무 없었던 것도 원인이지만, 야근조에서 주간조로 옮길 때, 간호사가 충분히 인계하지 않았던 것도 원인이라고 할 수 있습니다. 엄격히 말하자면, '구급차로 온 것도 아니고, 젊은 당직의가 심근경색이라고 진단했지만 본인이 아무렇지 않은 듯 태연하다. 침대에서 용변을 볼 수 없다고 고집하니까, 글쎄 괜찮을거야 라고 화장실에 가게 한 간호사의 책임도 중대합니다. 감별진단이라는 의미뿐 아니라, 증상만으로는 병태를 알 수 없는 경우가 있다는 귀중한 경험이었습니다.

2-3 병은 병리학총론에서 나타나는 장애의 복합이다

실제로는 한 가지 병에도 여러 가지 요소가 연결되어 있습니다. 또 인간의 몸은 하나 하나의 장기가 완전히 독립되어 작용하는 것이 아닙니다. 하나의 장기가 장애를 받게 되면, 필시 다른 장기에도 영향을 미치게 됩니다.

■■ 폐렴인 사람에게 볼 수 있는 것은 염증뿐이 아니다 ■■

한 가지 병이라도, 실은 여러 가지 병리학총론의 요인을 가지고 있다고 파악하는 것이 중요합니다. 병소도 경과에 따라서 여러 가지 장애상을 나타냅니다.

예를 들어 기관지폐렴을 생각해 봅시다. 외부에서 기관지로 들어간 병원체에 의해서, 폐 속의 가는 기관지에 염증이 생깁니다. 주위에서는 염증의 결과로 일어나게 되는 순환장애도 추가되고, 폐의 부종('폐수종')이 일어나게 됩니다. 몸은 병원체를 해치우고 본래대로 돌아가려고 합니다. 그런데 상해의 수복과정에서 과잉반응이 일어나거나, 간단히 수복되지 않으면, 본래 공기가 들어가야 할 공간을 육아조직이 메워 버리는 기질화폐렴이 생기도 합니다.

또 이러한 폐의 장애로 몸에 충분한 산소를 흡수하지 못하는 저산소증이 되면, 심장, 뇌, 간장 등 여러 장기가 산소부족으로 인한 대사장애에 빠집니다. 심장에 산소가 충분히 공급되지 못하면, 심장의 활동이 약해지고, 조직에 혈액이 고이며(울혈=순환장애), 조직의 대사가 나빠져서 능력이 저하됩니다. 물론 간장에서도, 혈액순환이 나빠지면 순환장애성 변화가 일어나고, 산소가 부족하면 대사장애도 일어납니다. 이러한 다장기의 장애가 또 폐로 되돌아와서 병태를 진행시키게 됩니다.

■■ 암에서도 조직이 받는 장애가 한 종류가 아니다 ■■

암으로 대표되는 종양성 질환에서도, 암의 성장에 수반하여 주위가 압박을 받으면, 그 곳의 혈액의 흐름이 나빠져서 순환장애가 일어납니다. 암의 침윤(장기나 조직에 암세포가 들어와서 파괴하는 것)이 신경에 미치면 통증이 나타나는데, 거기에는 염증반응이 관여합니다. 몸은 암세포를 해치우려고 면역반응을 일으키는데, 이것도 염증의 일종입니다.

암 자신이 너무 커지면, 그 중심부는 영양부족이 되어 죽는 수가 있습니다. 이것은 세포의 증식에 모세혈관의 증식이 따라가지 못하여 혈액의 공급부족이 일어나는, 즉 순환장애가 주요 원인이라고 생각됩니다. 암세포가 파괴되면, 암세포 내에 있는 단백질이 과잉으로 신체를 순환하면, 단백질의 대사산물인 요산이 증가하여 통풍이 되기도 합니다. 암세포를 영양성분이라고 생각하면, 그 대사장애를 일으킨 상태라고 할 수 있습니다.

한편, 주위의 장기는 암에 영양을 빼앗겨서 영양부족이 되어, 대사장애가 나타나기도 합니다. 실제 병에서는 치료의 영향도 추가됩니다. 암세포를 해치우는 화학요법제는 세포분열이나 증식을 억제하는 것이 기본입니다. 항상 새로운 세포를 계속 만들어야 하는 골수는 그 영향을 받아서 백혈구나 적혈구의 생산력이 저하됩니다. 결과적으로, 감염에 대한 저항성이 떨어져서, 폐렴('염증') 등을 병발하는 환자도 적지 않습니다.

병 그 자체가 가지는 여러 가지 특징, 또 그것이 다른 장기에 미치는 영향, 각 장기가 서로 영향을 미치는 장기상관에 의한 장애 등을 정리하여 생각하기 위해서는 병리학총론이 매우 중요하다는 것을 아셨으리라 생각합니다.

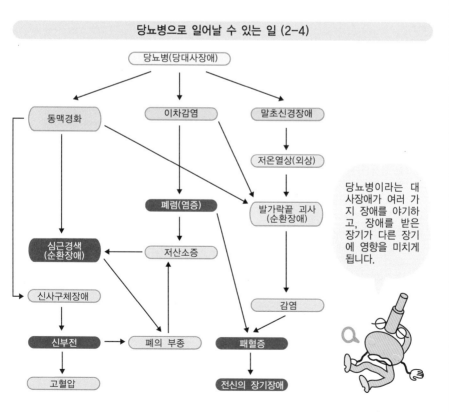

당뇨병으로 일어날 수 있는 일 (2-4)

당뇨병이라는 대사장애가 여러 가지 장애를 야기하고, 장애를 받은 장기가 다른 장기에 영향을 미치게 됩니다.

2

병의 진단에도 유용한 병리학총론

Column 병리의는 모든 것이 느리다?

내과의는 무엇이든지 알고 있지만, 아무 것도 하지 않는다. 외과의는 아무 것도 모르지만, 무엇이든지 한다. 병리의는 무엇이든지 알고 있고 무엇이든지 하지만, 대개 때가 늦는다.

이것은 미국 조크의 하나입니다. 일반적으로 '병리의=병리해부' 라는 이미지로, '병리의는 무엇이든지 알고 있지만, 상대인 환자는 죽어가고 있다', 즉 '병리해부에서 모두 알아도 중요한 환자는 죽어가고 있다' 라는 블랙 조크로 받아들여지고 있는 것 같습니다.

학회에서 워싱턴 DC에 갔을 때, 입국관리관에게 '학회에 왔다' 고 했더니, '전공은?' 이라고 물어서, '병리' 라고 대답했더니, '그럼, 언제나 시체만 다루겠네요!?' 라며 윙크를 하면서 크게 웃었습니다. 같은 말을 택시기사에게 들은 적도 있습니다. 이런 조크로 웃을 수 있을 정도로, 병리의는 미국인에게 친근한 것일까요?

병리의가 담당하는 대상은 거의 모든 임상과에서의 검체(檢體)입니다. 매일 병리진단표본도, 위 생검의 다음은 비뇨기과의 전립선 생검, 그것을 진단하고 있는 동안에 뇌신경외과의 술중 신속진단의 검체가 도착하고, 산부인과의 자궁체암 수술표본의 조각이 기다리고 있다……는 식입니다. 어느 과의 임상의와도 전문적인 얘기를 할 수 있는, 즉 무엇이든지 알고 있는, 반대로 말하자면 무엇이든지 알고 있어야 하는 작업입니다.

한편 '대개는 때가 늦는다' 는 말에는 더 깊은 의미를 파악할 수 있습니다. 병리의 표본은 우선 포르말린으로 일정시간 고정이 필요합니다. 그 후, 탈수 · 탈지를 하고 파라핀(밀납)으로 채우고, 얇게 잘라서 염색하면, 아무래도 만 1일 정도 걸립니다. 따라서 병리진단의 보고는 통상 아무리 빨라도 검체를 접수한 다음날이나 다다음날이 됩니다. 우선 아래 사람이 보고, 상관이 체크하는 시스템이라면, 1~2일은 더 걸립니다.

일본의 병리진단의 65% 이상은 위생검사소(검사센터)를 통해서 시행되고 있습니다. 이 경우, 검체를 채취한 병원에서 검체를 회수하러 가서, 검사센터에서 표본을 작성하고, 완성한 표본을 병리의에게 보내서 진단을 위탁하고, 리포트를 보내게 하여, 이것을 병원에 보내는 시스템이므로, 당연히 결과가 나오기까지 며칠이 걸립니다. '조직을 채취하고, 다음 주에 외래에 가도, 병리 결과가 나오지 않았다', 또는 '수술이 끝나고 이제 퇴원하는데, 아직 병리의 최종진단이 보고되지 않았다' 는 사태도 드물지 않은 것이 현실입니다. 심한 경우에는 '겨우 병리진단이 도착했을 때에는 환자는 이미 때가 늦었다' 는 경우도 접하게 됩니다.

최근, one day pathology라는 견해가 침투하기 시작하고 있습니다. 전자렌지나 초음파의 작용을 사용하여, 검체를 파라핀 블록으로 하는 시간을 비약적으로 단축하고, 검체 채취에서 표본제작까지 2시간 정도 걸리는 기계가 개발된 것입니다. 이것에 의해서, 오전 중에 생검을 한 환자가 오후에 병리진단을 듣고 나서 귀가할 수 있게 됩니다. '병리의는 모든 것이 느리다' 는 말을 듣지 않는 시대가 곧 다가올 것입니다.

chapter

3

사람은 왜 병에 걸리는가?

해부학이나 생리학, 면역학에서 인간의 몸 구조를 공부하면, '정말 잘 만들어져 있구나' 하고 감동하게 됩니다. 이 정도로 정밀하게 만들어진 인간이 병 같은 것에 걸릴 리가 없다는 생각까지 듭니다. 그런데, 병리학에서 세상에 넘치는 병을 공부하다 보면, 자신이 병에 걸리지 않은 것이 이상하게 생각될 정도입니다. 그 만큼 병의 종류도 많고, 원인도 다양합니다.

3-1 여성의 암에서 보는 내인과 외인

'왜 병에 걸리는가?'를 밝혀내기 위한 연구는 몸 밖에 있는 인자(외인)와 몸 안에 있는 인자(내인)로 나누어 시행됩니다. 여기에서는 여성의 암을 예로 들어 보겠습니다.

■■ 유방암의 발생에 영향을 미치는 인자 ■■

유방암과 자궁경암은 모두 여성의 대표적 암입니다. 유방암은 미혼으로 성체험이나 출산경험이 없는 성인여성에게 흔히 발생하고, 자궁경암은 풍부한 성체험을 가진 여성에게 많은 경향이 있습니다. 같은 암인데, 왜 이와 같은 차가 생기는 것일까요?

유방암의 대부분은 유즙을 만드는 유선세포가 아니라, 유즙이 지나는 유관의 상피에서 발생합니다. 유관은 에스트로겐이라는 호르몬 작용에 의해서 세포분열이 촉구되는데, 유방암세포의 대부분도 에스트로겐의 수용체를 가지며, 이 호르몬에 의해서 세포분열이 촉진됩니다. 즉, 에스트로겐의 분비기간이 길어지면, 그 만큼 유방암의 발생률이 높아지는 것입니다.

에스트로겐은 월경과 관련된 호르몬이므로, '월경이 시작된 연령(초경연령)이 낮다' '최초의 임신연령이 높다' '임신·출산력이 없다' '폐경연령이 높다' 등의 상황에 따라서, 그 분비기간이 걸어집니다. 이와 같은 상태가 유방암 발생에 내인으로 관여합니다. 참고로, 임신·출산시는 몸의 호르몬균형이 크게 변하는데, 이것이 유방암의 발생을 억제합니다.

또 에스트로겐제제나 필 등의 호르몬요법을 받고 있는 경우는 에스트로겐이 높은 상태를 인공적으로 만들어내므로, 유방암의 발생률이 높아질 가능성이 있습니다. 암을 발생시키는 기서는 같아도, 이것들은 외인이 됩니다. 이렇게 보면, '적령기에 초조를 맞이하고, 적절한 시기에 임신·출산·수유하며, 적절한 시기에 폐경하는' 동물로서의 자연스런 상태를 무너뜨리는 것이, 암의 발생률을 높인다고 할 수 있습니다.

그 밖에도 가족 중에 유방암인 사람이 있는 경우는, 발생률이 높아집니다. 이것은 관련된 유전자를 가지고 있을 가능성이 고려되는데, 식사의 취향이나 식생활이 유사하거나, 몸의 호르몬환경이 비슷하다는 등, 단순히 설명할 수 없는 부분도 있습니다. 한편, 한쪽 유방에만 암이 생긴 사람은 반대쪽도 암이 될 확률이 높은데, 이것은 에스트로겐 환경과 유전자환경이 영향을 미치기 때문입니다.

Column 　유방암의 호르몬치료

유방암의 발생에는 에스트로겐의 영향이 크지만, 생긴 유방암의 발육에는 다른 여러 가지 인자가 관여합니다. 에스트로겐이나 프로게스테론의 자극으로 커지는 타입의 유방암은 세포에 이 호르몬들에 대한 수용체를 가지고 있습니다. 에스트로겐 수용체를 가지는 것은 에스트로겐에 의해서 자극을 받아서 증식하는 것이며, 프로게스테론 수용체를 가지는 것은 프로게스테론에 자극을 받아서 증식하는 것입니다. 양쪽의 수용체를 가지는 유방암도 적지 않습니다.

에스트로겐 또는 프로게스테론의 수용체를 가지는 유방암은 젊은 여성보다 폐경후의 여성에게 흔히 볼 수 있고, 어느 쪽 수용체도 가지지 않는 유방암보다 증식이 느려서, 경과도 양호합니다. 이러한 수용체를 가지는 유방암에 대해서는 에스트로겐이나 프로게스테론의 분비나 작용을 억제하는 호르몬요법이 효과가 있습니다. 따라서

수용체를 가지고 있는가 가지고 있지 않는가는 치료법을 선택하는 데에 매우 중요한 정보입니다.

수용체의 유무는 현미경으로 유방암세포의 안색을 보는 것만으로는 알 수 없습니다. 각 수용체에 대한 항체를 사용하고, 병리조직절편 위에서 반응하게 하고, 발색시킴으로써, 조직을 현미경으로 보고 판정합니다. 그림 3-1은 항에스트로겐 수용체 항체를 사용한 면역조직화학에서, 핵이 갈색으로 염색되어 있는 암세포(A의 증례에서는 80% 이상의 암세포)에는 수용체가 있는 것이 됩니다. 이 결과에서, 환자에게 호르몬요법이 유효한지의 여부를 알 수 있습니다.

이와 같이, 세포가 가지는 특정한 단백질(이 경우는 수용체 단백질의)에 대한 항체를 사용하여, 그 단백의 유무를 검사하는 방법을 면역조직화학이라고 합니다(그림 10-8).

유방암-병리조직으로 알 수 있는 호르몬 수용체의 유무 (3-1)

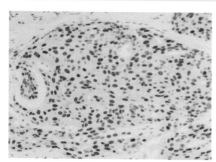

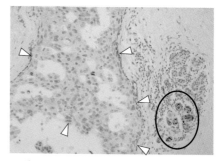

A.에스트로겐 수용체 양성유방암(조직소견)
항에스트로겐·수용체 항체를 이용한 효소항체법에서 보면, 암세포의 핵의 80% 정도가 갈색으로 염색되어 있어서, 수용체 양성이다. (50대 여성)

B.에스트로겐 수용체 음성유방암(조직소견)
정상유관(○)에서는 양성소견 (갈색으로 염색) 이 보이지만, 암세포(△)는 염색되지 않아, 수용체를 가지고 있지 않은 것을 알 수 있다. (40대 여성)

■ ■ 자궁경암의 발생에 영향을 미치는 인자 ■ ■

　자궁경부의 편평상피암은 사람 유두종바이러스(HPV)라는 바이러스의 감염이 주요 원인이 되어 발생하는 것을 알게 되었습니다. 담배와 폐의 편평상피암처럼, 발생에 '외인'이 크게 관여하고 있는 암입니다. HPV는 성교섭으로 감염되는 것이며, 그 이외의 감염은 극히 드뭅니다. 실은 HPV감염은 가장 많은 성행위감염증의 하나이며, 성체험이 있는 여성은 연령에 상관없이 누구라도 감염될 가능성이 있습니다.

　HPV에는 100가지 이상의 타입이 있으며, 그 안의 극히 일부가 자궁경암의 발생에 관여하는 것을 알게 되었습니다. 단, 리스크가 높은 HPV에 감염되어도, 면역기능이 정상으로 작용하고 있으면 바이러스는 억제 또는 소멸되어서, 반드시 자궁경암으로 진전되지는 않습니다. 즉, 바이러스감염이라는 '외인'에, 저항력의 저하라는 '내인'이 합쳐지고, 또 바이러스의 지속감염이 계속되어 비로소 세포가 변화되어 암이 발생하는 것입니다.

　따라서, 바이러스감염의 상태를 알게 되면, 암의 조기발견이나 치료가 가능합니다. 이것이 자궁경암의 건강진단을 권장하는 이유입니다. 자궁경암 검진에는 세포진이 큰 역할을 하고 있습니다. 그것은 자궁경부에서 떼어낸 세포를 관찰하여, 암세포의 유무뿐 아니라, HPV에 감염되어 있는지를 알 수 있기 때문입니다(그림 3-2).

　단순히 생각하면, 바이러스에 감염될 위험성이 높아지는 것은 감염의 기회가 많은 사람, 즉 성교섭 개시연령이 빠른 사람, 성교섭의 상대가 많은 사람, 성교섭의 상대가 많은 남성과 성교섭을 한 사람이 됩니다. 단, 이것은 '자궁경암의 발생률이 높아진다'는 의미이며, 자궁경암의 여성이나 그 파트너가 모두 이 조건에 해당한다는 의미는 아닙니다. 남성의 경우, 확실한 증상이 나타나지 않아서, 누가 이 바이러스를 가지고 있는지 확인이 어렵습니다. 자궁경암에 걸린 여성이 자신 또는 파트너를 책망할 필요가 없습니다.

　자궁경암은 임신출산의 횟수가 많은 사람에게도 흔히 볼 수 있는 경향이 있습니다. 조직이 상처를 입고, 그 후에 치료하는 과정에서 상처를 입고 죽은 세포가 제거되고, 주위 세포의 세포분열로 새로운 조직으로 교체되는 것입니다. '세포분열이 많아질수록' '잘못도 일어나기 쉽다'는 것도 암의 발생과 관련되어 있습니다.

　최근, HPV에 대한 백신이 개발되고, 한국과 일본에서도 접종이 가능해졌습니다. 이 백신은 감염 전의 여성에게 접종하여 감염을 예방하는 것으로, 이미 감염된 HPV를 해치우거나, 암으로의 진행을 억제하는 효과는 없습니다. 또 현재의 백신은 자궁경암의 70%에 관련되어 있다는 2가지 타입의 HPV에 효과가 있지만, 그 이외의 타입에는 효과

자궁경부의 세포진 (3-2)

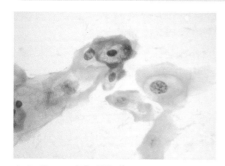

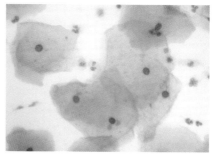

A. koilocyte(세포진소견)
HPV에 감염된 세포는 오른쪽 사진영역의 정상세포와 비교하면, 세포의 핵이 크고, 핵 주위가 밝게 형성되어 있으며, koilocyte라고 한다. (파파니콜로 염색)

B. 정상 편평상피세포(세포진소견)
정상 편평상피세포는 핵이 작고, 세포질이 일정하게 염색된다. (파파니콜로염색)

koilocyte의 koilo란 '속 이빈'이라는 의미입니다. 세포색의 차이에 관해서는 그림 8-11을 보십시오.

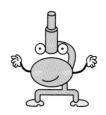

가 없습니다. 또 접종 후 몇 년 정도 예방효과가 계속되는지도 알 수 없습니다. 따라서 자궁암검진의 중요성은 변함이 없지만, 백신접종이 보급됨으로써, 적어도 자궁경암의 발생이나 사망률을 대폭 감소시킬 수 있으리라 기대됩니다.

▪▪▪ 병 발생의 외인과 내인이란? ▪▪

외인의 대표는 외상이지만, 그 밖에도, ① 방사선, 온열, 자외선 등 물리적인 것, ② 대기오염물질, 독물, 약제 등 화학적인 것, ③ 세균, 진균, 바이러스 등 생물학적인 것이 있습니다. 또 영양성분의 과부족도 외인이 되고, 술, 담배, 운동 등의 생활습관도 외인의 하나라고 할 수 있습니다.

한편, 내인의 대표는 유전적인 요인입니다. 이상하게 암의 발생이 많은 가계가 있으며, 거기에는 유전적 인자가 관련되어 있습니다. 연령, 성별, 인종 등에 따른 병의 이환의 차이도 내인이 관여되어 있습니다. 예를 들어, 연령의 차이로는, 뇌종양은 어린이에게 많은 것과 성인에게 많은 것에서 종류가 다릅니다. 교원병이라 불리는 자기면역질환 중에는 젊은 여성에게 많은 것(전신 홍반루푸스 : 그림 8-13)과 중년남성에게 많은 것(다발동맥염)이 있습니다. 성별의 차이로서, 폐의 편평상피암은 남성에게 흔히 볼 수 있지만, 최근에는 여성에게도 증가하게 되었습니다. 이것은 여성 흡연자의 증가가 원인이라고 보고 있습니다. 인종의 차이로는, 위암은 일본인, 식도암은 중국인, 대장암은 구미인에게 많다고 하는데, 이것도 필시 식생활의 차이가 크게 영향을 미치고 있는 듯하며, 최근에는 식사의 구미화로 일본인에게도 대장암에 걸리는 사람이 증가하고 있습니다. 일부 위암의 발생에는 위나선균이라는, 산성 환경에서 살고 있는 나선균이 관련되어 있는 것을 알게 되었는데, 일본인이 구미인보다 압도적으로 감염자가 많습니다.

이렇게 보면, 병은 내인과 외인이 복잡하게 서로 얽혀 있는 것을 알 수 있습니다. 예를 들면, 발암성 물질이 몸에 들어와서 축적하는 것은 외인이며, 담배와 폐암의 관계가 잘 알려져 있습니다. 하지만, 담배를 피고 있는 사람이 모두 폐암이 되는 것이 아니며, 피우지 않아도 폐암에 걸리는 사람도 있습니다(걸리기 쉬운 암의 종류는 다르지만). 이것은 외인이 몸에 들어와도, 사람에 따라서 반응이 다른, 즉 내인이 관련되기 때문입니다.

■ ■ 몸 속에서 외인과 내인의 관계 ■ ■

마이크로의 단위로, 외인과 내인에 관해서 생각해 봅시다. 어느 물질이 체내에 들어와서, 세포에 영향을 미치는 경우, 대부분은 세포 표면에 있는 수용체가 관련됩니다. 물질이 세포내에 직접 흡수되는 것이 아니라, 물질이 수용체에 달라붙어서 세포내에 정보가 전달되고, 그 정보가 세포내에 변화를 일으키게 하는 것입니다. 이와 같은 경우는, 같은 외인이 들어와도, 수용체의 유무나 다소의 내인에 따라서, 다른 결과가 됩니다.

또 세포내의 변화에 관해서는 통상, 그것을 촉진시키는 인자와 억제하는 인자가 존재합니다. 이러한 인자는 세포 자신이 만들어내는 경우도 있고, 정보를 받아들인 주위 세포가 어떤 지령을 내리는 경우도 있습니다. 이것 또한 내인이 됩니다. 암의 발생에서는, 유전자가 상처를 입고 암세포가 증식하기 시작하면서, 암세포를 자살로 내몰아서 제거하는 암억제유전자가 활동을 잘 할 수 없게 됨으로써, 무한증식을 일으키게 됩니다.

Column 누드마우스(nude mouse)와
넉아웃마우스(Knock out mouse)

누드마우스와 넉아웃마우스란 여러 가지 상상을 하게 되는 이름이지요. 모두 병의 해명에 빠질 수 없는 마우스입니다.

누드마우스(nude mouse)는 돌연변이에 의해서 발생한, 선천적으로 털이 나지 않는 마우스입니다. 이것을 교배하여, 바야흐로 세계적으로 중요한 실험에 사용하고 있습니다. 발모실험? 아닙니다. 실은 이 마우스에는 눈에는 보이지 않는 또 하나의 이상이 있었던 것입니다. 그것은 흉선이라는 면역을 담당하는 장기의 결손이었습니다. 흉선이 없어서, 이식에 대한 거절반응이 일어나지 않은 것입니다. 그 때문에, 주로 사람에게서 채취한 여러 가지 암세포를 이식하여, 치료방법의 연구개발이 시행되고 있습니다.

넉아웃마우스(Knock out mouse)는 특정한 유전자를 활동하지 못하게 한 마우스입니다. 마우스 그 자체가 아니라, 마우스가 가지고 있는 유전자를 넉아웃시키는 것입니다. 작용을 알 수 없는 유전자를 넉아웃시킨 마우스를 만들어서, 그 때 출현하는 이상을 검사하여, 그 유전자의 병태를 알 수 있습니다. 또 어느 활동을 하고 있는 유전자를 넉아웃시킴으로써, 특정한 병을 만들 수도 있습니다.

예를 들면, 물질A의 활동을 알 수 없다고 합시다. 그래서 물질A의 생성에 필요한 효소B의 유전자를 넉아웃시키면, 물질A를 만들지 않는 마우스가 탄생합니다. 이 마우스에 나타나는 장애를 관찰함으로써, 물질A가 몸에서 어떤 역할을 하고 있는지를 알 수 있습니다. 가령, 꼬리가 짧은 마우스가 탄생했다고 하면, 아마 물질A는 꼬리를 길게 하기 위한 물질이라고 생각됩니다.

단, 물질A가 아니라, 효소B가 꼬리의 길이를 조정할 가능성도 있습니다. 효소B에는 특별한 물질을 돕는 작용이 있고, 그것이 영향을 미칠 가능성도 있습니다. 또는 물질A 또는 효소B가 꼬리를 길게 하는 물질의 작용을 억제할 가능성도 있습니다. 넉아웃 마우스에 의해서 의문점이 더욱 깊어지는 경우도 있네요.

● 누드 마우스(nude mouse)와 넉아웃 마우스(Knock out mouse)

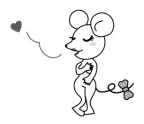
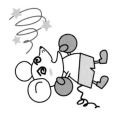

3

사람은 왜 병에 걸리는가?

3-2 병은 공격인자와 방어인자의 경쟁

병은 병의 근원이 되는 '공격인자'와 병을 예방하는 '방어인자'의 균형이 무너지면서 생깁니다. 위궤양을 예로 생각해 봅시다.

■■ 위산과 효소로 위가 소화되는 것이 위궤양 ■■

위는 음식을 소화시키기 위해서, 위산이나 펩신이라는 소화효소를 분비합니다. 위산이나 소화효소의 소화력이 매우 강하여, 수술로 잘라낸 위를 그대로 주머니 상태로 놓아두면, 안에 있는 위액에서 위 그 자체가 소화되어 버릴 정도입니다(그러니까 잘라낸 위를 병리진단하는 경우는 가능한 빨리 위를 열고 포르말린으로 고정합니다). 그 정도로 강한 소화효소를 넣은 위가 소화되지 않는 것은 점액을 분비하며 지키고 있기 때문입니다. 위벽으로서는 소화효소가 공격인자이며, 점액이 방어인자인 셈입니다.

위궤양은 공격인자가 강해지거나, 방어인자가 약해져서 위벽이 소화되어 일어납니다. 그 때문에 다른 이름으로 '소화성궤양'이라고 합니다.

■■ 왜 스트레스로 위궤양이 되는가? ■■

그럼, 스트레스가 위궤양의 원인 중의 하나인 것은 왜일까요? 혈액은 본래, 필요한 곳에 많이 공급하게 되어 있습니다. 운동하고 있을 때는 교감신경이 작용하여 근육으로 많은 혈액이 가고, 소화관으로의 혈류가 감소합니다. 반대로, 식사했을 때는 부교감신경이 작용하여 소화관으로의 혈류가 증가합니다(참고로, 뇌로의 혈류는 감소하므로 잠자게 됩니다).

그런데, 스트레스가 있으면, 교감신경의 작용이 높아지고, 점액분비가 저하되며, 방어인자가 저하되어 궤양이 생기기 쉬워집니다. 또 상처 입은 조직을 수복하기 위해서는 영양이나 산소가 필요하지만, 혈액공급량의 감소가 장애를 받게 됩니다.

■■ 위에 궤양이 생기는 여러 가지 원인 ■■

위궤양의 원인에는 스트레스 이외에도 여러 가지가 있습니다. 예를 들면, 위나선균에 의해 만성위염인 상태가 계속되는 것도 한 원인이라고 할 수 있습니다. 또 진통제 등 위의 점막을 해치는 약제도 위궤양의 원인이 됩니다. 상처를 입은 점막에는 점액이 골고루 퍼지지 못하므로, 상처를 입은 곳에 산을 뿌리게 되고, 역시 조직이 소화되어 궤양이 되는 것입니다. 강한 알콜이나 자극물 등도 마찬가지입니다.

한편, 식사의 내용에 따라서는 위산의 분비가 항진되는 수도 있고, 식사를 거르거나 무리한 다이어트를 하는 것도 공격인자의 증대로 연결됩니다. 저혈당의 조바심은 방어 인자의 저하로 연결됩니다.

Column 히포크라테스의 4체액설

고대 그리스의 히포크라테스는 인간의 몸의 구성요소로서 4종류의 체액을 거론했으며, 이 액체의 균형에 의해서 건강상태 등이 결정된다고 생각했습니다. 4체액이란 따뜻하고 습한 '혈액', 차갑고 습한 '점액', 따뜻하고 건조한 '황담즙', 차갑고 건조한 '흑담즙'입니다. 섭취한 음식물에서, 혈액은 심장에서, 점액은 뇌에서, 황담즙은 간장에서, 흑담즙은 비장에서 만들어집니다. 병이 몸의 성분의 균형이 무너진 상태라는 것은, 현재의 의학과 통하는 바가 있다고 생각하지 않습니까?

히포크라테스는 또 이 체액이 인간의 기질에도 영향을 미친다고 생각했습니다. 혈액이 많은 사람은 낙천적이고 쾌활하며, 점액이 많은 사람은 냉정하고 부정 또는 둔중하며, 흑담즙이 많은 사람은 우울하고 울적해지기 쉬우며, 황담즙이 많은 사람은 신경질적이고, 변덕이 심하며 화를 잘 내는 성격이라고 합니다. 참고로, '우울'(멜랑콜리 melancholy)의 어원은 흑담즙입니다. 또 '악액질'은 어떤 질환을 원인으로 하는 영양실조에 의해서 쇠약해진 상태를 가르키는 말로서 현재의 의학에서도 사용되고 있는데, 이것은 악성 질환 말기에 전신의 '체액이 탁하다'는 견해에서 온 것이라고 합니다.

● **체액의 그림**
  (장기그림과 체액명)

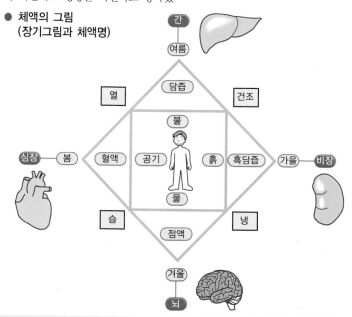

3-3 일본인 중고령층의 반은 고혈압증!

고혈압은 일본인 4명 중에 1명, 50세 이상에서는 2명에 1명이 걸리는 병입니다. 고혈압의 80% 이상은 '본태성 고혈압'이지만, '본태성'이라는 것은 '원인을 알 수 없다' '원인불명'이라는 의미입니다. 고혈압을 예로 '왜 병에 걸리는가?'를 생각해 봅시다.

■ ■ 혈압에 영향을 미치는 인자와 그 조정 구조 ■ ■

혈압이란 통상은 동맥 속의 압력을 가리킵니다. 혈압은 다음의 식으로 표시됩니다.

혈압=심장의 박출량×말초혈관저항

어딘가에 본 적이 있는 것 같지 않습니까? 그렇습니다, 물리에서 배운 옴의 법칙 '전압(E) = 전류(I)×저항(R)'과 같습니다(그림 3-3). 그렇다면, 혈압이 오르는 것은 혈류가 증가하기(심장의 박출량이 증가하기) 때문이거나, 말초혈관의 저항이 올라가기 때문입니다. 이 심장의 박출량과 말초혈관저항에 영향을 미치는 인자가 혈압을 올리게 됩니다.

옴의 법칙 (3-3)

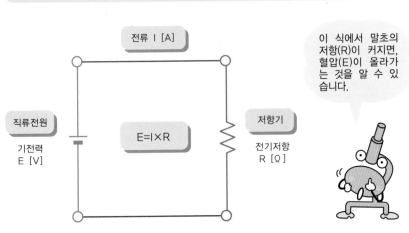

전류 I [A]

직류전원
기전력
E [V]

$E = I \times R$

저항기
전기저항
R [Ω]

이 식에서 말초의 저항(R)이 커지면, 혈압(E)이 올라가는 것을 알 수 있습니다.

▪▪ 심장의 박출량에 영향을 미치는 인자 ▪▪

우선, '심장의 박출량'을 생각해 봅시다. 심장에는 전신을 순환하는 정맥혈이 흘러들어가는 우심방, 그것을 받아들이고 폐로 내보내는 우심실, 폐에서 산소화된 혈액을 받아들이는 좌심방, 그것을 전신으로 내보내는 좌심실의 4개의 방이 있습니다. 전신의 혈압에 관계하는 것은 좌심실입니다(그림 4-11).

좌심실은 안에 고이는 혈액량이 많을수록 팽창하고, 이것을 한 번에 밀어내기 위해서, 높은 압력으로 박출합니다. 그러니까, 순환하는 혈액량이 증가한 경우도, 좌심실 속에 모이는 혈액량이 증가하므로, 건강한 심장이면 1회의 박출량이 올라갈 것입니다. 다른 한편, 심박수가 증가하면, 심장에 혈액을 모으는 시간이 줄고, 혈액량이 감소하므로, 1회의 박출량이 줄 것입니다.

단, 심박수가 증가하는 상황에서는, 심장의 수축력을 높이는 자극이 가해지므로, 그렇게 단순하지 않습니다. 심박수가 증가하여 안에 모이는 혈액량이 줄면, 심장을 분발하게 만드는 시스템이 있습니다. 그 대표적인 것이 교감신경입니다. 교감신경은 말단에서 카테콜아민(아드레날린, 노르아드레날린)이라는 물질을 분비하여, 심장을 분발하게 합니다. 이것으로 맥박수가 증가함과 동시에 수축력도 올라가서, 몸이 전투태세가 됩니다. 카테콜아민은 부신수질에서도 분비됩니다. 반대로, 부교감신경은 아세틸콜린이라는 물질을 분비하여, 심장을 안정시킵니다.

심장은 보디빌딩처럼 단련할 수 없습니다. 그러나 심장도 근육이므로, 부하를 가하면 심근세포 하나하나가 커져서 비대해집니다(그림 5-28). 잘 알려져 있듯이, 스포츠맨의 심장은 보통사람보다 크고, 그 만큼 수축력도 강해져 있습니다. 심장에 부하가 가해지는 고혈압에서도 같은 일이 일어납니다. 단 난처하게도, 심장이 커져도 그것을 양성할 혈관이 굵어지지 않습니다. 따라서 큰 심장은 산소부족이나 영양부족에 빠지기 쉬워집니다. 또 심장의 출구에는 역류를 방지하기 위한 판(대동맥판)이 있는데, 여기가 좁아지면, 아무리 심장에 많은 혈액을 내보내는 힘이 있어도, 박출량이 제한됩니다. 대동맥판의 협착이 있으면, 좌심실내의 압력이 매우 높아지는데, 혈압은 올라가지 않게 됩니다.

▪▪ 말초의 혈관저항을 변동시키는 인자 ▪▪

다음에, '말초혈관저항'을 생각해 봅시다. 심장에서 혈액을 받아들이는 혈관의 내경이 줄어들면, 저항이 증가하여 혈압이 올라가게 됩니다.

❶ 아드레날린이나 노르아드레날린의 영향

아드레날린이나 노르아드레날린은 심장의 수축력을 올림과 동시에 혈관을 수축시킵니다.

혈관이 수축되어 내경이 작아지면, 저항이 증가하고, 혈압이 올라갑니다. 겨울의 추운 아침에 화장실에서 일어나다가 뇌출혈을 일으키는 것은 추위로 피부의 혈관이 수축되어 혈압이 한꺼번에 올라가는 것과 관계가 있습니다. 골프장에서, 스타트 홀의 티그라운드에서 뇌출혈을 일으키는 것은 긴장하여 카테콜아민의 분비가 높아져서, 혈압이 올라가기 때문입니다.

❷ 근성혈관의 수축

혈관에는 대동맥에서 모세혈관까지 여러 가지가 있으며, 각각 탄력이 다릅니다. 혈관벽은 내막, 중막, 외막의 3층으로 이루어져 있지만, 대동맥의 중막에는 탄성판이라는 탄성섬유의 판상구조가 50층 이상, 바움쿠헨과자처럼 둘러싸여 있습니다(그림 6-10C). 대동맥은 이 벽을 팽창하게 하여 높은 압력의 혈액을 받아들여서 앞으로 보내고, 또 좌심실이 혈액을 모아서 확장하고 있는 동안에 탄성으로 본래대로 되돌리는 힘을 이용하여 혈액을 앞으로 내보내고 있습니다. 그 앞에서, 외부에서 접촉할 수 있는 손발의 혈관 등에서는 중막에 평활근이라는 근육이 분포하여, 스스로 수축해서 혈액을 앞으로 보내거나, 받아들이는 혈액량을 조정합니다. 더 가는 소동맥도 마찬가지로, 혈관을 둘러싸는 근육이 수축하면, 그곳의 혈관저항이 올라가고, 반대로 근육이 이완되면, 혈관이 확장되어 많은 혈액이 흘러 들어가는 결과가 됩니다.

국소에서 혈관이 수축하여 혈관경이 작아진 경우, 혈액은 저항이 없는 다른 영역으로 흐르게 됩니다. 이렇게 해서, 몸에 온통 둘러 처진 모세혈관에는 항상 균등하게 혈액이 흐르는 것이 아니라, 활동에 따라서 필요한 곳에 혈액이 많이 흐르게 되어 있습니다. 한 개의 장기 속에도 혈액의 분포가 다릅니다. 또 모세혈관은 가지가 나누어 있거나 사행하고 있으므로, 저항도 여러 가지로 달라집니다.

모세혈관의 앞은 정맥이 되지만, 정맥의 벽에도 근육이 있습니다. 정맥이 수축하면, 동맥측 혈액량이 증가하고, 동맥이 흘러들어가는 앞의 혈관의 저항이 증가합니다. 반대로 정맥이 이완되면, 혈액이 정맥에 모이므로, 혈액의 순환량이 감소하여, 혈압이 내려가기도 합니다.

❸ 자율신경의 관여

자율신경의 예로서, 발의 혈류를 생각해 봅시다. 혈액에도 무게가 있으므로, 내버려 두면 아래로 흐릅니다. 그 때문에, 일어나 있을 때는 자율신경이 작용하여 발의 혈관을 단단히 조여서 저항을 올리면서, 상반신의 혈류를 확보하고 있습니다. 갑자기 일어났을 때에 어지럽거나, 눈 앞이 깜깜해지는 증상을 일어섰을 때 느끼는 현기증이라고 하는데, 이것은 자율신경이 발의 혈관을 조이는 것이 늦어서, 뇌로 가는 혈액의 양이 감소하기 때문에 일어납니다. 뇌로 가는 혈관의 가지는 눈으로도 가고 있어서, 동시에 눈 앞이 깜깜해집니다.

일어섰을 때 느끼는 현기증이 생겼을 때는 누워서 다리를 올리면 편해집니다. 누움으로써, 다리의 혈액이 심장으로 되돌아가서 혈압이 올라가고, 또 다리를 올림으로써, 다리에 흐르는 혈액이 감소하고, 뇌로 순환하는 혈액량이 증가하기 때문입니다. 웅크리는 동작도 다리를 구부리면서 다리에 흐르는 혈액이 감소하여, 혈압을 올리는 효과가 있는 것입니다.

❹ 압력수용기에 의한 조정

몸에는 혈압을 적당히 유지하기 위한 반사기능도 있습니다. 혈압이 올라가서 혈관이 팽창하면, 경동맥동과 대동맥궁부에 있는 압력수용기가 이것을 감지하고, 구심성 자율신경을 통해서 중추신경에 그 정보를 전달합니다. 정보를 받은 중추신경은 교감신경을 억제하고, 미주신경을 활동하게 합니다. 그 결과, 심박수가 저하되고, 심장 수축력이 저하되어, 심박출량이 저하됩니다. 또 혈관이 확장되어 저항이 내려가고, 동시에 혈액을 모읍니다. 부신에서의 카테콜아민의 분비도 억제되면서 혈압이 저하됩니다.

❺ 혈액의 성상

혈관 속을 흐르는 혈액 자체는 혈압에 어떤 영향을 미칠까요?

혈액은 단백질이나 혈구를 포함하므로, 점성이 있습니다. 그 때문에, 단순한 물과는 달리, 혈관벽 근처에서는 흐름이 느리고, 중앙부에서는 빨라집니다. 따라서 혈액의 점성이 변하면, 혈압에도 영향이 나타날 것입니다.

가장 중요한 것은 몸을 순환하는 혈액 전체의 양입니다. 몸을 순환하는 혈액 전체의 양이 증가하면, 그만큼 심장으로 되돌아가는 혈액량도 증가하므로, 심장은 많은 혈액을 밀어내려고 분발합니다. 즉, 혈액량이 늘어도 혈압이 올라가게 됩니다.

❻ 레닌-안지오텐신-알도스테론계의 관여

혈액 속의 수분량을 조정하는 것은 신장입니다. 신장은 요를 여과하고 있지만, 요를 여과하기 위해서는 혈압이 필요하므로, 독자적인 혈압조절시스템을 가지고 있습니다. 그것은 레닌-안지오텐신-알도스테론계라고 하는, 산소와 호르몬이 관련된 연쇄적 반응입니다.

신장 속에는 사구체라는 모세혈관 덩어리에 압력을 가하여, 요를 여과하고 있습니다. 그 압력이 내려가면, 사구체 입구 근처에 있는 사구체옆 장치에서 레닌이라는 효소가 분비됩니다. 레닌은 혈액 속에 흐르고 있는 안지오텐시노겐이라는 물질을 분해하여, 안지오텐신 I 이라는 물질로 변합니다. 안지오텐신 I 은 안지오텐신 변환효소(ACE)에 의해서 분해되어, 안지오텐신 II 라는 활성이 높은 호르몬이 됩니다.

안지오텐신 II 는 동맥벽에 있는 근육을 수축시켜서 혈압을 올리고, 또 부신에서 알도스테론이라는 호르몬을 방출시킵니다. 알도스테론은 신장에 작용하여 나트륨(염분)을 유지시키고, 칼륨을 배출시킵니다. 몸의 염분이 증가하면, 희석하기 위한 물도 저류하게(목이 말라서 음수량이 증가하는 한편, 신장의 수분재흡수도 증가한다)되어, 혈액량이 증가합니다. 결과적으로, 혈압의 상승으로 연결되는 셈입니다.

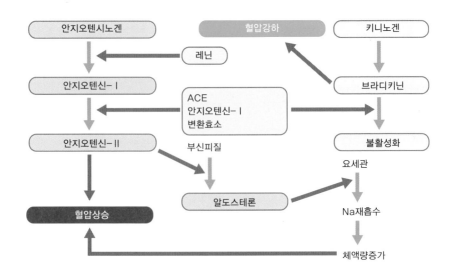

레닌-안지오텐신-알도스테론계 (3-4)

혈압을 올리는 단백질이 현미경으로 보인다!? (3-5)

A.신장의 사구체

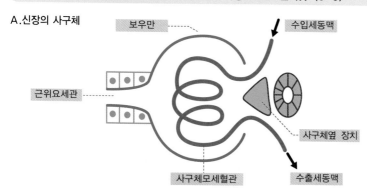

보우만
수입세동맥
근위요세관
사구체옆 장치
사구체모세혈관
수출세동맥

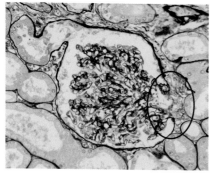

B.정상 사구체(조직소견)
○으로 둘러싼 부분에 방사구체장치라 불리는 세포의 집합이 있지만, 정상 사구체에서는 거의 눈에 띄지 않는다. (PAM염색)

이 40대 남성은 우신에 2줄의 신동맥이 있고, 그 중에 1줄의 내강이 협착되어 있었습니다. 협착혈관이 분포하는 영역에서 C와 같은 현저한 방사구체장치의 과형성이 보였습니다.

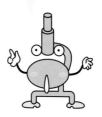

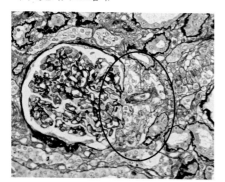

C.방사구체장치의 과형성(조직소견)
정상과 비교하여, ○으로 둘러싼 방사구체장치가 매우 커져(과형성) 있다. (PAM염색)

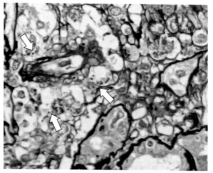

D.현미경으로 보이는 레닌과립(조직소견)
왼쪽○으로 둘러싸인 영역의 강확대. 화살표시 끝의, 참깨알 같은 검은 미세과립상물이 PAM염색으로 물들은 레닌.

3
사
람
은
왜
병
에
걸
리
는
가
?

■ ■ 왜 고혈압이 되는가? ■ ■

이렇게 보면, 혈압이 간단히 변동하는 이유를 잘 알 수 있습니다. 또 고혈압의 원인을 단순히 밝혀낼 수 없는 것도 이해할 수 있겠지요? 고혈압의 구조를 해명하기 위해서는 물리학, 유체역학, 심장이나 혈관의 생리학, 자율신경이나 호르몬의 작용에 관한 생화학, 약리학 등, 여러 가지 지식이 필요합니다. '병리학은 어디에 갔냐고요?' 이것들을 종합하여 '고혈압이 왜 생기는가?' 를 밝히는 것이 병리학입니다.

Column 혈압 측정법

혈압을 측정하려면, 팔에 커프라고 하는 벨트를 감습니다. 커프 속에 공기를 넣고 부풀리면, 동맥이 압박을 받아서 혈액이 흐르지 않게 됩니다. 커프의 압력은 연결되어 있는 수은주의 높이(mmHg)로 알 수 있습니다. 동맥의 혈류를 차단하는 듯한 압력으로 조인 후, 서서히 커프의 압력을 내리게 되면, 동맥의 압력이 조이는 압력보다 높아졌을 때에, 말초에 혈액이 흐르기 시작합니다. 이 때에 혈관 속은 난류가 흐르므로, 청진기로 들을 수 있는 음이 발생합니다. 이것을 코로트코프음이라고 하며, 그 소리가 들리기 시작한 시점이 최고혈압(좌심실이 혈액을 보내고 있는 수축기 혈압)이 되고, 난류가 없어져서 소리가 들리지 않게 되는 시점이 최저혈압(좌심실이 혈액을 모으는 확장기 혈압)이 되는 것입니다.

따라서, 꽉 끼는 옷이 팔에 감겨서 커프보다 심장에 가까운 위쪽 팔을 조이거나, 팔을 심장보다 높게 올려서 팔로의 혈액을 제한하면, 수치가 바르게 나오지 않는 것은 당연합니다. 그 외에도, 그림의 검은 줄이 바르게 측정한 혈압이라고 하면, 맥박과 커프를 조이는 타이밍이 어긋나는 것만으로, 빨간 줄과 같이 최고혈압이 낮은 수치가 되거나, 최저혈압이 높은 수치가 되기도 합니다. 원래 혈압계는 이 정도 오차가 생길 가능성이 있는 셈이지요.

● 혈압

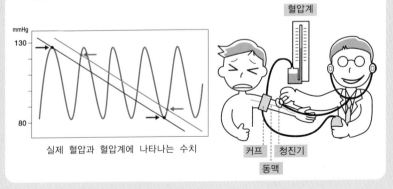

실제 혈압과 혈압계에 나타나는 수치

하지만, 어떤 원인 때문에, 2차적으로 혈압이 올라가는 것을 2차성 고혈압이라고 합니다. 예를 들면, 부신에 카테콜아민을 생산하는 종양이 생긴 경우는 몸의 상태에 상관없이 혈압이 올라가게 됩니다. 또는 신장으로 가는 혈관이 가늘어진 경우는 신장의 혈압이 내려가므로, 신장은 몸의 상태와 관계없이 '혈압을 올려라!' 라며 레닌을 대량으로 분비합니다(그림 3-5). 2차성 고혈압에서는 종양을 적출하는 등, 원인에 맞춘 치료를 생각할 수 있습니다.

이에 반해서 본태성 고혈압은 지금까지 기술한 여러 가지 혈압조정기구가 복합하여 혈압을 올리고 있습니다. 아래에, 현재 고려되고 있는 본태성 고혈압의 원인을 기술했습니다.

❶ 유전적 요인

고혈압의 원인으로, 우선 거론되는 것은 유전적 요인입니다. 양친이 고혈압이면, 자녀도 중년이후에 혈압이 올라가는 경우가 많습니다. 단, 음식의 기호의 유사점이나 스트레스를 느끼는 성격의 유전 등, 단순히 '고혈압의 유전' 뿐이 아닌 요소도 있습니다.

❷ 염분섭취량

나트륨이 증가하면, 이것을 희석시키기 위해서, 뇌의 중추는 수분을 많이 섭취하도록 작용하여, 신장이 물의 배설을 억제합니다. 결과적으로 순환하는 혈액량이 증가하므로 혈압이 오르는 것은 앞에서 기술한 대로입니다. 또 '혈관벽을 형성하는 세포에 나트륨이 증가하여 물을 흡수하고, 혈관벽이 두꺼워진다' '나트륨이 쌓인 혈관벽에서는, 혈관수축을 촉구하는 카테콜아민에 민감해진다' '신장에서의 물과 나트륨의 배설이 나빠져서, 배설시키기 위해서는 보다 높은 압력을 필요로 한다' 등도 혈압상승과 관련됩니다.

추운 지방의 사람들은 따뜻한 지방의 사람들보다 혈압이 높고, 수명이 짧다는 보고가 있습니다. 이것은 추운 지방은 장아찌 등 염분이 많은 식사를 하고, 따뜻한 지방은 염분섭취량이 적고, 칼륨섭취량이 많은 식사를 하기 때문이라고 합니다. 단, 같은 식생활을 하고 있는 부부라도 혈압이 오르는 법이 다르듯이, 염분에 대한 감수성이 사람에 따라서 다르며, 여기에도 유전적 요인이 관련되어 있습니다. 그래도 간단히 할 수 있는 고혈압의 대처법이 염분제한인 것을 아셨을 것입니다.

❸ 동맥경화

동맥경화도 고혈압의 큰 요인입니다. 동맥경화로 인해서 혈관의 내강이 좁아지고, 혈관의 탄력이 없어지면서, 저항이 올라가기 때문입니다.

심장에서 박출되는 혈액은 대동맥에서 받아들여지고, 심장이 확장되어 있는 동안에도 혈관이 탄력적으로 본래대로 되돌아가면서 앞으로 보내집니다. 동맥경화에 의해서 굵은 혈관의 탄력이 소실된 경우, 확장이 나쁜 혈관으로 혈액을 보내기 위해서 심장(좌심실)이 수축할 때의 압력(최고혈압)이 오르고, 혈관의 탄력으로 앞으로 보내질 때의 압력이 없어지기 때문에 확장기의 압력(최저혈압)이 저하되는, 즉 맥압이 증가합니다. 또 가는 동맥의 내강이 좁아지면, 항상 혈관에 압력이 가해진 상태가 되어, 최고혈압도 최저혈압도 높은 상태가 되므로, 특히 젊은 사람의 고혈압에서 확장기압이 높은 경우는 주의해야 합니다.

어쨌든, 동맥경화로 약해진 혈관에 높은 압력이 가해지면, 뇌출혈 등의 혈관장애를 일으킬 위험성도 증가합니다.

❹ 스트레스

스트레스인자란 심신의 부담이 되는 요인으로, 그에 대한 반응이란 '절박한 위험'에 대해서 반응하기 때문입니다. 동물이 위험으로부터 몸을 지키기 위해서 필요한 반응이라고도 할 수 있으며, 교감신경기능의 항진에 의해서 심박수의 증가와 소동맥의 수축이 일어나며, 결과적으로 혈압이 상승합니다.

따라서 스트레스에 계속 노출되어 있는 사람이나 일상생활에서 항상 스트레스를 느끼고 있는 사람은 언제나 혈압이 높은 결과가 되는 셈입니다.

❺ 혈압반사기능의 이상

본태성 고혈압에서는 혈압반사기능의 감수성 저하가 원인의 하나라고 알려져 있습니다. 전항에서 기술하였듯이 몸 중에서 경동맥동과 대동맥궁에는 혈압을 감지하는 압력수용기가 있고, 이것이 혈압의 변동을 감지하고 있습니다. 혈압이 상승하면, 이 압력수용기가 감지하고, 반사적으로 심박수를 낮추고, 심근의 수축력을 저하시켜서 동맥을 확장시킴으로써, 혈압을 원상태로 되돌리고 있습니다. 이 반사가 잘 작용하지 않게 되면, 혈압이 잘 내려가지 않게 되는 것입니다.

이상 외에, 비만, 흡연, 알콜 등도 여러 가지 기서로 고혈압에 결부됩니다.

고혈압이라는 일반적인 질환 하나를 보더라도, '왜?'를 밝히는 것이 얼마나 큰일인지, 알 수 없는 것이 얼마나 많은지, 아실 것입니다. 그래도, 이 기서만 알게 되면, '혈관을 확장해 주는 약' '자율신경의 과잉자극을 차단하는 약' '레닌·안지오텐신·알도스테론계를 억제하는 약' '요량을 늘려서 나트륨을 배설시키는 약' 등, 여러 가지 치료방법을 생각할 수 있습니다.

Column   고혈압 쥐

혈압을 조절하는 유전자를 넉아웃하거나, 혈압상승을 초래하는 유전자를 넣음으로써, 선천적으로 고혈압인 마우스를 간단히 만들어 낼 수 있습니다. 이 고혈압마우스를 사용하면, 감염식의 효과를 검사하거나, 신약의 효과를 판정할 수 있습니다. 단 본편에서 기술한 대로, 사람의 본태성 고혈압은 한 가지 유전자에 좌우되는 것이 아니므로, 그렇게 간단하지 않습니다.

현재, 사람의 본태성 고혈압을 연구하기 위해서 흔히 사용되고 있는 것은, 유전자조작으로 만든 고혈압마우스가 아니라, 자연발증으로 고혈압이 된 쥐를 교배하여 만든, 고혈압 가계의 쥐입니다. 방치해 두면, 태어나서 곧 고혈압에 의한 뇌출혈로 죽어버리는데, 동맥경화의 상태 등이 사람의 본태성 고혈압과 유사합니다.

이 쥐를 2군으로 나누어, 한 쪽에는 염분을 많이 함유된 먹이를 주고, 다른 한쪽에는 감염식을 주면, 전자는 순식간에 뇌출혈을 일으키고, 후자는 수명이 확실히 연장되는 것을 알았습니다. 고혈압에 염분은 금물이라는 것을 잘 알 수 있는 실험결과입니다.

참고로, 마우스(mouse)는 쥐과 생쥐속 생쥐종에 속하는 동물로, 출생시 체중은 1g 정도, 성숙체중은 18~40g입니다. 유전이나 육종 등의 연구에 흔히 이용됩니다. 래트(rat)는 쥐과 곰쥐속 시궁창쥐종에 속하는 동물로, 출생시 체중 약 5g, 성숙체중은 수컷이 300~800g, 암컷이 200~400g입니다. 주로 영양학이나 생리학의 연구에 이용되고 있습니다. 이전에는 농가가 부업으로 사육했는데, 전문적 연구에서는 유전적, 미생물적, 환경적으로 통제된 개체가 필요하여, 현재는 전문기관에서 생산, 공급하고 있습니다.

염분섭취의 기준은, 혈압이 정상인 사람은 1일 10g 이내, 고혈압인 사람은 1일 6g 이내입니다.

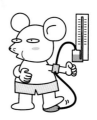

Column 문제발견 해결형은 재미있다 !

나는 학생시절, 조직해부학 실습을 시작하기 전에, 병리학교실을 출입하기 시작했습니다. 갑자기 병으로 죽은 사람의 해부를 견학하고, 그 조직을 보기 위해서였습니다.

이 때, '임상진단은 간경변에 간암이 합병된 것으로, 병리소견도 그에 일치한다'고 들어도, 무슨 말인지 전혀 몰랐습니다. 그래서 조직 실습에 사용하는 '정상'인 간조직을 빌려 와서, 그 해부례와 비교하는 것부터 시작했습니다. 비교해 보니, 있어야 할 것이 없거나, 형태가 다르거나, 같은 인간의 간장이라고는 생각할 수 없을 정도로, 놀라움의 연속이었습니다. 이렇게 자연스럽게 깨달아가다 보니, 특별히 '정상' 조직을 열심히 외운 기억이 없습니다.

일반 의학부의 커리큘럼에서는 우선 '정상' 해부학이나 조직해부학을 배운 다음, 병리학강의나 실습을 시작합니다. 그러나 대부분의 학생은 시험에 합격하기 위해서 주입식 해부학이나 조직학의 지식이 몸에 배어 있지 않습니다. 그 때문에, 병리 실습표본을 보고도 어느 장기인지조차 알지 못합니다.

일반적으로, 임상의학 교수들은 학생들이 기초의학의 지식이 부족한 것에 어이가 없고, 기초의학 교수들은 기초과학의 지식이 부족한 것을 한탄하며, 기초과학 교수들은 '고등학교에서 무엇을 배워 온 것인지……' 라고 생각하는 것이 현 상황입니다. 대학의 교육위원회에서 'ㅇㅇ학에서는 그렇게 오랫동안 도대체 무엇을 가르친 겁니까!?' 라고 규탄의 소리가 높아지는 경우도 적지 않습니다. 그러나 "주입식"으로 암기한 지식이 거의 머리에 남아 있지 않는 것은 누구나 경험적으로 알고 있을 것입니다.

스스로 흥미를 느끼거나, 의문점을 가지면서 공부를 시작하는 "문제발견 해결형"의 학습방법이, 1+1에서 1×1로 진행되는 "계단 쌓기식" 학습방법을 대신하여, 많은 의학부 교육에 도입되기 시작했습니다. 이에 반해서, 학생들은 '우선은 기본적인 것을 정리하여 가르쳤으면 좋겠다'고 합니다. 확실히, 기초지식이 없으면, 그 앞의 어려운 것은 이해할 수 없을 수도 있겠지요. 단, 어려운 것에 부딪히고, 필요에 따라서 기초적인 공부를 하는 편이 훨씬 재미있으며, 결과적으로 자신의 몸에 배는 경우가 많다는 점도 알아두기 바랍니다.

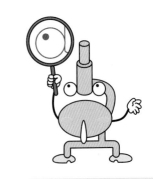

유전자이상과 발생발달이상

'유전자이상' '염색체이상' '유전성질환' '선천성 질환' '기형'. 이런 말로 옳아 매는 질환은 서로 공통적인 부분이나 깊은 관련이 추측되는 부분이 있는 한편, 제각기 독자적인 부분도 가지고 있습니다. 모두 들은 적이 있는 말이라고 생각하지만, 어디가 어떻게 다른지 구별할 수 있겠습니까?

4-1 유전자의 기초지식을 정리하자

유전자와 관련된 말에는 'DNA'나 '염색체'도 있습니다. 어떻게 다를까요? 유전자의 이상을 설명하기 전에, 각각의 관계를 우선 간단히 정리해 두겠습니다.

■ ■ DNA는 단백질의 설계도 ■ ■

DNA(데옥시리보핵산)는 긴 사슬 같은 분자입니다. 이 사슬에 '단백질의 설계도'가 여러 개 들어 있습니다. 설계도의 문자에 해당하는 것은 4종류의 염기, 아데닌(A), 구아닌(G), 시토신(C), 티민(T)이며, 이것들이 DNA상에서 특정한 순서로 배열되어, 3개씩 조합(염기배열)하여 1개의 아미노산을 나타내는 암호(codon)를 만듭니다. 이 아미노산이 조합하여 단백질이 완성됩니다. 이렇게 만들어진 단백질이 몸의 일부가 되거나, 효소가 되어 몸의 기능을 조정하는 것입니다.

■ ■ 유전자는 설계도의 단위 ■ ■

DNA상에 있는 '단백질의 설계도'의 단위를 유전자라고 합니다. DNA의 곳곳에 유전자 기능을 하는 염기배열이 존재하고 있는 것입니다. 단, 유전자라는 염기배열의 영역에는 단백질의 설계도가 되어 있는 부분(엑손)과 그렇지 않은 부분(인트론)이 교대로 연결되어 있습니다. 인트론은 엑손보다 훨씬 길어서, 10배에서 수백배입니다.

DNA와 유전자의 관계를 고려하면, 모든 유전자는 DNA상에 배열되어 있지만, DNA 중의 염기배열이 모두 유전자가 되는 것은 아닙니다. 실은 DNA상에서 유전자가 되는 영역은 불과 5% 정도입니다. 나머지 영역의 기능은 아직 밝혀지지 않았습니다.

■ ■ 염색체는 DNA가 모인 막대 ■ ■

긴 사슬모양의 DNA는 핵 속에서 단백질에 감기고, 접혀서 격납되어 있습니다(현미경으로 보면 핵 속의 크로마틴이라는 얼룩모양으로 보입니다). 그리고 세포가 분열할 때, DNA가 실패처럼 그 단백질에 감겨서 막대모양의 물질이 됩니다. 이것이 염색체입니다. 즉 염색체는 세포가 분열할 때만 나타나는 'DNA와 단백질이 모여서 생긴 막대'라고 할 수 있습니다.

사람 염색체는 46개 있습니다. 1번부터 22번까지는 상염색체라고 하며, 제각기 부친

유전자의 기초지식 (4-1)

A DNA와 유전자

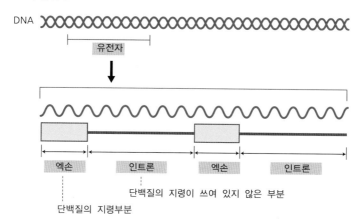

B 염색체

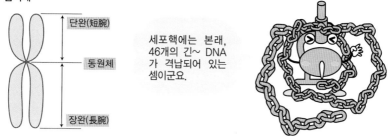

세포핵에는 본래, 46개의 긴~ DNA가 격납되어 있는 셈이군요.

유래인 것과 모친 유래인 것이 1개씩 있습니다. 이 밖에 성염색체로, 여성은 X염색체를 2개, 남성은 X염색체와 Y염색체를 1개씩 가지고 있습니다. 이것으로 합계 46개입니다.

1개의 염색체는 2개의 같은 DNA로 구성되어 있습니다. 세포가 분열할 때, DNA는 복제되고, 같은 것이 2개로 늘어나고 있기 때문입니다. 염색체를 현미경으로 보면 'X'로 보이지만, '〉'와 '〈'의 각각에 같은 DNA가 들어 있는 것입니다. 즉, 세포분열시는 DNA가 92개 있는 것으로, 이것이 분열되어 DNA가 46개 있는 2개의 세포가 되는 것입니다.

■■ 설계도에서 단백질을 만드는 구조 ■■

단백질은 필요에 따라서 몇 번이고 만들어야 합니다. 그러기 위해서 설계도는 중요하게 보관해 두고, 필요에 따라서 그것을 복제하고, 현장으로 운반하는 구조로 되어 있습니다. 설계도의 보관고는 핵에 있으며, 단백질을 만드는 공장은 세포질에 있습니다.

❶ DNA의 복제

1개의 세포가 2개로 분열할 때는 DNA를 복제하여 완전히 똑같은 것을 2쌍 만들어야 합니다.

DNA는 꼬인 새끼줄사다리 같은 그림으로 나타낸 바와 같이, 이중나선구조로 되어 있습니다. 그리고 각 새끼줄 위에 배열한 4개의 염기가 서로 결합하여, 사다리의 단이 형성되어 있습니다. 각 염기는 아데닌(A)은 티민(T), 구아닌(G)은 시토신(C)라는 정해진 상대와만 결합합니다. 이것에 의해서, 염기배열을 네거티브로 하면 네거티브와 포지티브의 관계처럼, 또는 염기를 울퉁불퉁한 형태로 하면 그 주형(鑄型)처럼, 그 배열을 정확히 복제할 수가 있습니다.

DNA를 복제할 때는 2줄을 2개의 1줄사슬로 나누어, 각 DNA의 염기에 카드를 합치듯이 순서대로 염기를 배열하여 조합합니다. 이렇게 해서, 확실히 똑같은 것을 2개 만듭니다(그림 4-3).

❷ DNA의 전사와 번역

세포에서는 DNA에 적힌 설계도를 독해하여, 단백질이 만들어지고 있습니다. DNA는 핵내에 있지만, 단백질이 만들어지는 장소는 세포질입니다.

우선, DNA의 설계도가 RNA(리보핵산)에 복제됩니다. RNA도 당연, 4개의 염기가 직선적으로 배열되어 있습니다(단, RNA에서는 티민(T) 대신에, 우라실(U)이라는 염기가 사용됩니다). DNA는 많은 설계도를 포함한 긴 구조이지만, RNA는 통상, 한 개의 단백질 설계도부분만 복제하는 짧은 1줄사슬입니다. DNA의 설계도에는 단백질정보의 '시작'과 '끝'을 나타내는 코돈(염기배열)도 제대로 들어 있어서, 메신저가 되는 RNA (mRNA)는 이 사이의 염기배열을 복사(전사)하는 것입니다.

설계도를 독해한 mRNA는 다음에 핵에서 세포질로 이동합니다. 세포질에는 코돈으로 규정된 아미노산을 짐받이에 쌓은 RNA (tRNA)가 대기하고 있습니다. 그리고 mRNA가 복제한 설계도와 매치하는 tRNA가 카드를 합치듯이 손을 잡고, 아미노산

세포분열 (4-2)

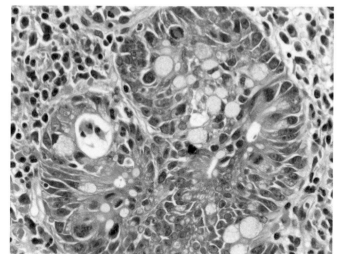

재생과정에 있는 하나의 선관에, 여러 시기의 세포분열상이 보였습니다. B~G는 각각 A의 어디에 있는지, 찾았습니까?

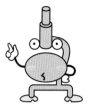

A.회장의 미란(얕은 궤양)이 형성된 영역에서의 생검조직

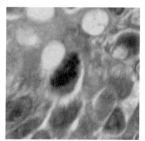

B.전기(염색체의 형성)

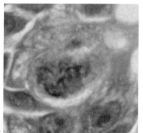

C.전기(염색체의 형성)

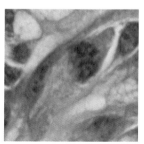

D.중기(염색체가 중앙에 배열)

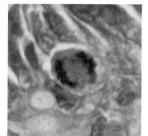

E.종기(염색체가 2개로 분열)

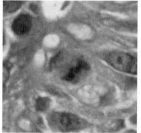

F.종기(염색체가 2개로 분열)

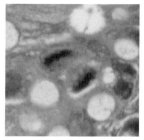

G.세포질의 분열

4

유전자이상과 발생발달이상

DNA의 복제 (4-3)

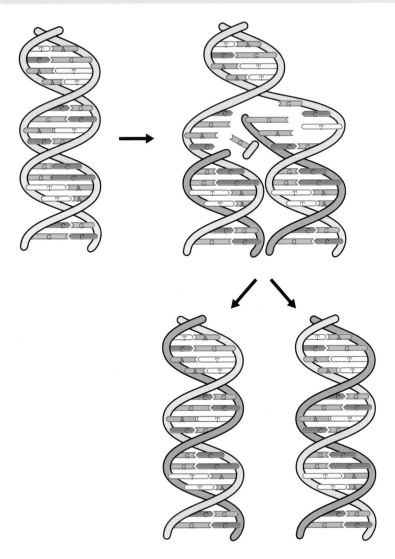

이 연속적으로 연결되어 갑니다. 이렇게 해서 목적의 단백질이 만들어지는 셈입니다
(그림 4-4).

DNA의 전사와 번역 (4-4)

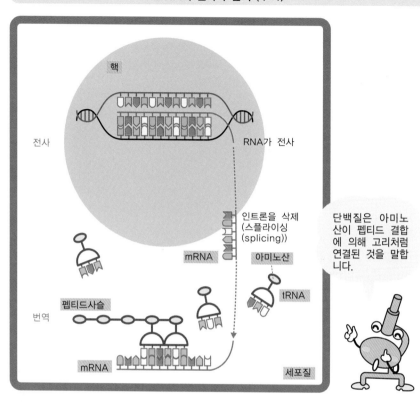

Column) 미토콘드리아의 DNA

DNA는 핵 속에 있는 것 외에, 미토콘드리아에 있는 것도 알려져 있습니다. 미토콘드리아는 세포질 속에 있어서 주로 에너지를 생산하는 구조물입니다.

미토콘드리아 DNA에는 미토콘드리아가 가지는 단백질에 관한 정보가 포함되어 있으며, 이 정보는 난자를 통해서 자녀에게 전달됩니다. 정자에는 미토콘드리아 DNA가 극히 소량 포함되어 있으며, 수정 후에 제거됩니다. 미토콘드리아 DNA는 항상 모성유전(모친으로부터 승계된다) 합니다.

유전자이상으로 병이 걸리는 구조

유전자는 단백질의 설계도입니다. 단백질은 몸 구조의 일부가 되거나, 효소로서 몸기능을 조정하는 중요한 물질입니다. 유전자에 이상이 생기면, 필요한 단백질이 생기지 않거나, 중대한 병이 생깁니다.

■ ■ 쥐의 요의 냄새가 나는 페닐케톤뇨증 ■ ■

유전자 이상으로, 몸에 필요한 단백질을 만들어낼 수 없게 되면, 결과가 중대합니다. 여기에서는 유전자 이상에 의한 병으로서 유명한 페닐케톤뇨증이라는 병을 살펴보겠습니다.

페닐케톤이라는 물질이 대량 요에 섞이면, 요에서 쥐의 요와 같은 냄새가 납니다. 이것이 페닐케톤뇨증의 특징입니다. 페닐케톤의 바탕이 되는 것은 페닐알라닌이며, 이것은 필수아미노산의 하나입니다. 그럼, 그 페닐알라닌이 요에 많이 배설되었다는 것은, 어떤 것일까요?

섭취한 페닐알라닌의 대부분은 몸 속에서 티로신이라는 아미노산으로 변화되어 대사됩니다. 페닐알라닌을 티로신으로 변환시키기 위해서는 페닐알라닌수산화효소라는 효소가 필요하지만, 이 효소를 만들기 위한 유전자에 이상이 생기는 것이 페닐케톤뇨증입니다. 섭취한 페닐알라닌이 대사되지 않고, 체내에 과잉 축적되어, 요중으로 누출됩니다. 그러면, 페닐알라닌을 줄이기 위해서 섭취를 제한하면 개선됩니다.

페닐케톤뇨증인 아기는 출생시에는 정상이지만, 우유를 먹기 시작하면, 그 안에 함유된 페닐알라닌을 대사하지 못하여, 체내에 축적됩니다. 이 때문에 뇌에 장애가 일어나고, 지능장애, 뇌파이상, 경련이 나타나게 됩니다. 이와 같은 아기에게는 페닐알라닌의 양을 줄인 우유를 주고, 성장한 후에도 페닐알라닌의 섭취를 제한합니다. 그렇게 하면 증상이 나타나지 않고 지낼 수 있습니다.

현재 일본에서는, 신생아의 매스 · 스크리닝(mass screening)으로, 혈액 중의 페닐알라닌 양을 검사하여, 발증 전에 문제를 발견하도록 대책을 취하고 있습니다. 단, 페닐알라닌 제한식은 평생 계속해야 하며, 중지하면 지능이 저하되어, 신경장애나 정신의학상의 이상이 생깁니다. 유전자의 이상을 직접 수복하는 치료법이 기대됩니다.

■■ 유전자이상이 있어도 병에 걸리지 않는다!? ■■

페닐알라닌수산화효소의 유전자는 12번째 염색체의 장완(長腕)에 있습니다. 이 염색체상에 존재하는 한쌍의 유전자의 양쪽에 이상이 있는 경우에만, 페닐케톤뇨증이 발증합니다. 이러한 유전형식을 열성유전이라고 합니다.

염색체란 유전자가 모인 끈이 단백질과 함께 막대모양이 된 것입니다. 유전자이상은 염색체 속의 어느 유전자에 이상이 일어나는 것을 말합니다. 그 이상을 붉은 밴드로 표시한 것이 그림 4-5입니다.

1쌍의 염색체는 모친과 부친으로부터 1개씩 받은 것입니다. 이 1쌍의 어느 쪽인가에 이상이 있으면 발병하는 유전형식이 우성유전이며(그림 4-5A), 병에 걸린 사람과 건강한 사람이 자녀를 가진 경우에, 반의 확률로 병이 발증합니다. 페닐케톤뇨증의 열성유전(그림 4-5B)은 1쌍의 염색체의 양쪽에 같은 유전자이상이 없으면 발병하지 않습니다. 즉, 같은 유전자이상을 가진 사람이 짝이 되었을 때에 4명에 1명의 확률로 병에 걸립니다. 나머지 2명은 보인자(保因者)로 양쪽 염색체에 유전자이상이 있어도, 병에

우성유전과 열성유전 (4-5)

걸리지 않습니다. 병의 원인이 되는 유전자이상을 가지고 있어도 발병하지 않는 사람이 있는 셈입니다.

응용문제로서, 그림 4-5를 보면서 생각해 보십시오. 상염색체 열성유전질환에서는, 병에 걸린 사람(1쌍의 유전자의 양쪽에 이상이 있는 사람)이 정상인 사람과 결혼하면, 자녀는 반드시 보인자가 되지만 발병하지는 않습니다. 병에 걸린 사람과 보인자가 결혼하면, 1/2이 병, 1/2이 보인자가 됩니다.

■ ■ 압도적으로 남성에게 많은 파브리병 ■ ■

아미노산을 대사하기 위한 효소의 설계도(유전자)에 이상이 있는 페닐케톤뇨증을 살펴보았습니다. 다른 물질을 대사하기 위한 효소의 설계도에 이상이 생기면, 다른 병에 걸릴 것 같지요? 다음은 당지질 대사이상으로 알려진 파브리병을 살펴보겠습니다.

파브리병은 스핑고당지질이라는 물질을 분해하기 위한 α-갈락토시다아제A라는 효소가 선천적으로 부족하거나 결손되어서 생기는 유전성 대사이상질환입니다. 분해되지 않는 스핑고당지질이 전신 세포에 축적되어서, 조직이나 장기의 기능이 장애를 받습니다. 전형적인 증상으로 학동기에 발열을 수반하는 사지동통발작, 저한증, 각막혼탁, 혈관각화종이 출현하고, 나이가 듦에 따라서 신기능장애, 심근장애, 심장자극전도계 장애, 허혈성심질환, 뇌혈관장애 등의 장기장애가 출현하게 됩니다. 또 이러한 전형적인 증상을 나타내는 것 외에, 50세가 지나서 심근장애만 초래하는 타입인 것도 확인되었습니다. 스핑고당지질이 축적된 심근세포는 세포 속(세포질)이 거의 빠져 나가서, 레이스처럼 보입니다(그림 4-6). 심근세포가 수축하기 위한 구조가 불충분해지는 것을 알 수 있습니다.

파브리병의 유전형식은 X연관 열성유전이라고 합니다. 그림 4-5에서 생각하면, 여성에서는 2개의 X염색체의 양쪽에 이상이 없으면 발병하지 않지만, 남성에서는 짝이 되는 X염색체가 없으므로, 1개의 X염색체의 이상만으로 발병하게 됩니다. 따라서 남성은 발병하기 쉽고, 여성은 잘 발병하지 않습니다. 모친이 보인자인 경우는, 남아와 여아에서 각각 2분의 1의 비율로 이상이 유전하고, 그 중 남아만이 발병합니다. 부친이 파브리병인 경우는 여아는 보인자가 되지만, 남아에게는 유전되지 않습니다.

파브리병은, 보인자인 여성은 전혀 발병하지 않는가 하면, 그렇지 않습니다. 평생동안 무증상인 경우부터, 남성환자와 마찬가지로 중증이 되는 경우까지 있습니다. X염색체 속에 들어 있는 유전자의 일부가 후천적으로 작용하지 않게 되면(불활성화), 또 다른 한 쪽의 이상을 보충할 수 없기 때문입니다. 정상이었던 X염색체의 불활성화의 정

파브리병의 심근 (4-6)

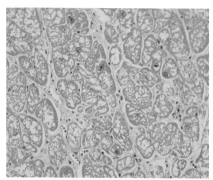

A.파브리병의 심근세포(조직소견)
표본을 제작하는 과정에서, 축적된 스핑고당지질
이 녹아나오므로, 심근세포의 세포질이 레이스처
럼 뚫려 보인다.

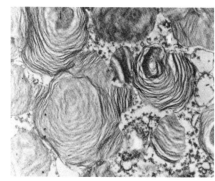

B.파브리병의 심근세포(현미경소견)
레이스상태가 된 세포를 전자현미경으로 관찰하
면, 나이테처럼 층상을 나타내는 구조물이 보인다.
이것이 축적된 스핑고당지질이다.

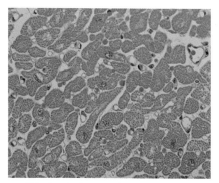

C.정상 심근세포(조직소견)
정상 심근에서는 심근세포의 세포질에 근원섬유가
채워져 있어서, 세포가 진한 핑크색으로 물들어 보
인다.

파브리병에서는, 심근
세포가 수축하기 위
한 근원섬유가 줄어
들어서, 심근의 활동
이 약해집니다.

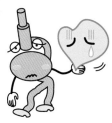

도에 따라서, 증상의 출현법도 달라집니다.

 앞에서 설명한 페닐케톤뇨증도, 상염색체 열성유전이므로, 짝이 되는 유전자의 양쪽
에 이상이 없으면 발증하지 않을 것입니다. 그런데 보인자에서는 후천적으로 정상인 쪽
의 유전자에 이상이 생겨서, 발증하게 되는 경우가 있는 것 같습니다.

■■ 부모로부터의 유전이 아닌 유전자이상이란? ■■

유전자의 이상은 모두 부모로부터 물려받는 것은 아닙니다. 오히려, 우리들의 몸에서 항상 발생하고 있을 가능성이 있습니다. 정상 유전자에 이상이 발생하는 주요 원인에는, ❶ 몸 속에서 유전자가 상처를 입게 되는 경우, ❷ 세포분열할 때에 유전자 복제에 실수가 일어나는 경우 등이 있습니다. 어느 쪽도, 돌연변이라 부르는 유전자의 이상입니다.

❶ 유전자가 상처를 입게 되는 경우

DNA는 유전자가 많이 들어간 끈입니다. 방사선이나 화학물질 등 여러 요인에 의해서, 이 DNA가 변화를 받는 수가 있습니다. DNA 속에 있는 유전자가 전부 또는 일부가 소실되어 버리는 큰 변화부터, 유전자 속의 1개의 염기가 다른 염기로 교체되는 작은 변화까지 있을 수 있습니다. 또 바이러스 유전자가 세포의 DNA에 들어있는 것도, 유전자에 이상을 초래하는 원인의 하나입니다.

몸에 중요한 유전자에 큰 상처를 입게 되면, 병에 걸릴 가능성이 높아집니다. 발암물질의 대부분도, 이와 같이 유전자를 상처입게 하는 인자나 물질입니다. 이렇게 돌연변이가 몇 개 조합되면, 암이 발생하는 것입니다.

Column 　사람의 선조가 바다에서 육지로 올라온 것도 돌연변이!?

　유전자의 돌연변이에 의해서, 지금까지 가지고 있지 않았던 형질(체질 등)을 획득할 수도 있습니다. 물 속에서 살고 있던 생물이 육지로 올라올 수 있었던 것도, 인류의 탄생도 돌연변이가 반복된 결과라고 생각됩니다. 같은 유전자 이상의 결과라도, 이 경우는 진화라고 합니다.

　이와 같이 생각하면, 유전자이상은 '유전자변이'라고 하는 편이 나을지도 모르겠습니다. 또 모발색이나 혈액형처럼, 어느 유전자의 변이가 일반집단속에서 어느 정도의 빈도로 나타나고, 또 그 변이에 따라서 초래되는 형질이 생존에 불리하지 않은 경우는, 유전자이상이 아니라 유전자다형이라고 합니다.

❷ 유전자 복제에 실수가 일어나는 경우

유전자의 일부가 결여되거나, 염기의 배열이 변해 버리는 이상은 DNA를 복제할 때에도 일어납니다(그림 4-3).

복제의 실수가 일어날 확률은 10^{10}염기쌍의 복제에 대해서 1회 정도로 낮습니다. 그러나 유전정보를 구성하는 염기 수는 6×10^9이 있고, 몸 속에서 매일 수많은 세포분열이 반복되고 있으니까, 그 속에서 복제 실수가 일어날 확률이 결코 낮다고는 할 수 없는 것을 알 수 있습니다.

복제실수의 종류에는, 유전자가 있는 부분이 교체되거나, 빠지거나, 반대로 여분인 것이 달라붙거나, 중복되어 버리는 수준에서부터, 염기의 수준에서 짝이 되어야 할 염기를 착각하거나, 염기를 1개 날려버리는 여러 가지 패턴이 고려됩니다.

▪▪ 유전자이상을 통제 · 제어하는 구조 ▪▪

이렇게 보면, '자신의 몸에도 적잖이 유전자이상을 일으키고 있는 것이 아닐까?' 라고 걱정이 될 것입니다. 확실히 이상이 생기고 있습니다. 하지만, 이상한 유전자가 생겼다고 해서, 바로 발병하는 것은 아닙니다. 예를 들어, 작업에서 복사를 했을 때는, 실수가 없는지 체크하고, 복사 미스는 슈레더(문서 절단기)로 폐기합니다. 유전자이상에 관해서도 마찬가지로, 항상 확인하고, 복제 미스를 발견하면, 바로 수복할 기구가 작용하는 것입니다. 물론, 복제할 때뿐 아니라, 방사선 등으로 유전자에 손상을 일으킨 경우도, 그 손상을 발견하여 수복하는 기구가 작용합니다. DNA의 정보는 필요한 부분만 RNA(리보핵산)에 복사되고, RNA는 세포질에 운반되어, 이 정보를 바탕으로 단백질이 만들어지고 있습니다. 만일, 이상한 유전자가 생긴다 해도, RNA의 활동을 멈추거나, 생겨버린 단백질을 분해하는 시스템도 갖추어져 있습니다.

유전자의 이상 때문에 병에 이르는 것은 이와 같은 통제 · 제어기구를 빠져나간 결과가 되는데, 병이 발증하는 것은 통제 · 제어기구에도 이상이 생기는 경우가 많습니다.

▪▪ 몸에서 생긴 유전자이상은 자녀에게 전달되지 않는다? ▪▪

유전자이상이 모두 자녀에게 전달되는 것은 아닙니다. 정자가 난자에게 그 정보를 주지 않으면, 전달할 것이 없습니다. 즉, 유전자이상으로 인한 병이 모두 유전성질환이라고는 할 수 없습니다.

다시 한번 정리합시다. 배우자(정자나 난자)의 염색체에 들어간 유전자이상은 자녀에게 유전됩니다. 배우자가 수정하여 한 개의 세포가 되고, 이 세포가 분열하여 사람이 되는 셈이니까, 이 경우는 그 사람의 모든 세포의 유전자에 이상이 생기게 됩니다(그림 4-7).

이에 반해서, 몸속에서 일어난 돌연변이에 의한 유전자이상은 그 세포의 유전자에만 이상이 있게 됩니다. 단, 그 세포가 분열을 반복하며 증가하면, 병이 발생하는 경우가 있습니다. 가장 알기 쉬운 것이 암이겠지요. 암은 몸속의 하나의 세포가 유전자이상을 일으키고, 이것이 무한으로 증식한 것입니다. 그러나 아무리 세포분열해도, 그 암세포에서 배우자가 만들어지는 것은 아니므로, 자녀에게 전달되지 않습니다.

유전성질환 (4-7)

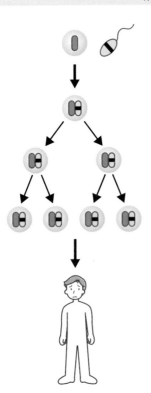

난자와 유전자이상(검정밴드)을 가진 정자가 수정하면, 분열하여 만드는 모든 세포에 유전자이상이 존재하게 됩니다. 그 결과, 우성유전병이라면 병이 되고, 열성유전병이라면 보인자가 됩니다.

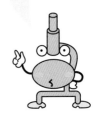

4-3 염색체이상으로 병이 되는 구조

유전자가 들어간 끈(DNA)이 단백질에 달라붙어 막대모양이 된 것이 염색체입니다. 유전자이상이 있으면, 그것은 염색체에 들어갑니다. 그런데, 염색체이상은 부모로부터 유전된 것이라고는 할 수 없고, 또 염색체이상이라도 유전자에 이상이 없는 경우도 있습니다. 뭔가 불가사의하지요.

■■ 다운증후군은 가장 일상적인 염색체이상 ■■

다운증후군(다운증)은 21번째 염색체가 3줄(21트리소미)있기 때문에 발증합니다. 사람의 보통염색체 22쌍(44개)과 성염색체 1쌍(2개)은 반으로 나누어 배우자(난자 또는 정자)에게 들어갑니다(감수분열). 이 때, 21번 염색체가 반으로 잘 나누어지지 않고 들어가 버리면(불분리), 21번 염색체가 2줄인 배우자가 생깁니다. 이것이 상대의 정상 배우자(21번 염색체는 1줄)와 조합됨으로써, 21번 염색체가 3줄 있는 수정란이 됩니다(그림 4-8). 다운증의 약 95%는 이 타입입니다(표준형).

나머지에는 2타입이 있습니다. 하나는 수정란이 세포분열할 때에, 염색체의 불분리가 일어나는 타입입니다(모자이크형). 몸 속에 21트리소미가 있는 세포와 없는 세포가 혼재하게 됩니다. 모든 세포가 21트리소미인 표준형에 비해서, 심장의 기형 등의 발생률은 낮습니다. 또 하나는 21번염색체가 다른 염색체에 전좌(轉座)해 버리는 타입입니다(전좌형). 전좌형의 반수는 한쪽 부모가 전좌염색체의 보유자인 경우입니다.

이렇게 보면, 다운증 자녀의 대부분은 정상 염색체를 가진 양친에게서 태어난다는 것을 알 수 있습니다. 다운증인 자녀를 가진 부모가 '자신이 이상한 유전자를 가지고 있어서……'라고 생각하는 것은 착각입니다. 다운증은 염색체이상이지만, 부모로부터 자녀에게 전해지는 유전성질환이 아닙니다.

■■ 같은 염색체이상이라도 증상은 여러 가지 ■■

몸을 만드는 염색체에 이상이 있으면, 살아서 태어나는 것이 어려운 것은 상상이 갑니다. 21번 염색체는 가장 짧은 염색체로, 그 속에 포함되는 유전자의 수가 적어서, 태어날 수 있습니다. 바꿔 말하면, 다른 염색체의 트리소미는 자라지 못하고 죽어버리지만, 21번째 염색체의 트리소미만은 기적적으로 살아서 태어나는 것입니다.

우연히 21번 염색체가 2줄인 배우자가 생겨서, 그것이 수정하여 태어나게 될 확률은 거의 일정합니다. 따라서 다운증의 출생빈도는 민족, 사회, 경제수준 등에서 차이가 없습니다. 최근 일본 통계에서는 출생빈도가 약 1000명에 1명이라고 보고되어 있습니다. 단, 고령출산인 경우는 다운증의 발생률이 높아집니다. 이것은 모친의 난자형성과정에서 일어나는 염색체 불분리가 고령과 더불어 증가하기 때문입니다. 과잉 염색체는 부친 유래인 경우도 있습니다. 모친유래와 부친유래의 비는 4 : 1 정도입니다.

다운증은 치켜 올라간 작은 눈의 용모가 유명하지만, 여러 가지 내장기형을 합병하는 것이 많은 것도 특징입니다. 그 중에서도 심장의 기형은 종류에 따라서 생후 가능한 조기에 치료해야 합니다. 그 밖에도, 저신장, 비만, 근력의 약함, 경추의 불안정성, 안과적 문제(선천성 백내장, 안진, 사시, 굴절이상), 난청 등이 알려져 있습니다. 또 일반적으로 정신발달지연이 확인되지만, 그 정도가 여러 가지여서, 대학을 졸업한 사람이나 음악, 회화로 유명한 사람도 있습니다. 애교가 있는 붙임성 있는 성격은 다운증후군 자녀들의 특징입니다.

같은 21번 염색체의 트리소미인데, 합병하는 기형이나 증상이 여러 가지인 것은 이상한 일이지요. 유전자나 염색체이상은 이제 해명이 막 시작되었다고 할 수 있겠습니다.

21트리소미가 일어나는 구조 (4-8)

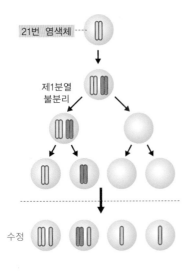

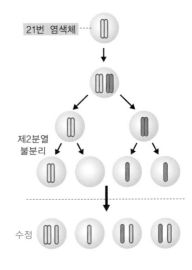

■ ■ ■ 염색체이상을 만드는 구조 ■ ■

세포분열인 경우에는 '배로 증가하여 분리' 하는 과정에서, 수정인 경우에는 '모계와 부계의 염색체를 끌어들이는' 과정에서 실수가 일어나는 것이, 염색체이상의 원인이 됩니다. 그렇게 되면, 유전자의 이상과 마찬가지로, 어느 부분이 빠지거나(결실), 증가하거나(중복), 달라붙는 곳을 착각하거나(전좌), 거꾸로 달라붙는(역위) 등의 상황을 간단히 상상할 수 있겠지요. DNA인 경우는 염기를 한 개 정도 착각해도 큰 문제가 되지 않지만, 염색체인 경우는 그 속에 포함되는 DNA 덩어리가 모조리 빠져버리니까 큰일이 되는 경우가 대부분입니다. 수정시에 큰 실수가 일어나면, 대부분의 수정란은 자라지 않습니다.

수정의 경우뿐 아니라, 체세포가 분열하는 과정에서도 이상한 염색체가 생기는 경우가 있습니다. 잘 알려져 있는 것은 매일 계속 만들어지는 혈액세포나 림프구 종양으로, 여러 종류의 백혈병이나 악성림프종에서, 각각 특징적인 염색체이상이 발견되고 있습니다. 따라서 예를 들어 악성림프종이 의심스러워 림프절을 생검하는 경우, 조직의 일부는 염색체나 유전자의 해석에 맡겨집니다. 형태의 변화뿐 아니라, 유전자나 염색체의 이상에서 병을 진단할 수 있게 된 셈입니다.

한편, '염색체이상이 있는데, 유전자이상이 없는' 상황이 있습니다. 예를 들어 염색체의 일부가 다른 염색체 부분으로 교체되어 버리는(상호전좌) 경우, 유전자내의 설계도가 도중에 갈기갈기 찢어지지만 않는다면, 확실히 파악할 수 있습니다. 즉 설계도는 전부 제대로 포함되어 있지만, 염색체로서는 이상이 생기는 경우입니다.

(Column) 21번 염색체가 가장 짧다?

사람의 염색체는 성염색체를 제외하면 22쌍이며, 긴 것부터 순서대로 번호가 붙여져 있습니다. 그렇게 보면, 21번 염색체가 가장 짧다는 것이 이상하지요?

실은 초기 연구에서 '3줄 있는 것은 2번째로 작은 21번이다' 라고 발표되어, '21트리소미' 라는 이름이 주어진 것입니다. 그런데 후의 연구에서, 다운증은 22번째, 즉 가장 짧은 염색체 이상이라는 것이 판명되었습니다. 그러나 이미 '21트리소미' 라는 이름이 정착되어 있어서, 혼란을 피하기 위해서, 염색체의 번호 붙이는 법을 바꾸기로 했던 것입니다.

4-4 유전적 요인이란 무엇인가?

유전성질환은 유전자의 이상이나 변화가 자손에게 전해져 발증합니다. 당뇨병이나 고혈압도 '유전성질환이다' 또는 '발증에 유전적 요인이 있다'라고 하는데, 상염색체 우성유전인지 열성유전인지, 라는 얘기는 그다지 들은 적이 없지요.

■ ■ ■ 흡수한 당을 잘 이용할 수 없는 당뇨병 ■ ■

유전적 요인이 있는 병의 대부분은 복수 유전자의 이상과 환경인자가 중복되어 발증합니다. 즉, 유전자에 의해서 체질을 물려받았다 해도 발병한다고는 할 수 없으며, 현재 '이 유전자에 이상이 있으니까 병이다'라고는 할 수 없는 것입니다. 여기에서는 당뇨병을 예로 들어 설명하겠습니다. 당뇨병은 당의 대사이상이지만, '혈액으로 흡수된 당을 잘 이용할 수 없는 병'이라고도 할 수 있습니다. 간단한 모식도로 생각해 봅시다 (그림 4-9).

세포는 혈중에서 당분을 흡수하기 위해서, 그 입구에 도르래가 달린 뚜껑을 갖고 있다고 생각해 보십시오. 도르래에 매달린 양동이에 인슐린이라는 물질이 들어 있으면, 이 뚜껑이 열리고, 당분이 세포에 흡수되는 구조입니다. 당뇨병이란 이 뚜껑이 잘 열리지 않는 병입니다. 그럼, 뚜껑이 잘 열리지 않는, 즉 양동이의 무게가 부족하여 도르래가 내려가지 않는 것은 어떤 경우일까요?

그 원인의 하나로, 양동이에 들어있는 인슐린의 수가 적기 때문이라는 것은 바로 생각이 났겠지요. 그런데 인슐린의 수가 충분한데, 역시 내려가지 않는다면, 그것은 인슐린이 정상보다 가볍기 때문입니다. 간단히 말하자면, 질이 나쁜 인슐린으로는 뚜껑이 열리지 않는다는 것입니다. 그리고 또 한 가지, 양동이 바닥에 구멍이 뚫려 있다면 어떨까요? 그렇다면 인슐린이 아무리 많아도, 새어 떨어져서 추의 역할을 하지 못합니다. 즉 리셉터 또는 감수성에 이상이 있는 경우입니다.

뚜껑이 많이 열리지 않으면, 세포에 흡수되지 않았던 당이 혈액 속을 빙글빙글 돌게 됩니다. 그 결과, 당이 요로 빠져나가서 '당뇨'가 됩니다.

■ ■ 체질에 환경인자가 추가되면 당뇨병이 발증한다 ■ ■

다시 한번, 그림 4-9를 보십시오. 뚜껑이 잘 열리지 않아도, 당분이 그 좁은 입구에

당뇨병 (4-9)

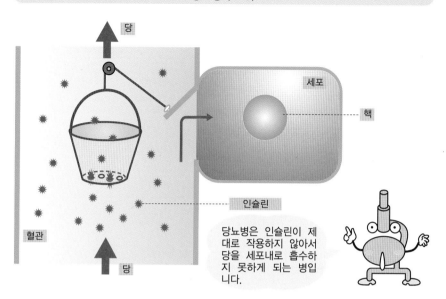

당뇨병은 인슐린이 제대로 작용하지 않아서 당을 세포내로 흡수하지 못하게 되는 병입니다.

서 흡수될 수 있는 만큼의 양이면 '나머지' 가 적어집니다. 즉, 칼로리를 제한하여, 뚜껑이 열리기에 알맞은 양만큼 섭취하게 되면, 남는 당이 혈관을 둘러싸지 않게 됩니다. 또는 적당한 운동을 하여, 세포로 들어온 당을 계속 사용하면, 다음 당이 쉽게 들어올 수 있습니다.

인슐린의 작용이 나쁜 이유에는, '생산이 나쁘다' '잘못 만들어지는 경우가 늘어난다' '감수성이 나쁘다' 등을 들었는데, 중년 이후에 발증하는 II형당뇨병은 이 원인들이 서로 얽혀 있는 경우가 많습니다(젊을 때부터 인슐린이 생산되지 않는 I 형당뇨병은 II형당뇨병과는 구별됩니다). 이러한 여러 가지 장애에는 유전자가 관여하고 있으므로, II형당뇨병은 유전적 요인과 관련된 병입니다. 유전적 요인을 가진 사람이 뚜껑이 열리기에 적합한 생활습관을 갖지 않으면 발병하게 되므로, II형당뇨병은 환경요인도 중요합니다.

당뇨병은 요에 당이 나오는 것 자체는 병의 본질이 아닙니다. 혈당이 극단적으로 높아지는 경우를 제외하고, 단기 고혈당이 몸을 장애하는 경우는 거의 없습니다. 당뇨병에서는 지속적인 고혈당으로 주로 모세혈관이 장애를 받고, 그로 인해서 몸의 여러 장기에 장애가 나타나는 합병증이 문제가 됩니다. 본태성 고혈압(원인을 특정할 수 없는 고혈압)과 마찬가지로, 당뇨병도 현재 치유될 수 있는 병이 아닙니다. 유전적 요인이 있는 경우는 발병하지 않도록 조심할 것, 그리고 발병하게 되면 합병증을 일으키지 않도록 통제하는 것이 중요합니다.

당뇨병처럼 복수의 유전자이상이 관여하는 병은 유전자 그 자체를 수복하는 치료를 개발하는 것이 상당히 어렵습니다. 그러나 당뇨병환자는 세계적으로 1억 8천명이나 된다고 하며, 근본적인 치료방법의 연구가 진행되고 있습니다.

Column　　당뇨병은 혈관병

당뇨병은 '눈이 보이지 않게 된다(당뇨병성 망막증)' '신경이 날카로워진다 (당뇨병성 신경증)' '신장이 작용하지 않게 된다(당뇨병성 신증)' 가 3대 합병증입니다. 그 밖에도, '발끝이 썩어서 절단했다(괴저)' 든가, '심근경색이나 뇌경색에 걸리기 쉽다' 등의 얘기도 듣지요. 여기에서 공통점은 혈관장애입니다.

혈관장애의 원인으로, 옛날에는 '진한 당분이 혈관을 직접 손상시키는 것' 이라고 생각했습니다. 현재는 좀더 해명이 진행되어, '당과 단백질이 결합하여 생기는 물질 때문' 이라는 것을 알게 되었습니다. 이러한 물질의 대표적인 것이 AGE(Advanced Glycation End-product)입니다.

AGE는 혈관의 내피세포를 손상시키거나, 혈관벽에 있는 교원섬유를 단단하게 하여 동맥경화를 촉진시킵니다. 특히 모세혈관레벨에서 장애를 일으키므로, 망막증(눈의 모세혈관 장애), 신경증(말초신경을 양성하는 모세혈관 장애), 신장병(요를 여과하는 사구체모세혈관 장애)이 문제가 됩니다. 또 혈관이 막혀서 생기는 심근경색이나 뇌경색도 당뇨병이 위험인자가 된다는 것을 알 수 있습니다.

또 당뇨병에 걸리면, 감염증에 걸리기 쉬워서 치료가 어려워집니다. 높은 당분이 배균의 영양이 되는 것에 추가하여, 고혈당에 의한 침투압의 변화나

그로 인한 탈수, 백혈구의 기능이상 등도 관련되어 있습니다. 발끝의 괴저는, ① 신경장애로 감각이 둔해져서, 외상을 자각하기 어려워진다, ② 상처에 감염이 쉽게 생긴다, ③ 상처를 치료하기 위해서 필요한 물질을 나르는 모세혈관이 장애를 받고 있다(또 감염으로 모세혈관에 혈전이 생기기도 한다) 는 몇 가지 요인이 중복되어 생깁니다.

혈관은 전신을 순환하므로, 혈관장애는 여러 가지 장기나 조직의 장애를 일으킵니다. 이러한 합병증을 일으키지 않도록 통제하는 것이 당뇨병의 치료목표입니다.

당뇨병검사에서 사용하는 HbA1c(헤모글로빈·에이원씨)도 당과 단백질의 결합물로, 적혈구의 단백질인 헤모글로빈(Hb)과 포도당이 결합한 것입니다.

적혈구의 수명은 대개 120일로, 그 사이에 조금씩 당과 결합합니다. 따라서 혈액 속의 당분이 많을수록, 당과 결합할 수 있는 HbA1c가 증가하게 됩니다.

혈액 속의 HbA1c 수치는 적혈구 수명의 반정도에 해당하는 시기의 혈당치의 평균을 반영합니다. 그 때문에, HbA1c 수치를 보면, 1~2개월전의 혈당 상태를 추정할 수 있습니다. 혈당치는 '최대순간풍속' 같은 것으로, 식후의 시간에 따라서 변화하지만, HbA1c는 장기적인 상태를 알 수가 있습니다.

4-5 선천성 질환과 기형은 무엇이 다른가?

선천성 질환이란, 선천적으로 이상이 나타나는 질환입니다. 앞에서 소개한 '페닐케톤뇨증'이나 '파브리병'이 그 대표적 질환인데, 이 질환과 같은 대사이상은 외견으로는 알 수 없는 것도 있습니다. 기형은 선천성 질환 중에서 형태에 이상을 나타내는 것을 말합니다.

■■ 유전성이 아닌 선천성 질환이란? ■■

선천성 질환 전부가 유전성질환이라고는 할 수 없습니다. 예를 들어, 임신초기 여성이 풍진에 걸리면, 선천성 풍진증후군인 아기가 태어날 가능성이 있습니다. 선천성 풍진증후군에서는 50% 이상의 아기에게 선천성 심기형이 있는데, 이것은 양친으로부터 유전된 것이 아닙니다.

선천성 풍진증후군은 '선천성 심질환(동맥관개존, 폐동맥협착, 심실중격결손, 심방중격결손 등)' '감음성 난청' '선천성 백내장'이 3대 증상입니다. 단, 모든 기형이 똑같이 모두 나타난다고는 할 수 없습니다. 3대 증상 중, 선천성심질환과 백내장은 임신 3개월 이내의 풍진의 감염으로 발생하지만, 난청은 초기 3개월뿐 아니라, 다음 3개월에서도 발생합니다. 또 3대 증상 이외에도 망막증, 골의 발육장애, 혈소판감소성자반병, 간지라비대 등, 여러 가지 증상이 발현하기도 합니다. 같은 바이러스감염임에도 불구하고, 출현하는 기형이 다르거나, 발생빈도가 임신 1개월에 50% 이상, 2개월에 35%, 3개월에 18%, 4개월에 8% 정도로 점차 내려갑니다. 왜일까요?

임부가 풍진에 걸리면, 풍진바이러스가 태반 중에서 증식하여, 태아의 혈액속으로 들어갑니다. 이것이 기형을 일으키는 인자(최기형인자)가 됩니다. 특히 임신초기는 태아의 모든 기관의 원기(原器)가 형성되는 시기이며, 세포분열이 매우 왕성하여 손상되기 쉽고, 기형이 생길 가능성이 높아집니다.

최기형인자의 영향이 나타나기 쉬운 임신초기(2~3개월 이내 : 태아기)를 기형의 임계기(臨界期)라고 합니다. 임계기보다 전(2주정도)에서는 최기형인자가 관여하면, 수정란은 성장하지 않고 유산됩니다. 임계기가 지난 4개월 이후부터 출생까지(태아기)는 최기형인자가 작용한다 해도, 기관형성이 대부분 끝나 있어서, 기형은 거의 발생하지 않습니다. 그리고 임계기 중에서도 각 장기의 형성시기가 다르므로, 인자가 작용한 시기에 따라서, 기형이 발생하는 장기나 그 정도도 달라집니다. 또 전뇌는 3개월 이후에 발육하므로, 3개월 이후라도 최기형인자가 작용하면, 정신발달지연을 초래할 가능성이 남습니다.

■ ■ ■ 젊었을 때에는 증상이 나타나지 않는 헌팅턴병 ■ ■ ■

반대로, 유전성 질환에서도 선천성 질환으로 나타나지 않는 병도 있습니다. 고혈압이나 당뇨병처럼, 유전성이라 해도 환경요인이 추가되지 않으면 발병하지 않는 것도 적지 않고, 유전자의 이상이 있어도, 출생시에는 증상이 전혀 없는 병도 있습니다.

예를 들면, 헌팅턴병은 상염색성 우성유전을 하는 신경변성질환입니다. 제4염색체의 단완(短腕)에 있는 헌팅턴유전자라 명명된 유전자 속에, '시토신, 아데닌, 구아닌' 이라는 3가지 염기의 반복배열이 정상보다 몇 배나 생겨 있으며, 이것이 원인이 되어 발병하는 것을 알 수 있습니다. 대뇌기저핵이나 전두엽 등, 뇌의 특정 영역에 있는 신경세포가 탈락하고, 점차 위축되면서 증상이 출현합니다. 왜, 과잉 반복배열이 특정한 신경세포의 변성에 결부되는지, 상세한 기서는 아직 밝혀지지 않았습니다.

헌팅턴병은 무도운동(의지와는 상관없이 안면이나 손발이 빠르게 움직인다), 정신증상, 행동이상, 치매 등의 증상이 어느 새 시작되어, 서서히 진행됩니다. 전두엽이 위축되면 치매나 간질이 나타나지만, 노인성 치매처럼 기억이 나빠진다기보다, 화를 잘 내거나, 비상식적인 행동을 하는 성격행동변화가 보입니다. 또 울적해하거나 물건에 대한 집착 등의 기분변조나 신경증적인 증상도 흔히 나타납니다. 증상 초기는 찡그린 얼굴, 혀 차기, 손가락의 배굴 등으로, 주위로부터 '안정감이 없어졌다' '행동이 거칠어졌다' 라는 말을 듣습니다. 진행되면 심하게 뛰어다니는 행동을 하는데(헌팅턴 무도병), 이것은 대뇌기저핵의 특히 미상핵이 위축되기 때문에 일어납니다.

증상은 어느 새인가 시작되지만, 일반적으로 30세가 지나거나, 더 고령이 된 후에 발증하는 사람도 있습니다. 유전자이상이긴 해도, 선천적으로 발증하는 것은 아닌 예입니다.

■ ■ ■ 형태가 정상과 다른 것이 기형 ■ ■ ■

선천성 질환 중에는 외견상으로는 알 수 없는 대사이상증과 같은 것과 형태의 이상을 나타내는 기형이 있습니다. 단, '형태가 다르다' 라는 것은 상당히 까다로워서, 예를 들어 얼굴의 형태에 관해서, 눈이 다소 떨어져 있거나, 납작코라 해서 기형이라고는 할 수 없습니다.

하지만, 눈이 한 쪽만 있으면 확실히 기형이지요. '정상인 형태' 를 어느 범위로 설정

할지, 또는 '이상하다'는 것을 어디까지 허용할지에 따라서, 기형 여부가 결정됩니다. 제 양손의 새끼손가락은 약지의 제1관절과 제2관절 사이까지밖에 없습니다. 다른 사람에 비하면 확실히 짧아서 '기형'이라고 해야겠지만, 지금까지 어느 누구에게 지적받은 적이 없습니다. 하지만, 기형에 관한 얘기를 할 때는, 항상 내 손가락을 보게 됩니다.

그나저나, 기형은 1개의 장기, 또는 복수의 장기계통 등이 형성되기까지 생긴 형태변화이므로, 선천성 질환 중에 들어갑니다. 다운증과 같이 염색체이상에 의해서 발생하는 경우도 있지만, 선천성 풍진증후군처럼 태아기에 최기형인자가 작용하여 발생하기도 합니다. 따라서 유전성 질환이라고는 할 수 없지만, 기형이 발생하는 유전자이상이 '유전하는' 경우는 있을 수 있습니다. 복잡하고 까다롭지요.

4

유전자이상과 발생발달이상

각각의 관계도 (4-10)

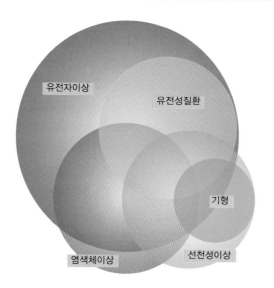

유전자이상

유전성질환

기형

염색체이상

선천성이상

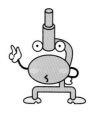

'유전성 질환에는 모두 유전자이상이 있다. 유전하지 않는 유전자이상도 있다. 염색체이상이 있어도 유전자이상이 없는 것도 있다. 유전자이상, 염색체이상으로 선천성 이상을 일으키지만, 그 이외의 원인인 선천성 이상도 있다. 기형은 모두 선천성 이상이지만, 유전하는 기형과 유전하지 않는 기형이 있다'는 것을 이해하겠습니까?

4-5 심기형의 이모저모

본 절에서는 기형의 구체적인 예로서, 심기형을 살펴보겠습니다. 심기형의 발생률은 중증에서 경증까지 포함하면, 신생아의 1% 정도입니다. 100명에 1명이니까, 낮지 않은 확률입니다. 탄생시에 증상이 없어 알아차리지 못하는 경우도 있어서, 실제는 더 높을 가능성도 있습니다.

■■ 단순한 것 같지만 복잡한 심장의 구조 ■■

일반적으로 심장은 하트형을 나타내지만, 실제 구조는 다소 복잡합니다. 심장은 우심방, 우심실, 좌심방, 좌심실이라는 4개의 방으로 나뉘어져 있습니다. 좌우심방을 가르는 벽은 심방중격, 좌우심실을 가르는 벽은 심실중격이라고 합니다(그림 4-11).

혈액은 정맥→심방→심실→동맥으로 흐릅니다. 전신에서 심장으로 되돌아오는 정맥혈은 우심방으로 들어가서, 우심실로 진행하여, 폐로 내보내집니다. 우심실에서 폐로 연결되는 혈관은 안을 흐르는 것은 정맥혈이라도, 폐동맥이라고 합니다. 폐를 환류하여 산소를 충분히 가진 동맥혈은 폐정맥을 지나서 좌심방으로 들어가서, 좌심실로 진

심장의 구조 (4-11)

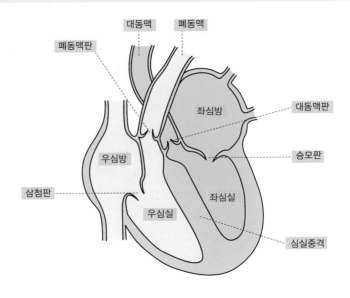

행하여, 좌심실의 강한 박동에 의해서 전신으로 보내집니다.

　4개의 방의 각 출구에는 도어(판)가 붙어 있습니다. 심실이 수축할 때에는 심방에 혈액이 되돌아오지 못하도록 도어를 닫아야 합니다. 이 도어는 방실판이라고 합니다. 우심방과 우심실 사이에 있는 방실판은 삼첨판이라고 하며, 좌심방과 좌심실 사이에 있는 방실판은 승모판이라고 합니다. 또 심실에서 혈액을 내보낼 때에는 다시 심실로 혈액이 되돌아가지 못하도록 문을 닫아야 합니다. 이 도어는 3장의 반월형 판막으로 이루어져서 반월판이라고 합니다. 우심실과 폐동맥 사이에 있는 반월판은 폐동맥판이라고 하며, 좌심실과 대동맥 사이에 있는 반월판은 대동맥판이라고 합니다.

　참고로, 상대정맥·하대정맥과 우심방 사이, 폐정맥과 좌심방 사이에는 도어가 없습니다. 왜냐하면, 심방에서 심실로 혈액이 흘러들어올 때에는 심방보다 심실의 압력이 낮아지고, 심실이 확장될 때에 혈액을 흡수하므로(심장의 확장기기능으로서, 순환생리학적으로 확인되고 있다), 정맥측으로 역류하는 경우는 거의 없기 때문입니다.

■■ 양손을 사용하여 심장의 발생을 암기하자 ■■

　심기형은 발생부터 탄생하는 동안에, 정상이 아닌 형태로 완성되어 버린 것입니다. 그래서 우선 심장이 어떻게 형태를 만드는지, 발생부터 살펴보겠습니다.

　심장의 시작은 혈관에 이어지는 1줄의 관입니다. 위에 대동맥과 폐동맥이 되는 동맥계, 아래에 대정맥과 폐정맥이 되는 정맥계가 연결됩니다. 단순히 말하면, 1개의 통이 4개의 방(우심방, 우심실, 좌심방, 좌심실)으로 나누어지고, 혈관계는 2줄이 됩니다.

　그러나 1개의 통이 4개로 나누어진 것만으로는 아직 심장의 형태는 아닙니다. 심장으로 들어오는 혈관과, 나가는 혈관의 위치관계가 우리들의 심장의 형태가 되기 위해서는 아래쪽에 있던 정맥계가 등쪽으로 반전(反轉)하고, 또 오른쪽이 앞으로 밀려나오고, 왼쪽이 뒤가 되어야 합니다.

　이것은 자신의 손을 사용하여 형태를 만들어 보면 잘 알 수 있습니다(그림 4-12). 그림 A처럼, 양손의 엄지와 인지를 가슴 앞으로 펴 봅니다. 아래 엄지를 정맥측, 위의 검지를 동맥측이라고 생각합니다. 우선 발생 과정에서 정맥측이 위로 솟아오릅니다(그림 B). 또 오른쪽이 앞으로 회전합니다(그림 C). 이렇게 해서 심장의 형태가 완성됩니다.

　혈액의 흐름으로 생각하면, 정맥혈은 오른손 엄지인 상하대정맥에서 우심방, 엄지이음새인 삼첨판을 지나서, 오른손바닥인 우심실에서 U턴하여 오른손 인지인 폐동맥으로 나갑니다. 폐에서 산소를 공급받은 동맥혈은 왼손 엄지인 좌심방에서 엄지이음새인 승모판을 지나서, 왼손바닥인 좌실에서 U턴하여 왼손 인지인 대동맥으로 나옵니다. 위에서 보면(그림 D), 삼첨판(오른손 엄지)은 몸의 오른쪽, 폐동맥판(오른손 인지)은 전방으로 폐동맥은 오른쪽에서 왼쪽을 향해서, 승모판(왼쪽손 엄지)은 등쪽에서 왼쪽, 대동맥

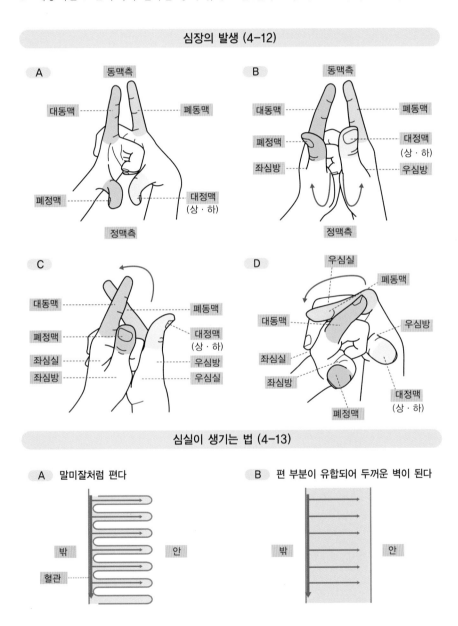

심장의 발생 (4-12)

A
- 동맥측
- 대동맥
- 폐동맥
- 폐정맥
- 대정맥 (상·하)
- 정맥측

B
- 동맥측
- 대동맥
- 폐동맥
- 폐정맥
- 대정맥 (상·하)
- 좌심방
- 우심방
- 정맥측

C
- 대동맥
- 폐동맥
- 폐정맥
- 대정맥 (상·하)
- 좌심실
- 우심방
- 좌심방
- 우심실

D
- 우심실
- 폐동맥
- 대동맥
- 우심방
- 좌심실
- 좌심방
- 대정맥 (상·하)
- 폐정맥

심실이 생기는 법 (4-13)

A 말미잘처럼 편다
- 밖
- 안
- 혈관

B 편 부분이 유합되어 두꺼운 벽이 된다
- 밖
- 안

판(왼손 인지)은 중앙으로, 대동맥은 폐동맥과 크로스하여 오른쪽으로 향하는 것을 알 수 있습니다.

또 심장의 벽은 혈관벽보다 두꺼워져서, 펌프기능을 해야 합니다. 특히 심실의 벽은 전신으로 혈액을 보내기 위해서 두꺼워집니다. 이것은 성장함에 따라서 점점 두꺼워지느냐 하면, 그렇지 않습니다. 말미잘처럼 벽이 얇게 펴져서, 뒤에서부터 그 사이가 메워지면서 두꺼운 벽이 됩니다(그림 4-13). 벽에 영양을 공급하는 혈관도 밖에서 안을 향해 주행하므로, 심장의 혈관은 처음에 표면(바깥쪽)을 주행하다가, 그곳에서 수직으로 심근내를 향해서 주행하며, 마지막에 심내막 아래에 분포하는 것입니다.

이와 같이 심장은 '뒤틀려서 벽이 생기는' 복잡한 과정을 거쳐서 완성되므로, 어딘가에 약간의 이상이 생기는 것만으로 기형이 되어버리는 것을 잘 알 수 있습니다.

■ ■ 출생시에 심장에 일어나는 극적인 변화 ■ ■

상당히 중증인 심기형을 가진 아기라도, 적어도 태어날 때까지는 엄마의 배 속에서 자랍니다. 왜일까요?

아기는 엄마의 뱃속에 있는 동안, 스스로 호흡하는 것이 아닙니다. 산소도 영양도, 태반을 통해서 엄마로부터 받게 됩니다. 그러니까 혈액을 폐에 보낼 필요도 없고, 태반, 제대(탯줄), 하대정맥으로 진행하여, 우심방으로 들어간 후, 우심방과 좌심방 사이(심방중격)에 있는 난원공(卵円孔)을 통해서 좌심방으로 흘러들어갑니다. 일부는 우심방에서 우심실로 진행하지만, 이것은 우심실을 나온 후, 폐동맥과 대동맥 사이를 연결하는 동맥관을 지나서, 동맥측으로 흘러들어가고 있습니다. 폐로 들어간 혈액은 폐에 영양을 공급하기 위해서 필요한 작은 양뿐입니다. 즉, 아기의 몸속은 처음부터 산소를 포함한 혈액이 배꼽에서 정맥계로 들어가서, 심장을 지나서 전신으로 퍼지는 것입니다. 따라서 극단적인 얘기로, 심장이 1개의 방이라 해도, 혈액을 순환시키는 펌프가 작동만 하면, 태아는 성장합니다.

그런데 아기가 태어난 순간, 자신의 폐를 사용하여 혈액에서 산소를 흡수하고, 이것을 전신으로 순환시켜야 합니다. 난원공이나 동맥관은 막히고 정맥계와 동맥계는 각각 폐쇄순환이 되어, 결과적으로 폐를 지나는 혈액량과 전신을 순환하는 혈액량이 같은 상태가 됩니다. 그런데 이 동맥계와 정맥계 사이에 일종의 연결(션트)이 남거나, 폐로 가야 할 혈액이 동맥으로 보내지면, 산소를 흡수하여 탄산가스를 배출하는 작업이 잘 되지 않게 됩니다. 태아일 때에는 문제가 되지 않았던 심기형이 태어나면서부터는 생존과 관련된 중대한 문제가 되는 셈입니다.

난원와(卵円窩)와 난원공 개존 (4-14)

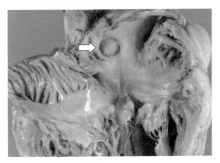

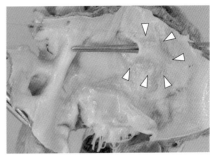

A.우방에서 본 난원와
좌방에서 눌러서 닫힌 난원공은 우방측에서 보면 웅덩이로 보인다. 이것을 난원와라고 한다.

B.좌방에서 본 난원공 개존
난원와는 좌방측에서 봐도 잘 알 수 없다(△로 둘러싸인 부근이 난원공의 흔적).

B는 난원공 개존으로, 유착되어 있지 않은 곳을 핀셋이 통과하고 있습니다. 통상은 좌방측에서 뚜껑이 눌려져 있어서, 이 구멍을 혈액이 통과할 수 없습니다.

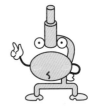

■ ■ 심기형의 기본적인 포착 방법 ■ ■

심기형이라고 한마디로 말해도, 그 원인이나 종류가 다양합니다. 심장은 태생 23일 경에 처음 생겨서, 16주경에 거의 완성되지만, 이 기간에 최기형인자가 작용하는 것도 원인이 됩니다. 또 지금까지 기술한 유전자나 염색체의 이상도 원인이 됩니다.

심방 또는 심실을 가르는 중격이 잘 형성되지 않으면, 심방중격결손 또는 심실중격 결손이 됩니다. 판이 정상대로 형성되지 않으면, 잘 열리지 않거나(협착, 폐색), 닫히지 않는(폐쇄부전) 상태가 됩니다. 중격도 판도 형성되지 않으면, 단심방, 단심실이 됩니다.

중격이 좌우로 어긋나도, 이상한 일이 생깁니다. 심실중격이 극단적으로 왼쪽으로 기울어져 있다면, 거의 좌심실이 없는, 우심실뿐인 심장이 됩니다(좌심저형성증후군). 다른 부분이 제대로 형성되어 있으면, 혈액은 좌우 심방에서 1개의 심실(우심실)로 들어가고, 그 곳에서 2줄의 동맥(대동맥과 폐동맥)으로 나가게 됩니다(양대혈관우실기시증).

이 밖에, 4개의 방이 기본대로 연결되지 않으면, 우심방과 좌심실이 연결되어 버리거

Column 난원공은 왜 닫히는가?

심방중격에 있는 난원공은 처음에 주로 아래부터 중격이 되는 벽이 퍼지고(그림 A : 파란화살표), 다음에, 그 벽의 우방측에 상하에서 벽이 퍼져서(그림 A : 빨간화살표) 형성됩니다. 이 벽은 판처럼 움직여서, 혈액을 우방에서 좌방으로 흐르게 합니다(그림 B).

혈액이 우방에서 좌방으로 흐르는 것은 우방쪽이 좌방보다 압력이 높기 때문입니다. 우방이 압력이 높은 이유는 폐가 아직 부풀어 있지 않으므로, 폐로 흘러 들어가는 혈액량이 적고(혈관저항이 높기 때문), 따라서 폐에서 좌방으로 흘러들어가는 혈액량도 적기 때문입니다. 심장의 활동에 맞추어 중격의 막이 개폐하는 상태는 태아의 초음파검사에서 볼 수 있습니다. 자신의 아기가 생기면, 초음파검사를 할 때에 얼굴뿐 아니라, 심장도 보게 합니다.

아기는 좁은 산도를 통해서 태어나게 되면, 응애~! 하고 첫소리를 냅니다. 하지만, 조금 기다리십시오. 소리를 내려면, 숨을 들이쉬어야 합니다. 그렇습니다. 아기는 우선 힘껏 숨을 들이마시니까, 응애~! 하고 우는 것입니다.

숨을 들이마시면 폐는 한 번에 부풀어 오릅니다. 그러면 혈관저항이 줄고, 혈액이 폐로 흘러들어갑니다. 그래서 응애~! 하고 울어서 폐에 압력이 가해지면, 폐로 보내진 혈액이 좌심방으로 흘러들어갑니다. 즉, 좌방압이 한 번에 올라가는 것으로, 이것에 의해서 판처럼 열려 있던 벽이 중격으로 밀려서, 난원공이 닫히게 되는 것입니다(그림 C). 만일, 좌방측 벽이 우방측 벽의 공간을 메울만큼 커지지 않으면, 심방중격결손이 남게 됩니다(그림 D).

이렇게 보면, '난원공이 닫힌다' 해도, 밀린 것뿐이라는 것을 알 수 있습니다. 좌방압이 우방압보다 높은 한, 이 벽은 밀린 채로, 점차 유착되어 갑니다. 그러나 유착이 일어나지 않는 사람이 10~20% 있습니다. 100명 중 10~20명은 난원공의 뚜껑이 벽과 달라붙어 있지 않습니다. 이와 같은 사람은 어떤 원인에 의해서 우방압이 좌방압보다 높아지면, 달라붙지 않은 공간을 통해서, 혈액이 우방에서 좌방으로 흘러들어갈 수 있습니다.

그림 4-14B는 간세포암으로 사망한 70대 남성의 심장입니다. 우방에서 통과한 핀셋이 좌방으로 빠져나가는 것을 알 수 있습니다. 난원공의 일부가 달라붙지 않은 것입니다.

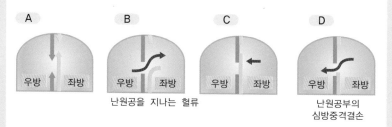

A 우방 좌방

B 우방 좌방
난원공을 지나는 혈류

C 우방 좌방

D 우방 좌방
난원공부의
심방중격결손

나, 좌심실에서 폐동맥이 나오는 기형이 생깁니다(완전대혈관전위증).

이렇게 보면 심기형은 4개의 방의 구획법과 연결법의 이상으로 분류할 수 있는 것을 알 수 있습니다. 복잡한 심기형이라도 기본적으로는 이것이 조합된 것입니다.

▧ ▧ 청색증의 유무에 따른 심기형의 분류 ▧ ▧

동맥에 산소농도가 낮은 혈액이 흐르는 상태를 청색증이라고 합니다. 예를 들면, 차가운 풀에 장시간 있으면 입술이 보라색이 되는데, 이것은 국소의 청색증입니다. 입술의 모세혈관이 수축하여 혈액의 흐름이 느려지고, 산소농도가 낮은 혈액이 정체된 상태가 된 것입니다.

심기형에서는, 정맥혈이 동맥측으로 흘러 들어가는 경우에 청색증이 생겨서, 조직으로의 산소공급이 저하됩니다. 이와 같은 심기형은 몸의 산소부족이 항상 생기므로, 다른 심기형보다 일반적으로 중증이어서, 조기 치료가 필요합니다. 그 때문에, 청색증의 유무에 따라서, 심기형을 크게 나누는 분류가 이용되고 있습니다(그림 4-15).

심기형의 분류 (4-15)

	청색증 심질환	비청색증 심질환
폐혈류 증가	총폐정맥환류이상증 완전대혈관전위증(Ⅰ형, Ⅱ형) 좌심저형성증후군 총동맥간증 삼첨판폐쇄증으로 폐동맥협착이 없는 것 단심실에서 폐동맥협착이 없는 것, 등	심방중격손 심실중격손 심내막상결손 동맥관개존 부분폐정맥환류이상증, 등
폐혈류 정상		대동맥축착 단독 대동맥협착, 등
폐혈류 감소	Fallot 4징증 완전대혈관전위증(Ⅲ형) 삼첨판폐쇄증에서 폐동맥협착이 있는 것 단심실에서 폐동맥협착이 있는 것 Ebstein기형에서 심방중격결손을 합병하여 삼첨판역류가 고도인 것, 등	

▧ ▧ 소아기에는 진단이 어려운 심방중격결손증 ▧ ▧

임신이나 출산일 때에, 처음 자신의 심장에 심방중격결손증이 있다는 것을 지적받은 여성이 결코 적지 않습니다. 심장의 벽에 구멍이 뚫렸는데, 왜 그 때까지 몰랐을까? 라고 생각하지요.

심방중격결손증은 심방중격에 구멍이 뚫려 있는 상태입니다. 가장 많은 패턴은 난원공을 덮는 막(이차중격)이 너무 작아서, 심장이 완성되어도 구멍을 막을 수 없는 경우입니다. 칼럼 '난원공은 왜 닫히는가?'에서 설명했듯이, 태어나서 호흡을 시작하면 좌방압이 우방압보다 높아지므로, 구멍이 남으면 좌방에서 우방으로 혈액이 흘러 들어갑니다. 단, 정상 우방압은 2~8mmHg, 좌방압은 2~12mmHg로, 애당초 차가 적으므로, 왈칵 흘러 들어오지는 않습니다. 또 심방의 수축은 심실확장기의 마지막에 일어나므로, 심방의 수축으로 보내지는 혈액량도 적습니다.

심방중격결손이 있으면, 폐에서 좌심방으로 되돌아간 혈액의 일부가, 또 우심방에서 우심실을 통해서 폐로 보내지게 됩니다. 폐로 보내지는 혈액량은 '전신에서 되돌아간 정맥혈' + '좌심방에서 일부 흘러들어오는 혈액' 이며, 전신으로 순환하는 혈액량은 '폐에서 되돌아간 혈액량' - '좌심방에서 우심방으로 흘러들어가는 혈액' 이니까, 심방중격결손 등에서는 전신을 순환하는 혈액량보다 폐를 순환하는 혈액량이 많은 상태가 됩니다. 단, 우심실로의 부담은 그다지 크지 않아서, 우심실이 조금 분발하면 될 정도이므로, 어지간히 구멍이 크지 않으면 증상은 나타나지 않고, 확실한 심잡음도 들리지 않습니다. 학교를 다니게 되어도, '운동이 조금 힘들다'든가 '감기가 잘 걸린다' 정도이며, 건강진단에서도 알아채지 못하고 지내는 사람이 적지 않습니다.

이와 같이 확실한 증상이 없음에도 불구하고, 건강진단의 청진에서 심방중격결손증을 발견하는 의사가 있습니다. 'II음의 고정성분열' 이라는, 심방중격결손증에서 비교적 특이한 심음의 변화를 청취하는 것입니다.

▪▪ 방치해도 되는 심실중격결손증은? ▪▪

심방중격결손증은 성인에게 가장 흔히 확인되는 심기형입니다. 이에 반해서, 심실중격결손증은 출생시에 가장 흔히 확인되는 심기형입니다. 하지만, 당신에게 아기가 태어났을 때, 큰 심잡음이 들리면 어떻게 하겠습니까? 심실중격결손증에서는 심잡음이 클 때와 작을 때 중, 어느 쪽이 걱정됩니까?

일반적으로 심장의 잡음은, 좁은 곳을 혈액이 힘차게 통과할 때에 주위의 벽이 진동하여 생기는 소리입니다. 심방중격결손인 경우는 잡음이 생길 정도로 '좁은 구멍을 힘차게 혈액이 지나는' 것이 아니므로, 주위의 벽이 진동하여 발생하지 않습니다. 그런데 심실중격결손인 경우, 심방과 달리 우심실과 좌심실의 압격차가 크므로(우실 15~30/3~12mmHg, 좌실 100~140/60~90mmHg), 심실이 수축할 때에 좌실에서 우실을 향해서 혈액이 밀리게 됩니다. 이 혈액이 지나는 구멍이 작을수록 난류로 심장의 벽이 흔들려

Column   심음은 판이 닫히는 소리인가?

누군가의 가슴에 귀를 대어 보십시오. '두근두근' 하고 소리가 나지요. 이 것이 심장이 박동할 때에 발생하는 심음입니다. 의사는 청진기로 이 심음을 청취하는 것입니다.

심음의 '두' 는 Ⅰ음이라고 해서 심장의 수축이 시작될 때에 승모판과 삼첨판이 닫히는 소리이며, '근' 은 Ⅱ음이라고 해서 확장이 시작될 때에 대동맥판과 폐동맥판이 닫히는 소리를 가리킵니다. 확실히 '두' 에 맞추어 맥이 잡히고, '근' 일 때에는 맥이 잡히지 않습니다. 그럼, 그림 8-17D의 심장의 승모판을 보십시오. 1mm도 되지 않는, 거의 비치는 듯이 보이는 두께입니다. 이것이 닫혀도 두근거리는 소리가 날까요?

판은 도어처럼 닫히는 것이 아니라, 혈액의 흐름이나 압력에 의해서 판막의 끝이 합치듯이 닫힙니다. 이 때에 판막과 주위의 조직(심방, 심실, 대혈관)이 진동하고, 그것이 심음이 되어 들립니다. 따라서 소리의 발생은 판이 닫히는 타이밍과 일치하여 들리는 것입니다.

그럼, 천천히 심호흡하게 하면서 심음을 들어봅시다. 숨을 들이마시고 있는 동안은 '두근근, 두근근' 이라고 들리고, 숨을 내뱉을 때는 '두근' 이라고 들리지 않습니까? 개인차가 있지만, 젊은 사람의 심음에서는 그렇게 들리는 경우가 많을 것입니다.

당연한 말이지만, 심장은 가슴(흉강) 속에 있습니다. 숨을 들이마신다는 것은 늑골 사이를 넓히고, 횡격막을 내려서 흉강내의 압력을 음압으로 하여, 폐를 부풀려서 공기를 외부에서 들이마시는 것입니다. 이 음압에 의해서, 정맥에서 심장으로 되돌아오는 혈액도 흉강으로 끌려가므로, 양이 많아집니다. 즉, 일시적으로 우심실로 흘러들어오는 혈액량보다 많아집니다. 그래서 우심실이 혈액을 내보내기 위해서 조금 시간이 걸리게 되고, 폐동맥판이 닫히는 타이밍이 대동맥판보다 늦어지므로, '두근근' 이라고 Ⅱ음이 분열하는 것입니다. 처음 '근' 은 대동맥판이 닫힐 때에 발생하는 음이며, 다음의 '근' 은 폐동맥판이 닫힐 때에 발생하는 음입니다.

그럼, 심방중격결손이 있는 경우는 어떨까요? 이 경우는 결손공을 통해서 좌방에서 우방으로 혈액이 흘러들어오고, 항상 우심실이 좌심실보다 많은 혈액을 내보내고 있습니다. 즉, 항상 폐동맥판이 다소 늦게 닫히므로, 고정성으로 Ⅱ음이 분열되어 들리는 것입니다. 그래서 의사는 학교에서 청진검사를 할 때에 호흡과 관계없이 계속 '두근근' 하는 심음이 들리는 아이를 발견하면, '심방중격결손이 있는 것이 아닐까?' 하고 의심하게 됩니다. 이해하겠습니까?

조금 더 자세히 기술하자면, 폐가 부풀어 오름으로써 좌심방으로 되돌아오는 혈액의 양이 변합니다. 또 흉강의 음압으로 우방으로 되돌아오는 혈액량이 증가하면 우방압이 변하여, 결손을 통해서 흘러들어오는 혈액량도 변합니다. 이것도 합쳐서 고정성분열이 됩니다. 심음의 발생기서와 함께, 단순한 설명 뒤에는 복잡한 내용이 아직 숨어 있다는 것도 기억해 둡시다.

심실중격결손 (4-16)

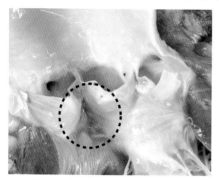

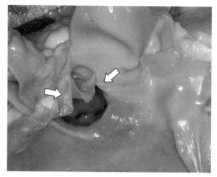

A.정상 심장의 막성중격
대동맥판의 바로 아래에 심근조직이 없어서 막조직만으로 심실중격이 형성되어 있는 '막성중격'이라는 영역이 있다(○).

B.막성중격부 심실중격결손
막성중격이 막히지 않고 결손공이 된 경우, 바로 위에 있는 대동맥판(→)이 혈류에 의해서 구멍으로 들어가 버려서, 대동맥판이 닫히지 않는다.

서 소리가 커지므로, 심잡음이 클수록 심실중격결손의 구멍이 작다, 즉 '그다지 걱정할 필요가 없다' 는 것입니다.

실은 아기에게 큰 잡음이 나는 심실중격결손이 발견되면, '잠시 상태를 보자' 는 얘기를 합니다. 그 이유는 심장이 커짐에 따라서 심실중격의 벽도 두껍게 발달하고, 결과적으로 작은 구멍이면 막히는 경우가 많기 때문입니다. 즉, 출생시에 보이는 심실중격결손증의 일부는 자연히 치유됩니다.

단, 심실중격결손증에서는 구멍의 크기가 똑같아도, 구멍이 생기는 장소가 나쁘면 증상이 심해지므로 주의해야 합니다. 예를 들면, 그림 4-16B처럼 막성중격이라 불리는 장소에 결손공이 생긴 경우, 대동맥판이 구멍을 통해서 좌심실에서 우심실로 흘러들어가는 혈류에 휩쓸려서, 대동맥판 폐쇄부전이 병발합니다. 본래, 좌심실에서 대동맥을 향해서 내보내야 할 혈액의 일부가 우심실로 흘러들어가는 데다, 모처럼 대동맥으로 보내야 할 혈액이 판이 닫히지 않아서 좌심실로 되돌아가 버리므로, 심장의 부담이 매우 커져서, 조기부터 중증 심부전증상을 나타냅니다.

■■ 방치해 두면 돌이킬 수 없는 심실중격결손증은? ■■

큰 구멍의 심실중격결손은 방치해 두면 돌이킬 수 없게 됩니다. 구멍이 크면, 몸에는 어떤 변화가 일어나는지, 순서대로 살펴봅니다.

❶ 우심실은 상당한 부담을 강요받는다

큰 구멍의 심실중격결손증에서는 좌우심실이 큰 압격차에 의해서, 우실에 대량의 혈액이 흘러들어갑니다. 우실은 이 혈액을 내보내기 위해서, 상당히 분발해야 합니다.

❷ 폐동맥에도 부담이 가해진다

우실이 분발하여 많은 혈액을 내보내기 때문에, 폐동맥은 항상 많은 혈액을 받아들이게 됩니다. 이 때문에 동맥은 처음에는 확장되지만, 결국 많은 혈액이 폐포의 모세혈관으로 흘러 들어가는 상태가 되므로, 모세혈관까지 부담이 가해집니다.

❸ 상호작용으로 우심실의 부담이 증가한다

모세혈관의 부담을 경감하려면, 폐동맥은 수도꼭지를 잠그듯이 조금 조입니다. 그 결과, 폐의 혈관저항이 증가하므로, 우실은 더 높은 압력으로 혈액을 내보내게 됩니다. 즉, 우심실은 더욱 분발하게 됩니다.

❹ 혈관(폐동맥)의 벽에 변화가 생김으로써, 악순환에 빠진다

혈관에 높은 압력이 가해지면, 터지지 않도록 벽이 두꺼워집니다. 바깥쪽이 두꺼워질 뿐 아니라 안쪽도 두꺼워지므로, 내강이 좁아집니다. 이것이 또 폐의 혈관저항을 높이고, 우실은 분발하여 여기에 혈액을 보내는 악순환이 발생하게 됩니다.

❺ 우심실의 압력이 점점 올라간다

폐혈관이 변화됨으로써 폐의 혈압이 올라갑니다(폐고혈압). 이것에 의해서 우실이 비대되고, 우실압이 계속 상승하게 됩니다. 이것은 동맥경화가 진행되어 고혈압이 생기고, 좌실비대가 일어나는 기서와 유사합니다.

❻ 중격결손의 구멍을 지나는 혈류가 변화한다!?

우심실의 압력이 점점 높아지면, 우실압과 좌실압이 같아집니다. 그렇게 되면 심실중격결손이 있어도, 혈액이 어느 쪽으로도 흐르지 않습니다. 우실압이 더욱 올라가면, 결국에는 우실압이 좌실압보다 높은 상태에까지 이릅니다. 압이 역전되면, 혈액이 흐르는 방향도 반대가 됩니다. 즉, 우실에서 좌실로 혈액이 흐르기 시작합니다. 이와 같이, 우심계에서 좌심계로 션트혈류가 흐르게 되는 상태를 아이젠멘거증후군

폐고혈압에 의한 혈관장애의 진전 (4-17)

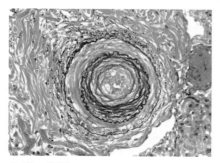

A.가는 폐동맥
검게 보이는 것이 탄성섬유. 층상태가 된 탄성섬유가 양파껍질처럼 보인다. 혈관의 내강은 거의 폐색되어 있다. (엘라스티카 H-E염색)

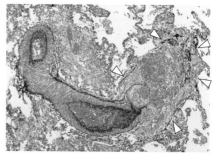

B.중등크기의 폐동맥
화살표 주위에서 벽이 무너지고, 주위에 언제나 혈관강이 모인 듯한 형태가 되어 있다(△). (엘라스티카 H-E염색)

이라고 합니다. 그 시점에서는 정맥혈이 동맥측으로 흘러들어가므로, 청색증이 생기게 됩니다.

❼ 폐의 혈관이 압력에 견디지 못하고 무너진다

폐측에서 생각하면, 좌심실보다 높은 압력으로 혈액이 보내져서, 그것을 받는 혈관은 큰일입니다. 일부의 혈관벽이 두꺼워지면, 혈액은 저항이 적은, 아직 벽이 얇은 혈관쪽으로 흐릅니다. 그곳에 압력이 가해지면, 얇은 혈관벽은 금이 가듯이 깨집니다. 혈관벽의 깨진 곳이 부풀어 고름처럼 되고, 그것이 모이면 포도모양의 혈관구조가 형성됩니다(그림 4-17B).

❽ 수술하면 오히려 상태가 나빠진다

이 상태에서 심실중격결손의 구멍을 막아주면 어떻게 될까요? 아이젠멘거증후군이 되면, 좌심실의 압력을 상회하는 우실압으로 보내지는 혈액의 일부가, 중격에 뚫려 있는 구멍을 지나서 좌심실측으로 흐름으로써, 폐에 보내지는 혈액이 줄고 있습니다. 이것으로 뭔가 폐혈관이 가지고 있는 상태인데, 수술로는 혈액의 도주로가 되고 있는 구멍을 막아버리게 됩니다. 그렇게 되면, 높은 우심실압이 한꺼번에 폐에 가해지게 됩니다. 결과적으로, 오히려 폐의 장애가 진행되어, 우실압이 더욱 올라갑니다……

라는 것으로, 아이젠멘거증후군이 되면, 심장과 폐를 동시이식하는 것밖에 악순환을 막을 방법이 없습니다.

■■■ Fallot 4징증이란 어떤 기형? ■■■

Fallot 4징증은 프랑스인 의사 Fallot가 보고한 심기형입니다. 대동맥기승, 폐동맥협착, 심실중격결손, 우실비대라는 4가지 징후가 특징적이어서, 이 이름으로 불리고 있습니다. 비교적 발생빈도가 높은 심기형이므로, 의료관계자라면, 이 4가지를 기억해야 합니다. 하지만, 단지 기억하려 해도, 잊어버리는 것이 인지상정입니다. 그래서 4징의 암기법을 소개하겠습니다.

Fallot 4징증은 심실중격이 비틀려서 생기게 되는 것입니다. 하지만, 4징을 암기하기 위해서는 '대동맥과 폐동맥을 나누는 벽이 폐동맥 근처에 생겨버렸다'고 생각하는 편이 이해하기 쉽습니다. 이것을 그림으로 그려 보면, 4징을 일으키는 것을 간단히 알 수 있습니다(그림 4-18).

그림을 보면, 폐로 가는 혈액이 적어지고, 우실에서 중격의 구멍을 통해서 정맥혈이 동맥측으로 흘러들어가는 것을 알 수 있습니다. 즉, 청색증이 생기는 심기형의 하나가 되는 것입니다. 청색증의 출현은 기형의 중증도(어느 정도 폐동맥이 협착되어 있는가)나 동맥관의 개존상태에 따라서 달라집니다. 중증일수록 생후 바로 확인되어 '블루 베이비'가 됩니다.

■■■ Fallot 4징증인 아기의 행동 ■■■

일반적으로 심기형을 가진 아기는 살갗이 희고 그다지 울지 않습니다. 울 힘이 없는 경우도 있지만, 울면 힘들어지기 때문이기도 합니다. 심기형을 가진 아기가 심하게 울면 (끙끙대다), ① '폐와 심장이 들어 있는 늑골과 횡격막으로 둘러싼 강(흉강)의 내압이 올라가서, 두측과 복측에서 흉강내로 정맥의 흐름(정맥관류)이 방해를 받는다', ② '들이마신 숨으로 폐포의 모세혈관이 압박을 받아 폐의 혈관저항이 올라가고, 폐로의 혈액유입이 방해를 받는' 상태가 되어, 폐에서 산소화되는 혈액량이 줄고, 전신의 산소가 부족해져서, 오히려 힘들어지는 것입니다.

Fallot 4징증에서는 무산소발작이라는, 일시적으로 기가 상실되어 버리는 경우가 있습니다. 이것은 본래 있는 폐동맥의 협착이, 끙끙대다가 더욱 심해지는 것과 관련됩니다. 아무튼, '울면 힘드니까 울지 않는다'는 아이를 차라리 마음껏 울게 하고 싶다고, 부모도 의사도 생각합니다.

　또 걷기 시작한 Fallot 4징증인 아기는 때때로 갑자기 웅크리는(squat=쭈구림) 자세를 취하다가, 잠시 지나면 또 걷기 시작하는 경우가 있습니다. 이것은 쉽게 피로해져서가 아닙니다. 발을 굴곡시켜서 발의 혈관저항을 올리고, 대순환(전신의 순환)의 저항을 올려서, 폐로의 혈류를 증가시키는 것입니다. 걸어서 산소를 소비해 버린 경우에, 웅크림으로써 폐의 혈류가 증가하므로, 잠시 지나서 산소화된 혈액이 몸으로 퍼지기 시작하면, 다시 서서 걸을 수 있게 됩니다.

　'괴로워서' '불쌍해서' 뿐 아니라, 우리들은 병에 걸린 아이들이 나타내는 증상에서, 흉강내압과 순환의 관계, 폐순환과 대순환의 혈관저항 등, 여러 가지를 배워야 합니다. 그것도 병리학의 중요한 역할입니다.

4

유전자이상과 발생발달이상

Fallot 4징증의 암기법 (4-18)

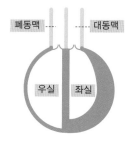

정상 심실과 대동맥의 연결

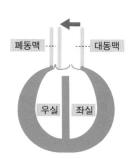

폐동맥과 대동맥 사이를 나누는 벽이 폐동맥측으로 조금 어긋나면

↓

❶ 대동맥이 우실과 좌실에 걸친다 = 대동맥기승

❷ 폐동맥이 좁아진다 = 폐동맥협착

❸ 심실중격의 벽과 폐동맥·대동맥 사이의 벽이 연결되지 않는다 = 심실중격결손

❹ 우심실의 부하가 가해진다 = 우실비대

Column X-ray 사진이 반대!?

예전에, 내가 마취과 연수를 하던 무렵의 일입니다. 그 날, 나는 수술 전에 환자의 상태를 회진으로 체크하고, 컨퍼런스(증례검토회)로 보고하는 담당이었습니다. 약 10증례에 대해서, 흉부 X-ray 사진을 쭉 배열하고, 순서대로 설명하는 것이었습니다. 사진을 봉투에서 꺼내어, 관찰장치(X-ray 사진을 보이는 전등이 달린 기구)에 정렬하고 있자니, 뒤에서 부장님 목소리가 들렸습니다.

'이봐, 사진이 거꾸로야!'

나는 기다리고 있었던 듯이 미소를 지으며 대답했습니다.

'아니요. 이게 맞습니다!'

그 환자는 우흉심이었던 것입니다. 우흉심이란 문자 그대로, 심장이 좌흉이 아니라 우흉에 있는 상태입니다. 심장뿐 아니라 대혈관의 위치관계도 좌우대칭이 됩니다. 그 밖에 합병하는 기형이 없으면 아무 증상이 없으므로, 좌흉심(이라는 말은 없지만)인 사람과 차이가 없습니다.

이와 같은 기형에는 심장만 좌우가 바뀐 경우와, 모든 내장이 반대인(전내장역위) 경우가 있습니다. 컨퍼런스에 나온 환자는 전내장역위였습니다. 충수염수술이었다고 생각하는데, 간단한 수술에서도 순서가 헷갈리기 쉬우므로, 외과선생님들은 괴롭습니다.

TV드라마에서 종종, 가슴 X-ray 사진이 안팎이 바뀌는 경우가 있습니다. 이것을 발견하게 되면 '이 환자는 우흉심인가?' 라고 철저히 파헤쳐 보십시오.

● X-ray 사진이 반대!?

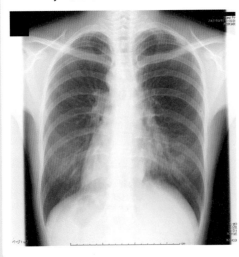

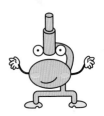

이 사진은 내장역위인 30대 여성의 것입니다. 내장역위는 5,000명에 1명 정도로, 결코 드물지 않습니다.

chapter

5

세포의 상해와 수복의 구조

병이란 간단히 말하자면, 세포가 상해된 상태입니다. 우리들의 몸은 그 상해를 극복하고, 손상된 세포나 조직을 수복하려고 합니다. 병리학은 병의 원인을 찾고, 그 본체를 확인하여, 병이 진행되면 어떻게 되는지를 아는 '병의 원리'의 학문이라고 했습니다. 그러니까, 세포의 상해와 그 수복과정을 밝히는 것이야말로, 병리학의 기본이라고 할 수 있겠습니다.

5-1 세포의 상해법

'몸이 치유된다'는 것은 상처나 병으로 생긴 '장애'가 없어진다는 것입니다. 치유되는 구조를 밝히기 위해서는 우선 세포단위, 조직단위에서의 '상해'를 알아야 합니다.

■■ 상해와 장애의 차이란 무엇인가? ■■

'상해'와 '장애'의 차이는 무엇일까요? 상해는 상처 입는 것, 장애는 고장나는 것을 의미합니다. 조직이나 세포가 상해를 입으면, 몸이나 조직의 기능에 장애가 생깁니다. 즉, 장애의 근원이 되는 것이 상해입니다.

의료란 장기가 병으로 침습되는 기서를 찾아서, 예방법이나 치료법을 확립하는 것입니다. 장기의 장애를 찾기 위해서는 세포의 상해를 검토해야 합니다. 세포의 상해에는 유전자에 상처를 주는 분자수준의 눈에 보이지 않는 상해에서, 현미경으로 관찰할 수 있는 눈에 보이는 상해까지 있습니다. 상해의 원인이 되는 것은 방사선이나 고저온 등의 물리적 인자, 약물 등의 화학적 인자, 세균이나 바이러스 등의 생물학적 인자, 그리고 유전적 인자 등입니다. 이 인자들은 장기에 장애를 일으키는 원인, 즉 병의 원인이 됩니다.

■■ 세포가 본래대로 되돌아가는 상해와 되돌아가지 못하는 상해 ■■

상해라고 한 마디로 말해도, 여러 가지 정도가 있습니다. 예를 들면, 세포의 상해에는 세포가 활동하지 못하게 된 상태에서, 죽어버린 상태까지입니다. 비교적 가벼운 상해라면, 본래 상태로 되돌아갈 수도 있습니다(가역성). 그러나 심한 상해나 또는 가벼운 상해라도 그것이 지속되는 경우는 본래 상태로 되돌아가지 못할 수도 있습니다(비가역성).

세포상해의 예로서 지방간을 살펴보겠습니다. 지방간을 현미경으로 보면, 간세포의 세포질에 지방이 쌓여 있어서, 풍선처럼 밝게 비쳐 보입니다. 이것은 지방변성이라고 하며, 현미경으로 관찰할 수 있는(눈에 보이는) 세포상해의 예입니다. 원인을 제거하면, 간세포는 쌓인 지방을 분해하여, 본래대로 되돌아갈 가능성이 있습니다. 그러나 알콜섭취 등의 상해인자가 지속되면, 간세포는 풍선처럼 터져버립니다. 그 시점에서 세포

가역성 변화와 비가역성 변화 (5-1)

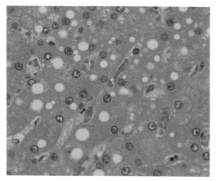

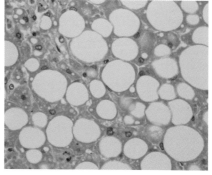

A.가역성 간지방변성
하얗게 빠져 나간 구멍이 간세포에 쌓인 지방. 작은 지방방울이 산재해 있지만, 지방이 쌓이는 원인을 제거하면 본래대로 되돌아갈 수 있다.

B.비가역성 간지방 변성
대량의 지방방울로 간세포의 세포질이 채워지면, 세포가 터져서 탈락되어 간다.

로서는 비가역성 상해를 받게 되는 것입니다. 그러나 현미경으로 본 것만으로는, 쌓인 지방이 흡수되어 세포가 살아남을 수 있는지, 이미 세포가 죽어가고 있는지를 판단할 수 없습니다. 죽음에는 이르지 않았더라도, 본래대로 되돌아갈 기운이 없는 상태도 있을 수 있습니다.

통상은 '상해가 제거되면 본래대로 되돌아가는 변화' 를 가역성이라고 하는데, 실제로는 '가역성 상해' 라고 한 마디로 말해도, '완전히 본래대로 되돌아가는' 경우부터 '본래대로 되돌아가지는 못해도, 그럭저럭 살아남을 수 있는' 경우까지, 넓은 범위를 포함하는 경우가 많습니다. 좀 더 말하자면, 어느 간세포가 비가역적인 상태에 빠져도, 주위의 간세포가 분열되어 그것을 보충하면, 간기능 장애에는 이르지 않습니다. 대신하는 간세포가 탈락한 간세포의 구멍을 메우면, 외견상으로도 되돌아 갈 수 있습니다.

■ ■ '변성' 이라는 것은 편리한 말? ■ ■

전항에서 '지방변성' 이라는 말이 나왔습니다. 병리세계에서는 예전부터, '현미경으로 볼 수 있는 세포상해상' 은 변성이라 불리는 변화 속에 분류되었습니다. 그럼 '변성=세포상해' 인가 하면, 세포상해의 하나인 유전자 상해는 현미경으로 봐도 알 수 없고, 섬유성분의 변성은 세포상해가 없어도 볼 수 있습니다. 또 상해를 입어도 세포가 죽어버리면, 그것은 변성이라고 하지 않습니다. 그러니까, '변성=세포상해' 라고 정의할 수 없습니다. 그럼, 변성이란 무엇일까요? 변성은 병리 교과서 등에서 여기 저기 나오는 말이고, 병리진단 리포트에도 '……에 변성이 보인다' 등으로 흔히 쓰여져 있으니까, 여기에서 조금 설명해 보겠습니다.

일반적으로 변성은 '성질이 변하는 것' 을 의미하는 말입니다. 병리의 세계에서는 '어떤 원인(병인)에 의해서, 장기나 조직이 생존 가능한 범위에서 피해를 입었을 때의 변화' 라는 의미로 사용됩니다. 변성에 빠진 장기나 조직에서는 세포 또는 간질에, 질적, 양적 내지 부위적으로 이상한 물질이 출현하게 됩니다. 즉 변성은 '이상한 물질이 쌓여 있다' '이상한 양의 물질이 쌓여 있다' '이상한 장소에 물질이 쌓여 있다' 중의 어느 하나이거나, 또는 몇 가지가 중복된 상태라고 할 수 있습니다.

세포가 변성한다는 것은 세포에 물질이 쌓이게 되니까, 세포의 대사장애의 결과라고 할 수 있겠지요. 세포의 대사장애란 직접 관련이 없는 변성으로, 간질의 변성이 있습니

혈관의 초자변성(동맥경화) (5-2)

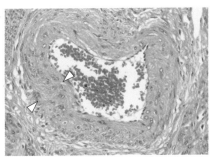 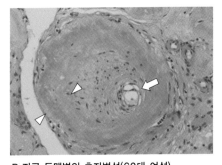

A.정상 자궁의 동맥벽(40대 여성)
△ 사이에 끼인 부분이 동맥의 중막으로, 적혈구를 포함한 내강을 띠처럼 둘러싸고 있다. 핑크인 중막 속에 보이는 보라색의 작은 둥근 구조가 평활근세포의 핵으로, 중막 전체에 분포되어 있다.

B.자궁 동맥벽의 초자변성(60대 여성)
△ 사이에 끼인 부분이 중막이지만, 얼룩덜룩하게 핑크색으로 염색되고, 핵은 보이지 않는다. 정확한 경계는 알 수 없지만, 내측이 비후된 내막이며, 오른쪽 끝에서 좁아진 내강이 보인다(→).

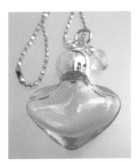

C의 유리병을 보면, 초자양이라고 표현하는 상태를 잘 알 수 있습니다.

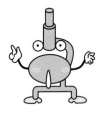

C.유리병

다. 그 대표적인 것에 초자변성을 들어 보겠습니다. 병리에서는 헤마톡실린 · 에오진염색에서, 호산성(에오진의 핑크색)으로 찰싹 유리 같은 무구조로 염색된 상태를 초자양(硝子樣 : 유리모양)이라고 표현합니다. 초자변성은 결합조직의 변성인 경우가 많으며, 예를 들면 동맥경화로 혈관벽이 교원섬유로 치환되거나, 그 하나하나의 섬유구조가 소실되어, 균일하게 염색되는 것 등이 그 전형이라고 되어 있습니다. 이 밖에, 자궁근종의 간질이나 켈로이드 등에서 볼 수 있는 교원섬유의 변화도 초자변성이라고 합니다. 섬유의 변성은, 조직이 죽음에 이르지는 않지만, 본래대로 되돌아갈 수 없는 비가역성 변화입니다.

변성이라는 말은 제멋대로인 점도 있어서 배제하려는 견해도 있지만, 병리진단의 현

5

세포의 상해와 수복의 구조

Column 병리학의 분류방법

병리학에서는 어느 병에 대해서 공통된 특징적인 변화가 보이는 것은 하나의 질환으로 분류해 왔습니다. 예를 들어, 같은 암이라도, 진행이 빠른 것과, 비교적 늦은 것 사이에 조직이나 세포의 형태에서 차이가 있으면, 이것을 나누어 생각합니다. 그러면, 암의 형태를 보면, '이 환자는 오래 사는 군에 들어가겠군' 하고 바로 알 수 있습니다.

한편에서 병리학은 '형태의 차이는 왜 생기는 걸까?'를 밝힘으로써, 병을 알려고 했습니다. 같은 형태로 보이는 것(표본)을 모아서, 그 형태로 변화하는 공통의 원인을 찾는 것입니다. 단, '같은 행태'라 해도, 어디가 같은 것인지가 문제가 됩니다. 예를 들면, 형태가 삼각형인 것, 색이 붉은 것……. 이래서는 막대한 수가 되어 버리고, 너무 막연해집니다. 그래서 '붉은 삼각형'이라고 하면, 어느 정도 범위를 좁힐 수가 있습니다. 그럼, 핑크나 오렌지는 붉은색에 포함되지 않는다고 하고, 주황색이나 홍색은 어떻게 할까요? 삼각형은 모두 포함될까요? 그렇지 않으면,

이등변삼각형, 직각삼각형, 정삼각형 등, 범위를 좁힐까요? 이렇게 생각하면, 같은 것을 모아서 분류한다는 것도, 상당히 까다로운 것을 알 수 있습니다.

병리학은 이와 같이 고생하면서, 뭔가 공통점을 발견하여, 그것에 이름을 붙이면서 분류해 왔습니다. 본편에서 기술한 '변성'도, 그 한 가지 예라고 할 수 있습니다. 물론, 형태의 변화가 같더라도, 원인이 다른 경우가 있겠지요. 그러니까, 병리형태학적 분류가 생화학적으로는 잡다한 경우도 있습니다.

실제로는 형태학적 분류와 생화학적 분류를 조합하여 사용하는 것도 적지 않습니다. 병리학은 고전적 병리형태학에서, 생화학이나 분자생물학 등 여러 분야를 포함한 종합의학으로 계속 발전하고 있습니다. 그 중에는 현재 사용되고 있는 용어가 사어(死語)가 되거나, 용어의 정의가 변하기도 하겠지요. 하지만, 이러한 일이야말로 학문의 재미가 아니겠습니까?

장에서는 매우 편리한 말입니다. 경도나 색이 육안적으로 정상과 다르면 '변성이 있을 지도 모르겠다' 라고 말해 두고, 이상한 물질의 침착이 확인되면 '물질명＋변성' 이라 는 진단명을 붙이고, 구체적인 물질을 알 수 없으면 '외견＋변성' 이라는 진단명을 붙 일 수가 있습니다. 예를 들어, 간세포의 '지방변성' 은 세포내에 지방이 축적되므로 이 렇게 부릅니다. 만일 지방인지 알 수 없으면(증명되지 않으면), 세포질에 공포(空胞)가 생기는 점에서 '공포변성' 이라고 부릅니다. 물론 '변성이 보인다' 는 것만으로는, 병의 원인이나 본태는 알 수 없습니다. 그래서 예를 들어 공포변성을 일으키는 물질에는 어 떤 것이 있는지를 찾아보고, 가능성이 있는 물질을 좁혀서, 병의 해명으로 연결하는 것 입니다.

▣▣ 세포의 비가역성 변화는 '세포의 죽음' ▣▣

강한 상해를 입으면, 세포는 본래 상태로 되돌아갈 수 없게 되고(비가역성), 죽어 갑 니다. 장기에 확실한 장애가 나타나는 경우는 그 장기를 구성하고 장기고유의 기능을 하고 있는 세포의 일정량이 상해 때문에 소실되거나, 죽게 되는 것입니다.

비가역성 상해의 원인도 기본적으로 가역성인 경우와 같습니다. 상해인자가 강하여 한번에 가해진 경우, 세포가 죽어버리는 것은 쉽게 상상할 수 있습니다. 또 상해인자가 지속적으로 가해진 경우도 세포가 죽음에 이르는 수가 있습니다. 앞에서 예로 들었듯 이, 지방변성을 일으킨 간세포에는 지방방울이 충만하게 됩니다. 이 상태가 계속되면, 에너지를 만들어내고, 세포의 형태를 유지하며, 기능을 하기 위한 세포내의 여러 가지 구조물이 찌부러져서, 풍선이 터지듯이 죽음에 이르게 됩니다. 즉, 변성에서 죽음에 이 르는 것입니다.

▣▣ 자살인가? 타살인가?-2종류의 세포 죽음 ▣▣

세포상해의 귀착점은 세포의 죽음입니다. 세포의 죽음에는 실은 '자살' 과 '타살' 의 2종류가 있습니다. 법의학자가 사체를 해부하여 사인을 해명하듯이, 병리학자는 죽은 세포를 보고 자살인지 타살인지를 판정합니다.

병리에서는 예전부터, 살아 있는 몸속에서 세포나 조직이 죽는 것을 괴사(네크로시 스)라고 했습니다. 예를 들면, 고무링으로 손가락 끝을 꽉 조이면, 혈액이 통하지 않게 된 손가락 끝이 썩어서 죽어버리는데, 이것은 괴사입니다. 참고로, 피가 통하지 못한 결 과, 그 끝의 조직이 괴사해 버리는 것을 특히 경색(梗塞)이라고 합니다. 심한 염증이나 화상으로 조직이 죽어버리는 것도 괴사입니다. 괴사는 어떤 외적 인자가 작용하여 세포가 죽어버리는 것으로, '세포의 타살'이라고 할 수 있습니다.

다른 한편, 외적 인자가 작용하지 않는데, 세포가 죽어버리는 경우가 있습니다. 예를 들면, 올챙이의 꼬리는 자르지 않아도 스스로 없어져 버립니다. 꼬리를 형성하고 있던 세포가 탈락해 버리는 것입니다. 이것은 세포가 죽는 것이 아니라, '세포의 자살'이라고 합니다. 이와 같은 세포사는 미리 프로그램된 세포의 죽음이며, 아포토시스라고 합니다. 근년, 이 아포토시스라는 제2의 세포사가 알려지게 되어, 세포상해의 견해가 상당히 변화되었습니다.

■ ■ 세포는 왜 자살하는가? ■ ■

아포토시스는 올챙이 꼬리처럼, 세포가 기꺼이(?) 자살하는 것만은 아닙니다. 예를 들어, 바이러스에 감염된 세포는 다른 세포에 감염되지 않도록 바이러스를 가진 채 자살합니다. 또 평소부터 많이 생겼다고 생각되는 암세포도 자살로 유도함으로써 제거됩니다. 상해의 수복에 작용하는 대식세포나 섬유모세포 등도 수복이 끝나면 자살하여 소멸됩니다. 이것은 모두 아포토시스입니다.

괴사(네크로시스)에서는 세포질의 구조가 무너지고, 세포막이 터져서 내용물이 유출됩니다. 그 결과, 염증반응이 일어납니다. 다른 한편, 아포토시스에서는 핵내의 DNA가

아포토시스와 네크로시스 (5-3)

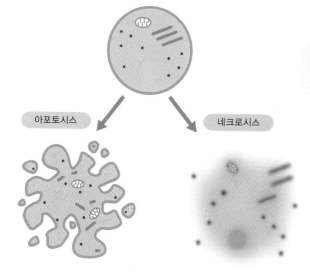

아포토시스   네크로시스

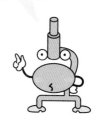

아포토시스는 영어로 apoptosis라고 쓰지만, '아포프토시스'가 아니라 '아포토시스'라고 읽습니다.

단편화되고, 세포 자체도 작은 조각으로 부서져 흩어집니다. 이 파편은 대식세포에 의해 신속히 정리되어, 염증반응도 일어나지 않습니다. 그 때문에, 몸의 여기저기에서 일어나고 있을 아포토시스가 조직절편상에서 파악되는 경우가 적습니다.

　세포를 아포토시스로 유도하는 것은 주로 카스페이스(caspase) 라는 효소를 통한 프로그램의 시동에 의합니다. 이 효소가 작용함으로써, 세포가 아포토시스를 일으키는 스위치가 켜집니다.

Column) 아포토시스와 네크로시스

　그림 5-4는 50대 남성의 림프절생검에 나타난 악성림프종의 조직사진입니다. 그림 A에서 다수의 아포토시스(오른쪽 반)가 보이는 영역과 네크로시스(왼쪽 반)의 영역을 1장의 사진에 담을 수가 있었습니다.

　그림 B에서 □로 둘러싼 것이 네크로시스에 빠진 세포, ○가 아포토시스에 빠진 세포, ○로 둘러싸인 것이 살아있는 림프종세포입니다.

　네크로시스에 빠진 세포는 핵도 세포질도 그림자처럼 되어 있습니다. 이것은 응고괴사라고 불리는 형태로, 세포내 소기관의 팽화와 막상해가 일어

나서 세포가 붕괴됩니다. 막이 터져서 안의 변성단백이 유출되므로, 주위에 염증반응이 일어납니다.

　이에 반해서 아포토시스에서는 핵크로마틴의 응축, 단편화가 일어나는데, 세포내 소기관은 비교적 유지됩니다. 세편화된 핵과 그 주위의 작은 세포질로 이루어지는 세포의 단편은 아포토시스소체라고 하며, 주위의 식세포에 탐식됩니다. 퐁하고 튕겨진 것이 순식간에 먹혀서 정리되어 버리고, 자극이 되는 단백질의 유출이 없으므로, 염증반응은 일어나지 않습니다.

아포토시스와 네크로시스 (5-4)

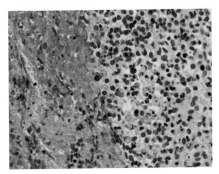

A.악성림프종(약확대)

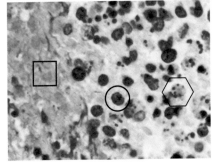

B.악성림프종(강확대)

■■ 아포토시스가 병의 원인이 된다!? ■■

아포토시스는 계획된 세포의 죽음이므로, 괴사와 달리 장애나 병으로는 연결되지 않는다고 생각했었습니다. 그런데 최근, 아포토시스도 여러 가지 병의 원인이 된다는 사실을 알게 되었습니다. 그 기서는 '본래 일어나야 할 아포토시스가 일어나지 않는 경우'와 '예정이상으로 아포토시스가 일어나 버린 경우'의 2가지로 나뉩니다.

아포토시스의 억제로, 유해한 세포가 제거되지 않아서 생기는 질환은, 암이 대표적입니다. 암의 발생에는 암유전자와 암억제유전자가 복잡하게 관여합니다. 또 암발생에 이르는 DNA의 이상을 수복하거나, 생긴 암세포를 면역력으로 제거하는 시스템이 있습니다. 그것을 재빨리 빠져나간 암세포가 증식을 시작하는 것이지만, 그와 같은 암세포를 아포토시스에 빠지게 하는 것도 암세포를 제거하는 시스템의 하나입니다. 따라서 이상한 암세포가 아포토시스를 일으키도록 잘 유도할 수 없으면, 암세포가 살아남아서 무제한으로 증식을 시작하는 것입니다.

반대로, 아포토시스의 항진으로 정상 세포가 많이 죽어버리는 질환에는 알츠하이머병을 들 수 있습니다. 알츠하이머병은 뇌 속에 아밀로이드단백이라는 특수한 단백질이 침착하는 것과 관련이 있으며, 신경세포의 아포토시스가 유발되어, 신경세포가 죽어서 탈락하는 것입니다.

아포토시스가 관련되는 질환으로는 이 외에, 그림 5-5와 같은 것을 들 수 있습니다.

아포토시스가 관련되는 질환 (5-5)

A 감소에 기인하는 질환

암	여포성 림프종
	p53 변이를 수반하는 암
	호르몬의존성종양
	유방암
	전립선암
	난소암
자가면역질환	전신성 홍반루푸스
	면역관련 사구체신염
바이러스감염	헤르페스바이러스
	아데노바이러스
	폭스바이러스

B 증가에 기인하는 질환

에이즈	
신경변성질환	알츠하이머병
	파킨슨병
	근위축성 측삭경화증
	색소성망막염
	소뇌변성
골수이형성질환	재생불량성 빈혈
허혈성질환	심근경색
	뇌경색
중독성질환	알콜

5-2 상처 입은 조직을 수복하는 구조

'수복'이란 상해를 입고 무너진 조직이나 장기의 일부를 가능한 원래대로 치료하는 것입니다. 그러기 위해서는 주위의 세포가 분열하여 같은 형태로 다시 만드는 '재생'이라는 힘이 작용합니다.

■■ 상처 입은 곳은 완전히 원래대로 치료할 수 있는가? ■■

세포가 죽어 버려도, 다른 세포가 분열하여 보충하면, 원래대로 될 것이라고 생각하지 않습니까? 확실히 죽은 세포가 소수이면, 보충하는 것이 간단할 수도 있습니다. 그러나 어느 정도의 수가 죽어버리면 어려운 경우도 상상할 수 있습니다. 우선, 원래대로 되기 위한 조건을 생각해 봅시다.

❶ 세포분열로 보충하는 범위일 것

상해로 소실되는 세포의 양이 세포분열로 보충할 수 있는 범위여야 합니다. 예를 들어 피부의 찰과상이라면 원래대로 치유되겠지만, 손가락이 하나 잘라지면 원래대로 될 수 없습니다.

❷ 남아 있는 사해를 정리하여, 깨끗이 할 수 있는 것

불탄 자리에 잔해가 남아 있으면 새로 집을 지을 수가 없습니다. 수복 전에 우선 잔해를 깨끗이 정리해야 합니다.

❸ 원래대로 될 때까지 세포분열을 반복할 수 있는 것(재생능력)

세포분열을 원래대로 될 때까지 반복할 수 있는 것(재생능력)도 조건의 하나입니다. 예를 들면, 생체간이식에서는 '도너(제공하는 측)는 간장을 잘라내도, 원래대로 되니까 괜찮다'고 합니다. 이것은 간세포의 재생능력이 높기 때문입니다. 재생능력은 연령과도 관계가 있습니다.

❹ 다른 세포가 기능을 대행할 수 있는 것

세포분열하고 있는 동안, 세포는 기능을 할 수가 없습니다. 그 동안은 다른 세포가 대행하게 됩니다. 그러나 기능이 특화된 세포에서는 그 기능을 다른 세포가 대행하기가 어렵습니다. 예를 들면, 뇌의 신경세포는 하나하나에 역할이 있어서, 다른 세포가 대행할 수 없습니다.

❺ 세포의 상해가 지속되지 않는 것

만일 세포의 상해가 지속되면, 재생하는 끝에서 상해를 입으므로, 도저히 원래대로 되지 않겠지요. 세포가 증가하기 위해서는 환경도 중요한 요인입니다.

❻ 조직의 구조(구축)도 원래대로 되는 것

장기로서 기능을 하기 위해서는 구조(구축)가 원래대로 되어야 합니다. 예를 들면, 잘라 낸 간장이 원래대로 되려면 간장이 원래 크기가 되는 것만으로는 안됩니다. 간장에 들어오는 동맥이나 장에서 영양을 운반하는 문맥, 이 혈액들이 흘러나가기 위한 정맥, 또 간세포가 만들어내는 담즙의 수송로인 담관 등이 정상일 때와 마찬가지로 분포된 구조가 되어야만, 간장으로서의 기능을 할 수 있습니다.

❼ 적절한 시점에서 세포분열(재생)이 정지될 것

세포분열이 점점 진행되는 것만으로는 원래대로는커녕 과잉이 되어 버립니다. 피부에서 볼 수 있는 켈로이드가 좋은 예로, 상흔을 수복한 후에도 조직이 과잉 증생하여, 상흔이 솟아오르게 됩니다. 적절한 시점에서 세포분열(재생)이 정지되는 것도 중요합니다.

■ ■ 원래대로 치료할 수 없는 경우는 어떻게 하는가? ■ ■

상기 조건의 어느 하나가 부족해도, 원래대로 치료하기가 어려워집니다. 그렇기는 해도 상해된 부위를 방치해 둘 수는 없으므로, 어떤 수복의 구조(기전)는 작용하게 됩니다. 예를 들면, 손가락이 하나 잘라진 경우, 손가락은 원래대로 돌아가지 못해도, 잘린 자리는 메워야 합니다. 또는 장기의 일부가 결손된 경우, 결손된 부분을 장기 고유의 기능을 담당하는 세포의 분열로 보충할 수 없다 해도, 뭔가 다른 성분으로 매워야 합니다. 단, 소실된 체적 모두를 매울 필요는 없고, 오히려 상흔을 작게 하는 편이 합리적입니다.

결손부를 메우고, 작게 하는 재료는 교원섬유라는 섬유조직입니다. 교원섬유는 '교(膠)'(접착제)라고 썼듯이, 공간을 메울 뿐 아니라 갈라진 것을 붙이는 역할도 합니다. 교원섬유를 만들어내는 것은 섬유모세포입니다. 섬유모세포는 매우 강한 세포로, 영양이나 산소가 부족한 열악한 환경 속에서도 증생할 수 있습니다.

재생능력은 장기나 조직에 따라서 다릅니다. 재생능력이 높은 장기나 조직이라면, 교원섬유를 그다지 사용하지 않고, 재생한 그 장기 고유의 세포를 사용하여 결손부를 메울 수가 있습니다. 재생능력이 낮으면, 재생한 세포와 교원섬유가 서로 섞여서 메우기도 하고, 재생능력이 없는 경우에는 교원섬유만으로 메우기도 합니다.

■ ■ '창상 치유'의 구조 ■ ■

창상 치유는 어려운 듯한 이름이지요. 병리적인 말로 설명하자면, 창상은 '조직의 외

창상 치유의 모식도 (5-6)

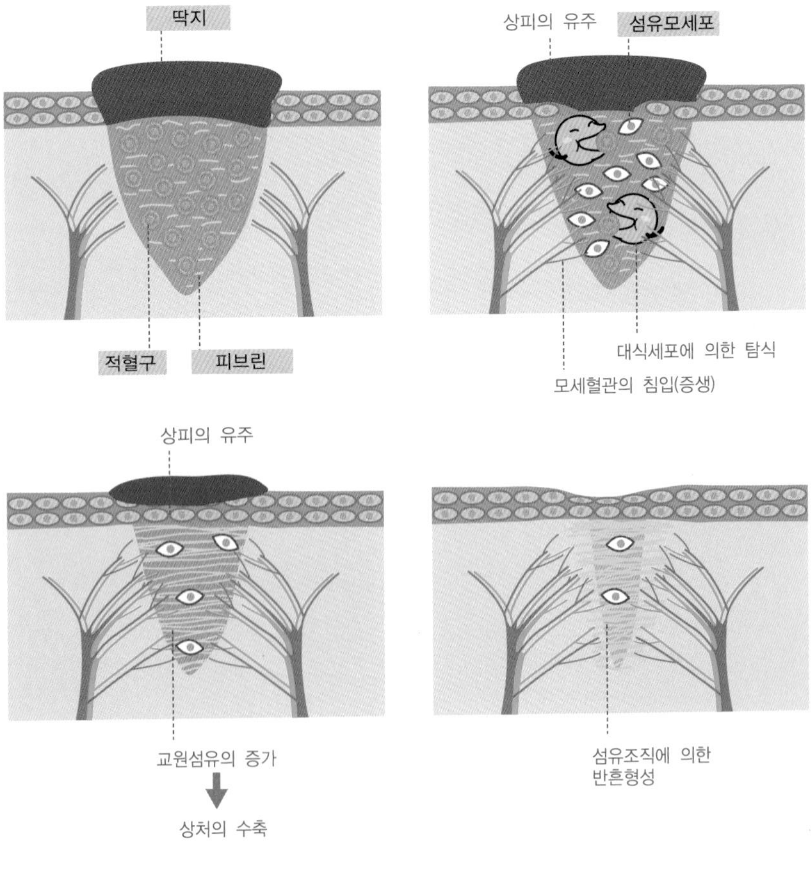

딱지

상피의 유주　섬유모세포

적혈구　피브린

대식세포에 의한 탐식

모세혈관의 침입(증생)

상피의 유주

교원섬유의 증가

상처의 수축

섬유조직에 의한
반흔형성

상에 의한 손상이나 결손'이며, 창상치유란 '창상에 이어서 일어나는 각종 조직변화에 의해서, 국소가 완전히 원래대로 되거나, 또는 반흔을 남기며 치료되는 기전의 총칭'을 말합니다. 간단히 말하면, 상처를 입고 나서 치유되기까지가 창상치유입니다. 기본적인 구조는 몸의 대부분의 장기나 조직에서 공통적이지만, 여기에서는 알기 쉬운 예로서, 피부를 들겠습니다.

누구라도 작은 상처의 경험이 있으리라 생각합니다. 찰과상보다 조금 더 큰 상처가 났을 때를 생각해 봅시다. 출혈이 멈춘 후, 표면에 딱지가 생기지요. 가려워서 딱지를 떼어버린 적은 없습니까? 그러면 딱지 아래에는 핑크색 '살'이 생긴 것이 보일 것입니다. 상처가 난 부분은 1주정도 지나면, 그 표면을 새로운 피부가 덮게 됩니다. 상처가 큰 경우에는 조금 하얀 상흔이 남지 않았습니까?

피부의 창상치유 과정은 ① '출혈을 멈추는 재료로 딱지가 생긴다', ② '딱지 아래에서 육아조직이 증생하고, 이것이 상처를 깨끗하게 해서 달라붙는 역할을 한다. 또 육아조직이 섬유가 되는 과정에서 상처가 축소되어 간다' ③ '표면에는 표피가 재생한다'는 것입니다. 순서대로 살펴보겠습니다.

❶ 딱지의 형성

피부는 표피, 진피, 피하조직의 3층으로 이루어집니다. 피부 표면을 덮는 표피는 중층편평피라는 평평한 세포의 중복으로 되어 있습니다. 그 아래의 진피는 주로 교원섬유나 탄성섬유라는 섬유조직으로 형성되어 있으며, 혈관이나 신경도 여기에 분포되어 있습니다. 그 때문에 표피가 결손되면 출혈합니다.

출혈한 혈액이 굳으면 딱지가 생깁니다. 딱지는 단순한 혈액덩어리가 아닙니다. 소실된 피부 대신에 세균이 들어오거나, 체액이 증발하는 것을 방지합니다. 출혈한 장소에는 지혈을 위해서 혈전이 형성됩니다. 혈전의 주체는 혈소판과 피브린이라는 가는 섬유성분입니다. 피브린의 그물 속에는 적혈구나 백혈구가 걸려서 막혀 있습니다. 딱지는 이 혈전과 같은 성분이 상처 표면에서 굳어진 것입니다.

❷ 육아조직의 증생

몸은 상처에 바로 반응하지만, 이 반응은 염증반응의 일종입니다. 세균 등이 들어오면 이것을 해치우기 위해서 백혈구가 다가옵니다. 상처로 죽은 조직, 흘러나온 혈액덩어리, 세균이나 백혈구의 사해, 들어온 이물 등이 있으면 이것을 정리하기 위해서 대식세포가 다가옵니다.

이 밖에 혈관은 충혈하여 혈액량을 늘리고, 백혈구나 대식세포 등 필요한 물질을 상처로 운반합니다. 운반된 물질은 혈관에서 조직속으로 나가므로(침출한다), 상처가 붓는 것입니다. 운반된 것은 또 정리해야 합니다. 이러한 수송로를 확보하기 위해서, 혈관이 충혈할 뿐 아니라, 모세혈관도 새로 만들어집니다.

백혈구나, 대식세포, 혈소판 등은 자신의 일을 하면서, 상처를 치료하기 위한 증식인자(성장인자)라는 단백질을 분비합니다. 증식인자에는 여러 가지 종류가 있으며, 그 작용도 세포의 증식을 왕성하게 할 뿐 아니라, 세포운동(이동) 능력을 높이거나, 특정한 기능을 하는 세포로 성장(분화)하게 합니다. 증식인자에 따라서 섬유모세포를 상처에 불러 모으거나, 다시 증식을 시작합니다. 증식한 섬유모세포는 교원섬유를 만들어서 상흔을 메우고, 일부는 필요에 따라서 평활근세포와 마찬가지로 '수축단백을 가진 세포' (근섬유모세포)로 분화하여(형질변환), 상흔을 수축시킵니다. 형질변환이란, 일단 분화한 세포가, 여러 가지 자극에 의해서 성질(형질)을 바꾸는 것을 말합니다.

'필요 없는 것을 정리하는 대식세포' '수송로로 증생하는 모세혈관' '섬유를 만드는 섬유모세포' 의 3가지를 포함하는 조직을 육아조직이라고 합니다. 딱지 아래에 솟아오르는 '살' 은 근육이 아니라 육아조직입니다. 열려 있던 상처는 육아조직에 의해서 달라붙게 됩니다(유착).

❸ 상피의 재생과 상처의 반흔화

피부는 표피, 진피, 피하조직의 3층으로 이루어지며, 표피는 중층편평상피라는 세포의 중복으로 이루어져 있습니다. 이 중층편평상피는 항상 세포분열을 반복하며, 새로 다시 태어나고 있습니다. 세포분열은 중층편평상피의 가장 깊은 곳(기저층)에서 일어나고, 새로운 세포가 생김으로써, 오래된 세포는 순서대로 표면으로 밀어올려집니다. 그리고 표면으로 올려진 오래된 세포는 때로 벗겨져 떨어집니다.

상처가 생기면, 주위의 편평상피세포가 분열을 시작하는데, 세포분열을 하는 것만으로는 단순히 상피가 두꺼워질 뿐입니다. 상처를 덮기 위해서는, 옆(상처 위)을 향해서 뻗어갑니다. 이것을 유주(遊走)라고 합니다. 유주는 세포를 적절한 장소로 이동시키는 여러 가지 유도인자(특수한 단백질)에 의해서 제어되고 있습니다. 상피의 재생에는 세포의 증식뿐 아니라, 세포의 유주도 중요합니다.

육아조직이 상흔을 묻고, 그 표면이 새로운 표피로 덮이면, 상처는 외견상으로는 '치유된' 것이 됩니다. 육아조직 속에서는 마침내 불필요해진 혈관이나 섬유모세포는 사

Column   소화관의 창상 치유

소화관 등에서는 창상을 치유할 때, 상처의 표면(장막)이 주위조직에 달라붙는 수가 있습니다. 피부인 경우는 그 표면(표피)의 바깥쪽은 외부이지만, 소화관인 경우는 그 표면(중피)의 바깥쪽은 배 속이며, 주위에는 다른 소화관이나 배의 벽 등이 있습니다. 그래서 치유할 때에 생긴 육아조직이 중피로 덮히기 전에, 주위조직과 달라붙어서 상처를 덮으려는 것입니다.

이와 같이 본래 떨어져 있어야 할 장기나 조직이 상처의 치유 과정에서 달라붙어 버리는 것을 유착(癒着)이라고 합니다. '맹장수술 후의 유착으로 변을 잘 볼 수 없게 되고……' 라는 것은 충수염 수술 후에 상처가 주위 장관이나 복막(배 전체의 안쪽을 덮는 막)과 달라붙어 버려서, 장의 일부가 당겨져 구부려져서, 소화관의 통과장애를 일으키는 상태입니다. 유착은 그것이 없으면 장이 닫히지 않으므로, 상처를 치료하는 한 방법입니다. 단 유착의 방법이 나쁘면, 통과장애를 일으킬 수도 있습니다.

장의 잘린 자리가 배 속에서 노출되면, 그 곳에서 상처를 막기 위해서 창상치유 기전이 강하게 작용하게 됩니다. 그래서 복부외과의는 상처와 주위 장관이나 복막의 유착을 최소화하기 위해서, 잘린 자리가 소화관 속을 향하도록 봉합합니다(그림 5-7A). 이렇게 하면 소화관의 바깥쪽은 장막이 부드럽게 연결하게 됩니다. 잘린 자리가 소화관 속에서 노출되어도, 그곳은 항상 음식이나 점액이 지나는 곳이므로, 유착이 일어나지 않습니다.

이에 반해서, 혈관외과의가 혈관을 꿰맬 때에는 잘린 자리를 바깥쪽으로 해서 봉합합니다(그림 5-7B). 그 이유를 알겠습니까? 그것은 만일 혈관 속으로 상처가 노출되면, 그곳에 혈전이 유착되어 혈관을 막게 될 수도 있기 때문입니다. 혈관의 안쪽은 내피세포로 덮힌 내막이 부드럽게 연결되도록 봉합시킵니다. 혈관의 바깥쪽은 결합조직이므로, 주위와 유착하는 것이 오히려 바람직합니다.

소화관의 봉합과 혈관의 봉합 (5-7)

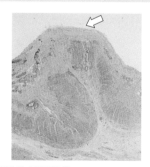

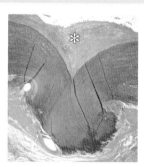

A.소화관의 봉합(대장)
잘린 자리를 점막측(위)을 향해서 봉합한다. 점막면은 가장자리에 염색된 반흔조직(→)으로 덮이고, 사진에서는 보이지 않지만 표면에는 상피가 재생하고 있다. (EMG염색)

B.혈관의 봉합 (대동맥)
잘린 자리를 바깥쪽(아래)을 향해서 봉합한다. 내막면은 새로 형성된 신생내막(＊)으로 덮여있다. (EVG염색)

라지고, 치밀한 섬유조직(반흔조직)만 남습니다. 큰 상처에서는 상흔이 딱딱하게 남는데(반흔), 그것은 이러한 섬유덩어리입니다. 또 육아조직 중의 모세혈관이나 섬유모세포가 사라지는 것은 아포토시스에 의한 것입니다.

▪▪ 창상 치유는 기본적으로 어느 조직에서나 같다 ▪▪

지금까지 피부의 창상 치유의 구조를 설명했지만, 이 구조는 다른 장기나 조직에서도 기본적으로 같습니다. 장기나 조직에는 결합조직이라는 세포끼리 결합하여 조직의 구조를 유지하는 조직이 있으며, 이 중에 섬유조직이 존재하는 외에, 혈관이나 림프관도 주행하고 있습니다. 상처가 생기면, 이 결합조직에 있는 섬유모세포가 반응하여, 육아조직의 증생이 시작됩니다. 다음은 피부의 경우와 마찬가지로, 대식세포가 상해된 조직이나 세포를 정리하며, 육아조직이 증생함과 동시에, 여러 가지 증식인자가 원래 세포의 재생을 촉구하고, 재생할 수 없는 곳은 육아조직이 섬유가 되어 남으며, 최종적으로는 많든 적든 반흔이 됩니다.

창상치료의 구조가 다른 조직과 다른 것은 뇌입니다. 뇌에는 결합조직이 존재하지 않으므로, 섬유모세포도 존재하지 않고, 따라서 육아조직을 만들 수도 없습니다. 뇌의 신경세포 사이를 메우고 있는 것은 결합조직이 아니라, 글리어세포와 그 일부가 가늘게 뻗은 글리어섬유입니다(5-5절).

▪▪ 혈관이 새로 생기는 구조 ▪▪

창상 치유에서 혈관신생(혈관이 새로 생기는 것)은 매우 중요하므로, 조금 자세히 설명하겠습니다. 혈관은 한 방울 똑 만들어 봤자 소용없습니다. 혈관을 만들 때는 수도관이나 가스관의 증설과 마찬가지로, 원래 있는 혈관에서 가지를 뻗어 갑니다. 원래 있는 혈관의 특정장소에서 내용물이 새지 않도록 벽을 뚫고 싹이 나와서, 그것이 필요한 곳까지 뻗어가는 것입니다.

'새로운 혈관이 필요' 하다는 신호는, 혈관신생촉진인자로서 대식세포나 백혈구에서 부근의 혈관을 향해서 나오게 됩니다. 혈관신생촉진인자는 한 종류가 아니라, 여러 종류의 인자가 포함되며, 각자 목적으로 하는 세포에 작용합니다. 이 방법은 염증일 때에 도움을 청하거나 상처가 생겼을 때에 육아조직의 증생을 촉진할 때와 유사합니다.

신호가 혈관벽에 이르면, 혈액속의 백혈구 등 염증에 관여하는 세포가 그곳에 모이게 됩니다. 모인 염증성 세포의 일부는 혈관 밖으로 나가고, 이것이 또 혈관신생촉진인자를 내보냅니다. 한편, 신호의 하나인 혈관내피증식인자를 받아들인 내피세포는 특수

한 효소를 분비하고, 내피세포를 둘러싸는 튼튼한 기저막이나, 기저막을 둘러싸는 결합
조직을 녹입니다. 즉, 싹을 내기 위해서 혈관벽에 구멍을 뚫는 것입니다. 이 구멍을 향
해서 혈관내피증식인자의 자극으로 증가한 내피세포가 유주하고, 점차 구멍에서 밖으
로 혈관의 싹을 뻗어갑니다. 이렇게 해서 뻗어난 내피세포로 이루어지는 관 주위에 기
저막이 생기고, 그 주위를 혈관주위세포(내피세포를 둘러싸는 세포로, 모세혈관의 구성
성분의 하나)나 결합조직으로 둘러싸면, 새로운 혈관으로 기능하게 됩니다.

신생할 때는 불필요한 곳으로 가지가 자라지 않도록 제어해야 하며, 새로운 혈관이
완성되면 신생을 정지시켜야 합니다. 상처가 치료되어 혈관이 불필요해지면, 이번에는
아포토시스의 스위치를 켜서, 신생혈관을 소거해야 합니다. 이와 같이 각 단계에서 프
로세스를 억제하는 다수의 인자가 서로 작용하여, 필요한 곳에 필요한 만큼 혈관을 늘
려 간다는 것을 알게 되었습니다.

■ ■ 상처를 깨끗하게 치료하고 싶다! ■ ■

누구라도 흉한 상처를 남기고 싶지 않겠지요. 상처를 깨끗하게 치료하기 위해서는 어
떻게 하면 될까요? 창상 치유의 병리학적 기초지식에 따라서 생각해 봅시다.

5
세
포
의
상
해
와
수
복
의
구
조

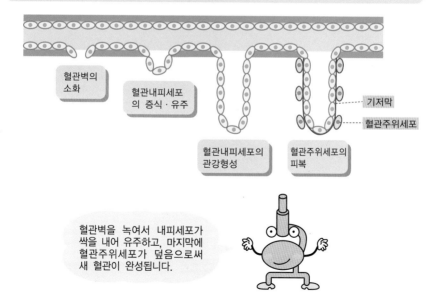

혈관신생 (5-8)

혈관벽의
소화

혈관내피세포
의 증식 · 유주

기저막

혈관주위세포

혈관내피세포의
관강형성

혈관주위세포의
피복

혈관벽을 녹여서 내피세포가
싹을 내어 유주하고, 마지막에
혈관주위세포가 덮음으로써
새 혈관이 완성됩니다.

❶ 상처를 깨끗하게 하기 위해서 소독약이 필요한가?

상처가 난 경우, 많든 적든 상처는 오염되어 있습니다. 그 때문에, 누구라도 세균이 들어가는 것을 염려하여, 소독하려고 합니다. 그런데 소독약은 세균뿐 아니라, 주위 조직에도 손상을 주게 되므로, 치유과정이 잘 진행되지 않을 수도 있습니다.

또 오염된 상처에는 모래 등의 이물이 들어 있는 경우가 많으므로, 몸은 이물을 제거하기 위해서 불필요한 일을 강요하게 됩니다. 그러나 소독약을 바르는 것만으로는 이물이 제거되지 않습니다. 상처를 깨끗이 하려면, 수돗물로 충분히 씻는 것이 가장 좋습니다. 상처의 상태에 따라 다르지만, 통상적인 상처라면 오히려 '소독약을 사용하지 않는 편이 낫다'는 것이 일반적인 견해가 되었습니다.

❷ 세균이 번식하지 않도록 상처를 말려야 하는가?

옛날에는 상처를 소독하고 가제로 덮고, '젖지 않게 말리세요!'라고 주의를 받았습니다. 그리고 끈끈한 상처에서 가제를 억지로 벗기고, 또 소독하고 새 가제를 대었습니다.

여기에서 창상치유의 과정을 되돌아보면, 상처에는 세균류를 해치우기 위한 백혈구나 쓰레기를 정리하여 상처를 깨끗이 하는 대식세포가 모여 있습니다. 또 육아조직에 대한 증식인자가 분비되어, 섬유모세포가 증식하게 됩니다. 백혈구도 대식세포도 건조한 상태에서는 죽어버립니다. 즉, '상처를 건조시킨다'는 것은 상처를 치료하려는 생체의 반응을 방해하는 행위밖에 안됩니다. 또 가제를 교체함으로써, 모처럼 생기고 있는 육아조직도 함께 제거해 버릴 수 있는 것입니다.

그래서 현재는 상처를 깨끗이 치료하기 위해서는 습한 상태를 유지하여 육아조직이 쉽게 증식하도록 하는 것이 좋다는 견해가 주류가 되었습니다. 인간의 피부에는 상재하는 세균이 있는데, 처음에 상처를 충분히 씻으면, 남은 소량의 균은 백혈구가 해치우고 대식세포가 정리하여, 확실히 깨끗하게 해 줍니다. 그러니까 면역에 이상이 없는 건강한 몸이라면 걱정 없습니다. 습한 환경에서 배양되는 것은 세균보다 섬유모세포입니다.

❸ 딱지는 떼어내면 안되나?

딱지는 상처의 표면을 덮고, 그 아래에서 육아조직이 자라는 환경을 갖추고 있습니다. 따라서 '상처가 나을 때까지, 가려워도 떼어내면 안돼'라는 것은 어떤 의미에서는 맞겠지요. 단, 딱지도 몸에서는 이물이니까, 제거하려는 반응이 일어날 것입니다.

지금까지의 설명에서 알 수 있듯이, '딱지를 떼어서 소독하고, 상처를 건조시켜서……' 라는 것은 안되지만, 표피가 신속히 증식하여 상처를 덮기 위해서는 방해가 되는 딱지를 제거하고, 상피가 증식하기 쉬운 습한 환경을 갖추어 주는 편이 좋은 경우도 있습니다.

❹ 상처를 빡빡하게 봉합하면 깨끗해진다?

상흔이란 반흔조직을 말하므로, 반흔조직이 작을수록 상흔이 눈에 띄지 않습니다. 반흔조직이 많이 생기는 것은 피부의 결손이 커서, 많은 섬유조직으로 메워야 하는 경우입니다. 그러면, 외과적으로 상처를 꿰매주면, 그 만큼 사이를 메우는 섬유가 적어질 것입니다.

상처를 꿰맬 때는 상처 속에 세균이나 이물을 넣지 않는 것이 제일입니다. 세균이나 이물이 있으면 염증반응이 오래 계속되어, 염증에 휘말린 조직이 괴사되므로, 상처 속에는 점점 쓰레기(괴사한 조직)가 쌓여 갑니다. 이렇게 되면 육아조직이 잘 증생할 수 없을 뿐 아니라, 상처가 열리는 수도 있습니다. 그래서 상처를 우선 깨끗이 씻고, 경우에 따라서는 괴사한 조직을 깎거나 잘라내어 제거합니다(데브리망 : debridement). 육아가 자라는 환경을 보다 좋게 갖추어 주는 것입니다.

상처를 봉합할 때에, 빡빡하게 꿰매면 좋은가 하면, 그렇지 않습니다. 상처를 입으면 반드시 염증반응이 일어나서, 상처가 붓게 됩니다. 빡빡하게 봉합한 후에 부으면, 부종이 상처를 강하게 계속 압박하게 됩니다. 이렇게 되면, 육아조직이 증생하는 공간이 없어지고, 혈류도 저해되어, 치유의 진행이 방해를 받게 됩니다. 수술 상처도 마찬가지입니다. 능숙한 외과의는 부을 것을 예상하여, 조금 넉넉하게 봉합합니다.

■ ■ 과잉 육아 증생은 예방할 수 있는가? ■ ■

상흔이 남지 않게 하기 위해서는 필요최소한의 육아조직으로 상처를 메우고, 필요 없어진 육아조직은 마지막에 사라져 주는 것입니다. 육아조직이 과잉인 것은 필요 없어진 섬유모세포가 아포토시스에 빠지지 않고, 세포의 증생도 정지시키지 않았기 때문입니다. 유감스럽게도 현재는 섬유모세포의 증생이나 아포토시스를 컨트롤할 수 없습니다. 그러나 예를 들면 섬유모모세포를 아포토시스로 유도하는 방법이 발견되면, 상흔을 적게 할 수 있을 것입니다.

과잉으로 너무 많이 생긴 육아조직이 반흔이 된 것에는, 비후성 반흔이나 켈로이드가 있습니다. 수술로 봉합시킨 상처라도, 켈로이드를 형성하는 수가 있으므로, 수술로 켈로이드를 절제하면, 그 상처가 더 큰 켈로이드가 되는 경우도 드물지 않습니다. 켈로이드에는 '체질', 즉 어떤 유전자의 이상이 관여한다고 보지만, 상세한 내용이 불분명하여, 유감스럽게도 아직 완전히 예방할 수는 없습니다.

Column 혈관신생은 암의 증식에도 중요

혈관신생은 암의 증식에도 중요합니다. 암이 커질 때, 함께 혈관이 신생되지 않으면, 암이 굶어죽기 때문입니다. 암은 스스로 혈관신생촉진인자를 보내어, 주위의 혈관으로부터 가지를 뻗게 하여, 영양을 빼앗습니다. 암이 스스로 혈관신생을 촉진시키고 있는 것입니다. 만일, 혈관신생을 컨트롤할 수 있다면, 암의 성장을 멈추게 할 수도 있습니다.

의료현장에서는 혈관신생을 촉진시킴으로써 혈관이 막힌 장소에 새로 혈관을 만들거나, 혈관신생을 억제함으로써 염증의 파급이나 암의 성장을 억제하는 치료도 시행하기 시작했습니다.

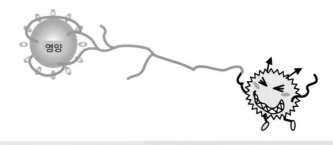

영양

5-3 조직이나 세포에 따라서 다른 재생능력

재생이란 장기나 조직의 일부가 상실된 경우에, 주위의 세포나 조직이 증식하여, 상실된 조직을 보충하는 것입니다. 재생하는 능력은 장기나 조직을 구성하는 세포가 분열하는 능력에 달려 있습니다.

■ ■ 재생능력이 높은 조직에서 재생할 수 없는 조직까지 ■ ■

몸을 구성하는 세포 속에는 ❶ 평소부터 세포분열을 반복하고 있는 것, ❷ 필요에 따라서 세포분열을 하는 것, ❸ 출생한 후에는 평생 세포분열을 하지 않고 끝나는 것, 의 3가지가 있습니다.

❶ 평소부터 세포분열을 반복하고 있는 것

'잘라도 잘라도 재생된다'고 하면, 여러분은 무엇을 떠올립니까? 예를 들면, 우리들은 손톱을 정기적으로 깎아야 합니다. 인간의 손톱은 하루에 약 0.1mm씩 자랍니다. 손톱의 뿌리(조근)에 조모기(爪母基)라 불리는 부분이 있고, 그곳에서 항상 새로운 손톱을 만들기 때문입니다. 손톱처럼 증식하는 부분이 정해져 있는 경우, 그곳이 손상되어 버리면, 새로운 세포분열을 할 수 없게 됩니다.

눈에는 보이지 않지만, 평소에 왕성하게 새로운 세포를 만들고 있는 대표적인 조직은 골수입니다. 골수는 혈구(적혈구, 백혈구, 혈소판)를 만들어내는, 골에 둘러싸인 조직입니다. 혈구의 수명은 적혈구가 120일 정도, 백혈구의 호중구가 1일 정도, 혈소판이 3~10일 정도로 짧으므로, 항상 계속 만들어야 합니다. 혈구세포의 근본이 되는 것은 조혈줄기세포(골수줄기세포)입니다. 조모기 세포는 손톱밖에 만들지 못하지만, 조혈줄기세포는 적혈구, 백혈구, 혈소판의 어느 것으로든 분화할 수 있으며, 또 자신의 복제도 만들 수가 있습니다. 즉, 세포분열하여 혈구를 만들면서, 한쪽에서 조혈줄기세포를 만들어 조혈능력을 유지하는 것입니다. 만일, 방사선 등으로 조혈줄기세포가 손상되어 버리면, 새로운 혈구를 만들 수 없게 됩니다.

피부나 소화관 등의 표면에 있는 상피도, 평소에 세포분열을 반복하고 있습니다. 피부의 표면을 덮는 중층편평상피는 기저층이라 불리는 가장 깊은 부분에서 세포분열을 반복하면서, 새로 생긴 상피가 오래된 상피를 밀어냅니다. 위에서 대장까지 소화관의 표면을 덮는 선상피도 마찬가지로 세포분열을 반복합니다. 소화액이나 점액을 분비하는 선상피는 표면적을 늘리기 위해서 가는 주름을 형성하고 있습니다. 이 주름이 들어간 부분에 증식대(增殖帶)라 불리는 영역이 있으며, 그곳에서 세포분열이 반복되며, 완성된 세포가 점차 주름 표면방향으로 밀리게 됩니다. 상피는 옆으로 연결되어 있어서, 영역의 일부가 상실되어도, 이웃 영역에서 세포가 이동하여 보충할 수 있습니다. 같은 선상피라도, 더 다이나믹하게 증식하는 것은 자궁내막입니다. 자궁내막에서는 선상피가 증식하여 두꺼워지며, 또 점액을 분비하여, 아기를 키우기 위한 폭신폭신한 베드를 준비합니다. 수정란이 착상하지 않으면, 이 베드는 벗겨져 떨어져서 월경으로 흘러내리고, 또 새로운 베드를 만들기 시작합니다. 자궁내막은 생리와 더불어 재생을 반복합니다.

조혈줄기세포의 분화 (5-9)

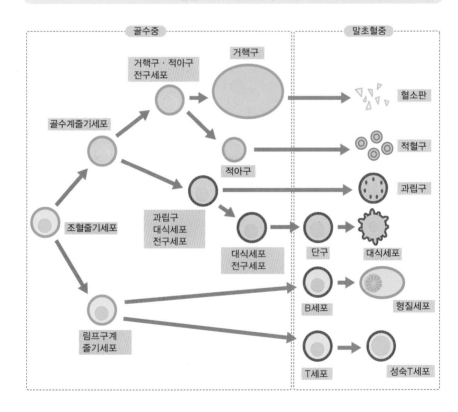

❷ 필요에 따라서 세포분열을 하는 것

간세포는 재생하는 힘이 강하여, 수술로 2/3를 잘라내도 원래대로 되돌아갑니다. 그러니까 생체간이식 등으로 타인에게 간을 제공해도, 간은 모두 원래 크기로 되돌아갑니다. 그럼, 간세포가 항상 분열이 왕성한가 하면, 그렇지 않습니다. 성인의 간세포가 분열하는 것은 1~2년에 1회 정도입니다. 즉, 필요하면 분열하되, 그 때의 분열능력이 매우 높습니다. 이 필요성을 전달하는 것이 간세포증식인자입니다. 상해가 가해지면, 이 인자가 작용하여 간세포의 재생을 촉구하는 구조입니다. 실은 간 속에도 간줄기세포가 있다는 것을 알게 되었는데, 간의 재생에 어느 정도 관여하는지는 아직 충분히 밝혀지지 않았습니다.

간 이외의 장기도, 간과 마찬가지로 필요에 따라서 세포분열을 하는데, 재생능력에는 차이가 있습니다. 일반적으로 재생능력이 간세포보다 훨씬 낮으며, 또 장기의 구조가 복잡하여 원래대로는 되지 않습니다. 예를 들어, 신장의 요세관상피는 쇼크로 인한 장애 등으로 벗겨지면 재생됩니다. 그러나 사구체는 한번 파괴되면 재생되지 않습니다. 즉, 요세관의 상피에는 재생능력이 있지만, 신장 전체로 생각하면 재생할 수 없게 됩니다.

❸ 세포분열하지 않는 것

심장의 심근세포나 뇌의 신경세포에는 재생능력이 없습니다. 수정 후 태어날 때까지는, 이 세포들도 세포분열을 반복하여 장기를 형성합니다. 그러나 장기가 완성된 후에는 각 세포가 네트워크를 만들고, 자신의 일을 계속하다가, 일생을 마칩니다.

세포가 분열하고 있는 동안은 그 세포의 일을 다른 세포가 대신 해야 하며, 분열이 끝난 후에는 새로운 세포가 일을 인수해야 합니다. 그러니까 심장이나 뇌처럼, 세포 하나하나의 배치와 역할이 정해져 있는 경우는 세포분열을 반복하지 않습니다. 이와 같은 장기에서는 한번 세포가 죽어버리면, 주위 세포가 분열하여 이것을 보충할 수 없으므로, 결국 원래대로 되돌아가지 못합니다.

■ ■ 세포의 재생능력을 결정하는 것은 세포의 분화도 ■ ■

장기나 조직의 재생능력은 그것을 구성하는 세포가 세포분열을 반복할 수 있는지와 관련되어 있습니다. 일반적으로 세포는 분화할수록 재생능력이 낮아집니다. 분화란, 수정란에서 몸이 형성되어 가는 과정에서, 세포가 특별한 형태나 기능을 가지게 되는(특이적인 것이 되는) 것입니다. 이것은 통상, 불가역적인 변화입니다. 보통은 분화가 진행된 세포가 이전의 미분화된 상태로 되돌아가지 않습니다.

수정란에서 분화의 코스는 다음과 같습니다. 우선 전능세포가 몸의 형태를 만드는 체세포계와 정자·난자를 만드는 생식세포계로 나뉩니다. 체세포계는 다음에, 신경계·표피계를 만드는 외배엽계, 근육·골·혈구계를 만드는 중배엽계, 소화관·간장·췌장 등의 기관을 형성하는 내배엽계로 나뉩니다. 각 세포계의 발생과정에는 각 계보에 속하는 복수의 세포종을 만드는 능력을 가진 조직줄기세포(체성줄기세포)가 존재합니다.

이것을 보면, 최종단계까지 분화한 세포는 구조나 기능이 특화되어 있어서, 계속 세포분열을 하여 재생하기가 어렵습니다. 분화한 세포를 많이 늘리려면, 전단계의 상태에 있는 세포의 관여가 필요합니다. 예를 들면, 적혈구는 아무리 배양해도 세포분열하여 증가하지 않습니다. 그러나 조혈줄기세포에 작용하면, 증가할 수 있습니다.

■ ■ 세포의 재생능력과 수명의 관계 ■ ■

세포의 재생능력은 수복과 재생뿐 아니라, 사람의 수명과도 관련되어 있습니다. 노화는 여러 조직의 재생능력이 가령과 더불어 쇠퇴하게 되는 현상입니다. 재생능력이 없어지면, 개개의 세포뿐 아니라 개체, 즉 몸도 수명이 다하게 됩니다.

세포의 재생능력과 밀접하게 관련되어 있는 것이 텔로미어(telomere)입니다. 텔로미어는 각 세포의 염색체 말단에 붙어 있는 특별한 염기의 반복구조입니다. 그리고 세포

세포분화 (5-10)

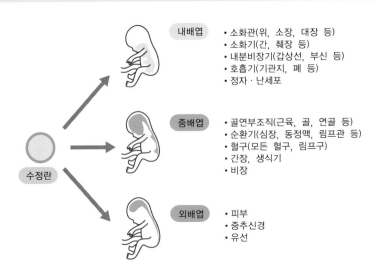

내배엽
- 소화관(위, 소장, 대장 등)
- 소화기(간, 췌장 등)
- 내분비장기(갑상선, 부신 등)
- 호흡기(기관지, 폐 등)
- 정자·난세포

중배엽
- 골연부조직(근육, 골, 연골 등)
- 순환기(심장, 동정맥, 림프관 등)
- 혈구(모든 혈구, 림프구)
- 간장, 생식기
- 비장

외배엽
- 피부
- 중추신경
- 유선

수정란

분열시에 유전자의 복제가 이루어질 때마다 이 반복구조가 조금씩 소실되고, 텔로미어가 없어지면 분열할 수 없게 됩니다. 즉, 텔로미어는 세포분열하기 위한 회수권과 같은 것입니다(그림 5-11). 세포로 보자면, 텔로미어의 단축이 노화와 결부되어 있습니다.

텔로메라제(telomerase)는 이 텔로미어를 활성화시키는 효소입니다. 텔로미어를 다 사용하기 전에 텔로메라제로 새로 텔로미어를 만들어 주면, 그 세포는 또 분열을 반복할 수 있습니다. 즉, 세포분열로 영원히 계속 살 수 있는(=불사화) 것입니다. 암세포는 원래의 텔로미어는 짧지만, 텔로메라제의 활성이 강합니다. 그 때문에, 분열증식을 계

Column 　재생의료

미분화된 세포를 사용하여, 상해부위의 수복과 기능의 회복을 목표로 하는 것이 재생의료입니다. 이상적인 것은 자신의 세포에서 다능성의 줄기세포를 만들어내고, 이것을 필요로 하는 장기나 세포로 분화시켜서, 상해된 부분에 이식하는 방법입니다. 이 방법이면, 거부반응도 일어나지 않고, 장기제공자를 찾을 필요도 없습니다.

단, 여정이 전도다난(前途多難)합니다. 우선, 어떻게 다능성 줄기세포를 만들어내는가가 문제입니다. 수정란을 이용하는 방법이 개발되었지만, '이용하는 수정란의 생명을 어떻게 생각하는가' 하는 문제가 야기되었습니다. 그래서 통상 몸의 세포에 특수한 유전자를 도입하여, 줄기세포를 만들어내는 방법이 연구되고 있습니다. 그런데 이와 같이 '작성한' 줄기세포를 배양하면, 증식이 멈추지 않는 암세포의 발생

빈도가 높아지게 됩니다.

또 분화에 관해서도, 세포단위이면 어느 정도 가능하겠지만, 복잡한 구조와 기능을 가진 장기를 만들어내 는 것이 쉽지 않습니다. 게다가 정확히 잘 완성된 시점에서, 분화나 증식을 멈춰야 합니다.

그렇기는 해도, 간단한 것은 이미 많이 응용되고 있습니다. 예를 들어, 자신의 피부의 일부를 잘라내어 배양해서, 피부 이식에 사용하는 것은 이미 시행되고 있습니다. 자신의 몸에서 줄기세포를 꺼내어 이식한 경우, 이식된 환경에 맞추어, 다른 장기의 세포로 분화되어 가는 경우가 있는 것도 알 수 있으며, 그 일부는 임상응용되고 있습니다. 재생의료는 '치료하는 도움'이 아니라 '치료하는' 의료가 될 수 있기 위해서 세계적으로 연구가 진행되고 있습니다.

줄기세포란 1계통 이상의 세포로 분화할 수 있고(다분화능), 세포분열을 거쳐도 자신의 복제로서 줄기세포를 만들어 낼 수 있는(자기복제능) 세포입니다.

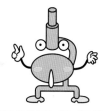

텔로미어와 텔로메라제 (5-11)

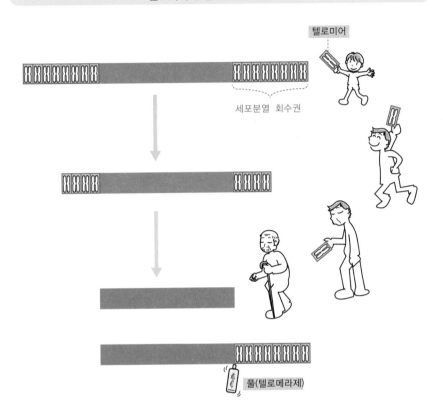

텔로미어

세포분열 회수권

풀(텔로메라제)

속할 수 있습니다.

'암의 증식을 멈추기 위해서는 텔로메라제의 작용을 멈추면 된다' 는 생각으로 여러 가지 연구가 계속되고 있습니다. 반대로 텔로미어와 텔로메라제를 컨트롤 할 수 있으면, 영원히 세포분열을 반복할 수가 있어서, 인류는 불로불사를 손에 넣을 수 있을지도 모르겠습니다.

■ ■ 젊어서 대머리인 사람은 모발 재생능력의 쇠퇴이다! ■ ■

이와 같은 세포의 수명 외에도, 재생력의 쇠퇴에는 몇 가지 원인이 있습니다. 한 예로서, 젊은 남성에게서 볼 수 있는 대머리를 살펴보겠습니다.

모발이 날 때는, ① '모발(모근 끝의 부푼 부분)내에 있는 모유두가 모세혈관에서 영양분을 섭취한다', ② '모유두가 섭취한 영양을 모모세포(毛母細胞)에 보급한다', ③

'영양을 받은 모모세포가 세포분열을 반복한다', ④ '증식한 모모세포가 두피를 향해서 밀어올려진다', ⑤ '밀어올려지는 과정에서 세포가 수분을 상실하고, 각화하여 머리카락이 된다' 는 과정을 밟습니다.

모발은 계속 자라는 것이 아니라, 피부의 상피가 때가 되어 벗겨지듯이 주기성으로 빠지고 새로운 것으로 대체합니다. 이것이 헤어사이클입니다(그림 5-12). 성장기는 모모세포가 활발하게 세포분열을 반복하는 시기로, 남성에게는 3~6년 계속됩니다. 다음에 퇴행기로 들어갑니다. 퇴행기는 모모세포의 분열이 줄고 모구가 작아지는 시기로, 2~3주 계속됩니다. 다음에 휴지기로 들어갑니다. 휴지기에는 모모세포는 분열을 멈추고, 3개월정도 쉬면서, 다음 성장기를 준비하는 시기입니다. 이 시기는 모발이 쉽게 빠집니다. 이 시기가 지나면, 다시 성장기로 접어들어 머리가 자라기 시작합니다.

5

세포의 상해와 수복의 구조

헤어사이클 (5-12)

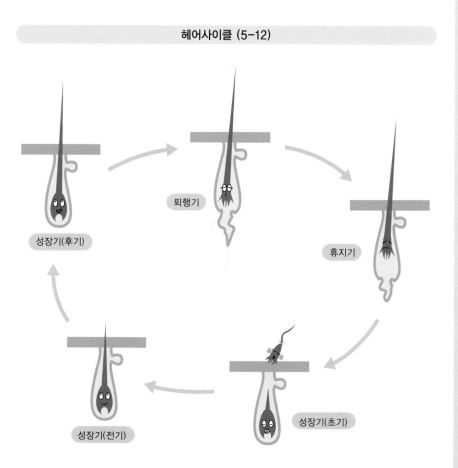

성장기(후기)

퇴행기

휴지기

성장기(전기)

성장기(초기)

모모세포의 세포분열이 쇠퇴하는 원인은 우선 모유두의 영양부족을 생각할 수 있습니다. 섭취하는 식사의 내용은 물론이지만, 영양을 나르는 모세혈관의 혈행불량도 악영향을 미칠 것입니다. 영양부족 외에, 남성호르몬의 영향도 알려져 있습니다. 모근에는 5α-리닥타아제라는 효소가 있습니다. 혈액속을 흐르는 남성호르몬(테스토스테론)은 모유두에 들어가면, 5α-리닥타아제의 작용으로 디하이드로테스토스테론이라는 보다 강력한 남성호르몬으로 형태를 바꿉니다. 이 디하이드로테스토스테론이 모근에 작용하면, 모모세포의 세포분열이 억제되어, 발모주기(헤어사이클)가 잘 맞지 않아서 성장기가 짧아집니다. 머리카락이 충분히 자라지 않고, 가늘며 색소도 옅은 머리카락이 다시 나옵니다. 특히 전두부나 두정부는 남성호르몬수용체가 많아서, 5α-리닥타아제의 강한 활성으로, 테스토스테론의 영향이 강하게 나타납니다.

모발에서 보면, 영양부족, 순환장애, 남성호르몬 등이 젊은 남자의 대머리에 영향을 미치는 것을 알 수 있습니다. 다른 장기나 조직에서는 또 다른 기서로 세포분열이 제어되고 있으며, 그것이 재생능력에 영향을 미치고, 재생의 쇠퇴를 촉구합니다. 이러한 재생능력의 쇠퇴 원인을 확인하고, 이것을 제거하여 재생능력을 높여 주는 것이 병의 회복이나 노화의 억제로 연결되는 것입니다.

Column 결합조직? 간질? 세포외기질?

결합조직이란, 장기에 고유의 세포를 결합시켜서, 장기나 조직의 구조나 기능을 유지시키는 조직을 말합니다. 교원섬유나 탄성섬유 등의 섬유성분, 섬유모세포 등의 세포성분, 세포외기질 등의 고유결합조직 외에, 넓은 의미로는 혈액, 연골, 골 등도 포함됩니다.

간질이란, 장기에 고유의 세포군에 대해서, 그 사이를 메우고 있는 조직을 말합니다. 통상은 고유결합조직 외에, 혈관이나 신경 등도 포함합니다.

세포외기질(세포외 매트릭스)이란, 세포가 합성·분비하여, 세포의 외측에 축적되는 물질의 총칭입니다. 콜라겐(기저막이나 교원섬유의 재료), 엘라스틴(탄성섬유의 재료), 프로테오글리칸(뮤코다당체단백질) 등 여러 종류의 물질이 있으며, 세포의 접착·증식이나 분화의 조절에 관여하고 있습니다.

간질과 결합조직은 그다지 엄밀하게 구별하지 않으므로, 각각 나누어 사용할 필요는 없습니다. 어느 쪽이나 장기 고유의 세포 이외의 영역을 부를 때에 사용하는데, '사이를 메우고 있는 것'이라는 이미지로 얘기할 때는 간질을 사용하고, 간질 속에서도 섬유성분을 주체로 한 이미지로 얘기할 때는 결합조직을 사용한다' 라는 정도로 생각해도, 특별한 문제는 일어나지 않을 것입니다.

5-4 심근경색은 어떻게 치유하는가?

심근세포나 뇌의 신경세포는 재생하지 않습니다. 그럼, 재생하지 않는 세포가 한 덩어리가 되어 죽어버리는 심근경색이나 뇌경색은 도대체 어떤 치료법을 할까요?

■■ 죽은 심근세포는 재생하지 않는다 ■■

심근경색이란 심장을 양성하는 동맥(관동맥)이 갑자기 폐색된 결과, 양성되고 있던 영역의 심근조직이 괴사하는 병입니다. 심근세포는 고도로 분화되어 있어서, 세포분열을 하지 않습니다. 따라서 심근경색의 치유과정에서는 심근세포가 재생하지 않고, 괴사하여 이물이 된 심근조직을 정리하고, 그 영역에 육아조직이 증생하며, 마지막에 육아조직을 섬유조직으로 바꾸는, 창상치유의 구조가 작용합니다. 여기에서는 심근경색이 일어난 후의 변화를 시간을 따라서 살펴보겠습니다.

■■ 발증 후 6시간은, 현미경으로는 심근세포의 괴사를 알 수 없다 ■■

심근경색으로 심근세포가 괴사해도, 현미경으로 보고 판단하기까지는 대강 6시간 가까이 걸립니다. 물고기가 죽어도, 신선한 동안은 살아 있는 것과 차이가 없는 듯이 보이는 것과 같습니다.

괴사한 심근세포는 점차 핵이 보이지 않게 되고, 세포 속의 단백질이 변성되며, 세포질이 헤마톡실린·에오진염색으로 물드는 응고괴사 상태가 됩니다(그림 5-13C). 세포가 죽으면, 세포 속에 있는 분해효소가 작용하여, 단백질이 분해 또는 변성됩니다. 마치, 생란에서 삶은 계란으로 변하는 듯한 이미지입니다. 이와 같은 변화는 사후변화와는 달리, 괴사조직이 생기는 몸 속에 있을때만 일어납니다.

따라서 심근경색을 일으킨 후, 이 응고괴사의 형태상이 확실해지기까지 6시간, 적어도 환자가 살아 있지 않으면, 해부하여 심근세포를 현미경으로 검사해도 '심근경색' 이라는 진단을 내리지 않습니다. 발작 후 바로 돌아가신 분에게 심근경색이 있었는지를 판단하기 위해서는 관동맥이 막혀 있는 곳을 찾는 것이 열쇠가 됩니다. 또 사후시간이 너무 지나버린 경우도 사후변화가 진행되어, 생전에 괴사가 있었는지의 판단이 어려워집니다.

■■ 발작 후 1주간은 심근경색부가 매우 무르다 ■■

응고괴사 상태가 된 심근세포의 포체에서는 단백질이 새기 시작합니다. 그러면, 여기에 반응하여 백혈구가 모입니다. 발작 후 약 4일째가 백혈구가 보이는 피크입니다(그림 5-13D). 만일 심내막에서 심외막까지 심장벽의 전층이 괴사하면, 심장의 일부 벽이, 괴사한 심근세포와 그 사이로 들어간 백혈구만으로 이루어진 상태가 됩니다. 손으로 누르면 흐물흐물 깊이 들어갈 정도로 물러서, 마치 심장벽의 일부가 썩은 듯한 상태입니다.

한편, 환자의 상태는 발작이 치유되고 통증도 없어져서, 증상이 회복되고 있습니다. 발작 후 4일째 정도는 마침 CCU(관동맥질환(심근경색)인 환자를 전문적으로 치료하는 유니트)에서 일반병동으로 옮기려는 시기로, 건강한 사람이라면 슬슬 재활치료를 준비합니다. 주위의 심근이 경색을 일으켜서 움직일 수 없게 된 영역을 보충하기 위해 분발해서 외견상으로는 건강해진 셈입니다. 그런데 분발하다가 갑자기 수축되어 압력이 올라가서, 썩은 벽에 구멍이 뚫리는 수가 있습니다. 발작 후 4일 정도에 돌연, 심장이 파열되어 죽게 되는 것은 이 때문입니다.

단, 파열하는 것은 전층이 경색에 빠진 중증인 경우입니다. 심근경색의 대부분은 벽의 외측이 경색에 휘말리지 않고 남아 있어서, 파열되지 않습니다. 그러니까 '일찍 베드에서 일어나 움직이기 시작하는 것이 중요'하다는 통상의 치료방침은 잘못된 것이 아닙니다. 위험한 증례를 제대로 확인하는 것이 중요합니다.

■■ 1주 정도, 가까스로 육아조직의 증생이 활발해진다 ■■

발작한 지 1주정도 지나서 사망한 증례에서는, 경색부 주위에서 육아조직이 증생되기 시작하는 것이 관찰됩니다(그림 5-14A). 1주라고 하면, 외과수술에서는 실을 뺄 무렵으로, 피부의 상처가 상당히 치료되어 있을 때입니다. 심근경색의 경우, 수복에 상당한 시간이 걸리는 것을 알 수 있습니다.

심장에서 육아의 증생에 시간이 걸리는 이유를 생각해 봅시다. 첫째, 경색은 원래 혈류가 좋지 않아서 생기는 것입니다. 피부의 상처라면, 상처 주위에 분포하는 모세혈관의 혈류에 문제가 없어서, 대식세포나 섬유모세포의 수송로가 확보되어, 혈관도 신생하기 쉽지만, 심근경색인 경우는 그렇지 않습니다. 허혈 상황하에서, 육아조직이 증생해야 하는 것입니다.

둘째는 상처의 안정을 유지할 수 없는 것입니다. 피부의 상처를 생각해도 상처에 자극을 주지 않도록, 움직이지 않는 편이 치료가 빠를 것입니다. 그런데 심장은 치료될

심근경색의 수복① (5-13)

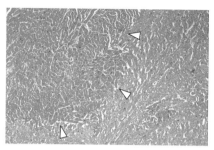

A.초기의 조직소견
발증 후 6시간이상 지나면, 심근경색으로 괴사한 영역은 다소 색이 진하게 염색된다(△). (발증 후 24시간의 증례)

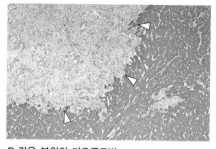

B.같은 부위의 미오글로빈
심근세포가 괴사한 영역은 세포질의 미오글로빈이 흘러나와서 염색되지 않는다(항미오글로빈항체의 효소항체법).

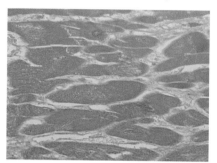

C.심근의 응고괴사상
괴사한 심근세포는 핵이 없어지고, 세포질이 핑크색으로 물들게 된다.

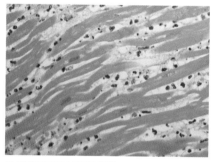

D.경색부로의 호중구 침윤
핑크의 가로무늬가 괴사한 심근세포이며, 사이에 있는 보라색 입자가 침윤한 호중구(백혈구의 동료). (심근경색 발증 후 4일의 증례)

때까지 가만히 있지 않습니다. 경색 주위의 심근은 움직이지 못하게 된 몫까지 분발하므로, 상처를 잡아당기거나 느슨하게 하여, 상처가 치료되는 과정을 방해할 수도 있습니다.

셋째는 경색의 크기입니다. 1~2개의 세포가 괴사해도, 심근경색이라고 하지 않습니다. 어느 정도 두꺼운 혈관이 막혀서, 그 혈관이 영양을 공급하고 있는 영역의 심근이 한 덩어리가 되어 죽는 것이 심근경색입니다. 작은 상처는 빨리 치유되지만, 큰 상처는 시간이 걸리는 것은 피부도 심장도 마찬가지입니다. 괴사해 버린 대량의 심근세포를 정리하는 것만으로도 상당한 시간이 걸립니다.

■■ 1개월 이상 걸려서, 경색부가 반흔이 되어 간다 ■■

경색소에서는 대식세포가 괴사한 심근덩어리를 조금씩 정리하고, 그곳에 육아조직이 증생하게 됩니다(그림 5-14B). 그러나 주위의 심근이 수축과 확장을 반복하면서, 경색소도 여기에 수반하여 주기적으로 지연되므로, 그것에 저항하면서 작업을 진행해야 합니다.

심장에서 작용하는 섬유모세포에는, 다른 장기에 비해서, 세포 자신이 수축력을 가지는 것을 흔히 볼 수 있습니다. 이것들은 근섬유모세포라고 하며, 평활근세포와 같은 수축단백을 가진 섬유모세포입니다. 이 세포가 상처가 늘어나지 않도록 가로로 배열하므로, 섬유도 심장벽과 똑같이 내강을 둘러싸듯이 형성됩니다. 그리고 섬유가 생김에 따라서, 섬유모세포나 모세혈관이 사라집니다(그림 5-14C).

이렇게 해서 심근경색 부분이 섬유조직이 되기까지는 1개월 이상 걸립니다. 또 완전한 반흔이 되기까지는 2개월이 걸립니다(그림 5-14D). 환자가 무사히 퇴원하여 평소 생활로 되돌아가도, 심장 속에서는 아직 수복공사가 계속되는 경우가 많습니다.

참고로, 수복은 심근경색소의 변연부에서 천천히 진행됩니다. 그 때문에 괴사한 부분이 크면, 중심부가 흡수되지 않는 동안에, 변연부에서는 섬유화가 진행됩니다. 검사해 보면, 발증 후 4개월이나 지나서, 주변부는 완전히 반흔이 되었는데, 중심부에 괴사 심근이 응고괴사의 상을 나타낸 채 남아 있는 경우가 있었습니다.

■■ 반흔이 되면, 그것으로 끝나지 않는다 ■■

섬유로 치환된 부분은 수축되지 않습니다. 심장 전체가 수축되어 펌프 기능을 해야 하는데, 벽의 일부에 수축하지 않는 장소가 생긴 것입니다. 그러면, 주위 심근이 그 만큼 분발하게 됩니다. 근육은 분발하면, 보디 빌딩에서 알 수 있듯이 비대해집니다. 즉, 심장의 벽이 두꺼워지는 것입니다. 그런데 심근경색을 일으킨 혈관은 협착되어 있어서, 두꺼워진 벽을 양육할 수 있을 정도로 혈액을 공급할 수 없습니다. 이렇게 혈류의 수요와 공급의 균형이 무너져서, 다시 심근경색을 일으킬 가능성이 충분히 있는 것입니다.

또 심근경색에 빠져도, 심장은 쉬지 않고 수축과 확장을 반복합니다. 그 때문에, 괴사되어 약해진 부분에, 항상 안에서 밖으로 밀어내는 힘이 가해집니다. 고무풍선을 부풀렸을 때, 일부에 약한 곳이 있으면, 그곳만 밖으로 부풀게 됩니다. 그와 마찬가지로, 어느 정도 큰 영역이 심근경색이 되면, 그 부분은 밖으로 부풀게 됩니다. 이런 상황하에서 육아조직의 증생부터 섬유화로의 과정이 진행되는 것입니다.

피부의 창상치유를 보고 알 수 있듯이, 반흔이 되는 과정에서 상처가 작아집니다. 이

심근경색의 수복② (5-14)

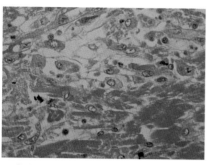

A.육아조직의 증생(초기)
하반부에서 붉게 보이는 것이 괴사한 심근세포. 상반부에 보이는 유원형 세포가, 그것을 탐식하여 정리하고 있는 대식세포. (발증 후 8일의 증례)

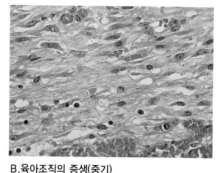

B.육아조직의 증생(중기)
대식세포는 줄고, 방추형 섬유모세포가 섬유를 만들고 있다. 적혈구가 막힌 모세혈관도 눈에 띄고 있다. (발증 후 24일의 증례)

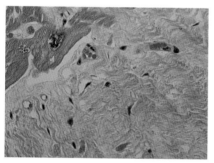

C.육아조직에서 섬유조직으로
섬유모세포는 줄고, 흐린 핑크색으로 물든 섬유 사이에 핵이 산견되는 정도이다. 왼쪽 위는 살아남은 심근세포. (발작 후 70일의 증례)

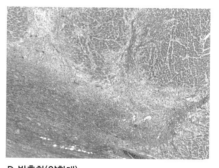

D.반흔화(약확대)
파랗게 염색되어 있는 것이 섬유조직. 이 영역은 수축되지 않는다. 이와 같이 경색소가 섬유화되면, 진구성 심근경색이라고 한다. (매슨염색, 발증 후 2개월이상 경과한 증례)

것은 심근경색소의 경우도 같습니다. 그러니까 벽의 전층이 경색에 빠진 경우, 섬유로 형성되는 벽은 주위보다 얇아집니다. 게다가 벽에는 잡아당기는 힘이 가해지니까, 얇아지는 벽이 더욱 얇아집니다. 이와 같은 경우, 주위의 심근이 분발하여 수축되면, 그 압력 때문에 얇은 섬유의 벽이 혹처럼 밖으로 부풉니다(좌실류 : 그림 5-16). 그러면, 심장에서 밀려나오는 혈액의 일부가 혹 속에 고여서 나가지 못하므로, 효율이 매우 떨어집니다. 벽의 일부가 수축되지 않아서, 다른 부담이 증가하는데, 또 그 벽이 심장의 활동을 방해하므로, 당연히 기능이 떨어집니다.

심근경색의 육안소견 (5-15)

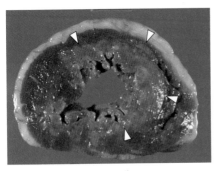

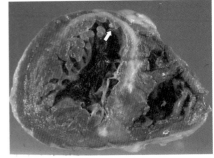

A.신선한 심근경색(육안소견)
새로운 심근경색은 혈액이 통하지 않고 심근이 괴사되어 있어서, 흐린 칙칙한 색으로 보인다(△).

B.오래된 심근경색(육안소견)
위쪽에서 얇아진 흰 띠모양의 영역(→)이 섬유화된 심근경색의 반흔소(경색으로부터 8년 후).

　　이와 같이, 증상에서 보면 치유된 듯이 보이는 심근경색이라도, 심장의 부담이 증가하여 심부전에 빠지는 경우가 적지 않으며, 재발작의 위험이 증가하게 됩니다. 심근경색의 경우, 치유되었으니까 이제 괜찮다고 할 수 없는 것을 잘 이해할 수 있습니다.

(5-16)

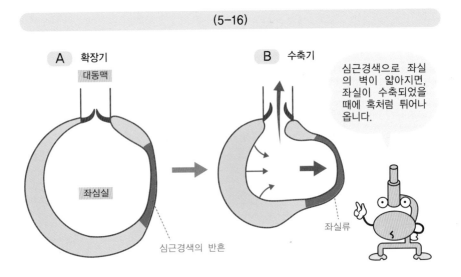

5-5 뇌경색은 어떻게 치료하는가?

뇌경색은 뇌에 영양을 공급하는 혈관이 막혀서 뇌조직이 괴사하는 병으로, 생명과 관련되는 경우도 많은 중요한 병입니다. 뇌의 신경세포는 심근세포와 함께, 세포분열을 하지 않는 대표적인 세포입니다. 여기에서는 뇌경색이 된 후의 치료법을 심근경색과 비교하면서 살펴보겠습니다.

■ ■ 급성기의 문제는 뇌부종 ■ ■

뇌의 혈관이 막히는 원인에는 심근경색과 마찬가지로, 동맥경화로 인한 혈관 협착에 혈전이 추가되어 혈관이 폐색되는 것 외에, 심장이나 경동맥에 생긴 혈전이 색전이 되어 뇌동맥에 막히는 것이 있습니다. 심장에서 대동맥이 나온 직후의 가지인 관동맥과 달리, 심장에서 뇌에 도달하기까지 긴 혈관의 루트를 지나기 때문에, 그 동안의 동맥경화나 혈전형성도 뇌혈류에 영향을 미치게 됩니다. 또 뇌에서는 혈관이 완전히 막히지 않아도, 동맥의 협착이 진행되는 곳에서 혈압이 저하되는 등, 혈류가 나빠지는 상태가 더욱 추가되어서, 뇌경색이 발증하기도 합니다.

뇌경색도 심근경색과 마찬가지로, 발증 후 6시간 이내는 조직에 확실한 변화가 나타나지 않습니다. 경색 후, 세포의 괴사를 현미경으로 파악하기까지는 시간이 걸립니다.

뇌경색에서 우선 문제가 되는 것은 발증 후의 부종(뇌부종)입니다. 괴사라는 자극에 대한 반응은 몸의 어느 조직에서나 마찬가지로, 손상을 입은 주위 혈관이 확장되고, 수복에 필요한 세포성분이나 단백질성분이 수분과 함께 혈관밖으로 나오므로, 국소에 부종이 일어나서 붓게 됩니다. 그런데 뇌의 경우, 이 부종이 특히 문제가 됩니다. 그것은 뇌가 단단한 두개골에 둘러싸여 있어서, 부으면 표면이 두개골에 꽉 눌리기 때문입니다. 뇌의 표면에는 신경세포가 분포되어 있어서, 심하게 압박을 받으면 피가 통하지 않게 되어, 이 신경세포가 손상을 입게 됩니다. 상해를 치료하기 위한 염증반응이, 뇌인 경우는 손상으로 연결되어 버립니다.

부종은 발증 후 4일째 정도가 피크가 됩니다. 부어 있는 동안은 뇌경색으로 인한 직접적인 손상에, 부종에 의한 손상이 추가되므로, 발증 초기부터 상해가 진행될 가능성이 있습니다. 너무 심하게 부으면, 뇌는 두개골에 있는 공간을 통해 삐져나옵니다. 이 공간의 하나가 척수가 나가는 구멍이며, 이와 같은 공간으로 뇌가 삐져나오는 것을 뇌헤르니아라고 합니다. 삐져나온 뇌에 의해서, 호흡이나 순환을 담당하는 연수가 압박을 받으면, 죽음에 이르기도 합니다. 이 고비를 어떻게든 넘겨서 부종이 가라앉게 되면, 괴사에만 이르지 않으면 부종으로 눌려 있던 영역의 기능이 되돌아옵니다. 이렇게 해서 의식이 돌아오거나, 증상이 개선됩니다.

손발이 부으면 습포하는데, 뇌에는 습포를 할 수가 없습니다. 이 시기의 치료는 통상, 높은 삼투압을 가진 액을 점적함으로써 혈장삼투압을 올려서, 혈관에서 수분이 밖으로 새어나오지 않도록, 또 뇌 속으로 새어나온 수분이 혈관으로 되돌아오도록 합니다. 더 중증인 경우에는 부종이 치료될 때까지 두개골의 일부를 제거해 두는 수술(감압개두술)까지 하는 경우도 있습니다.

■ ■ 뇌경색부의 괴사조직은 녹아서 액상이 되어 간다 ■ ■

신경세포가 괴사하면, 처음에는 심근세포와 마찬가지로, 세포질이 헤마톡실린·에오진염색으로 붉게 물들게 됩니다. 또 신경세포가 괴사하면 내용물이 흘러나오므로, 여기에 반응하여 백혈구가 모입니다. 발작 후 1일 정도에서 볼 수 있는 이 백혈구의 반응은 심근경색의 경우와 같습니다.

괴사한 신경세포는 그 후, 심근세포와 같이 단백질이 변성하여 굳는(응고괴사) 것이 아니라, 세포질이 녹듯이 융해되어 갑니다(융해괴사). 이것은 발증 후 1주 정도에 진행됩니다. 응고괴사가 아니라 융해괴사가 되는 것은 신경세포가 단백질뿐 아니라 지질성분을 많이 포함하고 있기 때문입니다. 세포내의 소기관이 무너져 가는 것은 신경세포도 심근세포도 마찬가지입니다.

융해된 신경세포의 나머지는 대식세포에 흡수됩니다. 이 대식세포는 흡수하는 지질성분이 많으므로, 동맥경화소에서 지질을 탐식한 것과 마찬가지로, 거품 같은(foamy) 포체가 됩니다. 괴사한 조직이 대식세포에 흡수되어 정리되는 것은, 심근경색일 때와 같습니다. 뇌경색부에 대식세포가 보이는 것은, 경색의 크기에 따라 다르지만, 대개 발증 후 1주 정도입니다.

뇌는 심장처럼 주변이 계속 움직이면서 치유과정을 방해하는 것은 아닙니다. 그런데도 피부의 창상치유보다 훨씬 늦는 것은, 허혈상태에 추가하여, 당초 뇌부종으로 조직이 압박을 받아서 괴사부가 반응하기 어려운 것이 주요 이유입니다.

■ ■ 뇌경색에서는 육아조직이 보이지 않는다 ■ ■

심근경색에서는 괴사한 조직이 정리된 후에 나타나는 것이 육아조직의 증생입니다. 그런데 뇌경색소에서는 아무리 지나도 육아조직이 증생되지 않습니다. 뇌에는 다른 장

뇌경색의 수복 (육안소견) (5-17)

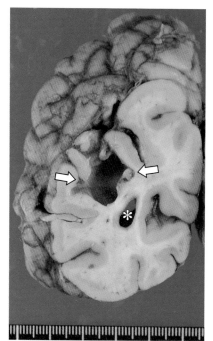

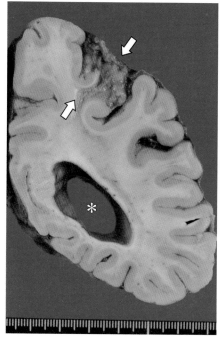

A.오랜 뇌경색소(후두엽)
뇌내의 경색소는 괴사조직이 흡수되어, 낭포상의
연화소(액체가 고인 주머니)가 되고 있다(→).

B.오랜 뇌경색소(전두엽)
뇌표면의 경색소에는 무너진 괴사조직이 남아 있다
(→). ＊는 뇌척수액을 만들어 흐르게 하는 뇌실이라
는 정상구조.

기나 조직에 있는 섬유모세포나 결합조직이 존재하지 않기 때문입니다.

결합조직이 없다는 것은, 뇌에는 신경세포만 모여 있다는 것일까요? 혈관이나 림프
관을 포함하는 결합조직이 없다고 하면, 영양성분이나 노폐물의 교환 등도 잘 할 수 없
게 됩니다. 실은 뇌에는 신경세포의 사이를 채우고, 간질을 형성하는 신경교세포 (글리
어세포) 라는 세포가 있습니다.

신경교세포에는 성상교세포(아스트로사이트), 핍돌기교세포(올리고덴드로사이트),
소교세포(미크로글리어)의 3종류가 있습니다. 이 중에서, 여차하면 섬유모세포 대신에
작용하는 것이 성상교세포입니다. 성상교세포는 뇌경색으로 괴사한 조직이 녹아서 없
어졌을 때에, 모습을 바꾸어 그 틈새를 메우려고 합니다. 이렇게 해서 모습을 바꾼 성
상교세포는 비반형(肥胖型) 성상교세포라고 합니다.

　성상교세포는 섬유모세포가 교원섬유를 만드는 것과 달리 세포 밖에 섬유를 만들 수 없습니다. 가는 섬유상의 돌기를 스스로의 세포질에서 많이 기를 뿐입니다. 그 때문에, 성상교세포만으로, 빠져 나간 조직의 영역을 모두 메우는 것은 무리입니다. 성상교세포는 섬유모세포처럼 괴사한 조직 속으로 증생하는 것이 아니라, 주위를 둘러싸듯이 분포합니다. 치환이 아니라, 둘러싸는 반응이 일어나는 것입니다.

Column　중추신경에 있는 주요 신경교세포

❶ 성상교세포(아스트로사이트)
　뇌의 간질을 형성하고 구조를 유지할 뿐 아니라, 모세혈관에서 유해물질이 들어오지 못하도록 혈액뇌관문이라는 장벽을 형성하면서, 모세혈관에서 공급되는 산소나 영양성분을 신경세포에 주고, 노폐물을 받아서 버리는 역할을 하고 있습니다.

❷ 핍돌기교세포(올리고덴드로사이트)
　신경세포의 섬유(축삭)에 휘감겨 수초(髓鞘)를 형성하고, 신경자극의 전달을 도우면서, 영양보급도 하고 있습니다.

❸ 소교세포(미크로글리어)
　뇌내에 존재하는 대식세포계 세포로, 식작용을 하며, 면역 외에 이상대사물 등을 회수하고 있습니다.

신경교세포 (5-18)

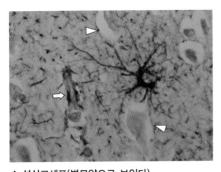

A.성상교세포(별모양으로 보인다)
성상교세포는 모세혈관(→)과 신경세포(△) 사이를 연결하며, 신경세포에 영양을 주고, 반대로 노폐물을 받고 있다. (항GFAP항체의 효소항체법)

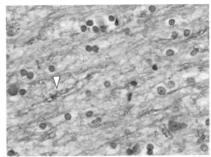

B.핍돌기교세포
보라색 핵이 핍돌기교세포. 신경섬유 주위를 둘러싸고, 수초(△로 파란 꼬투리처럼 보인다. 다른 파란 배경도 모두 수초)를 형성하며, 신경자극의 전달을 돕고 있다. (KB염색)

■■ 뇌경색 후에는 액체가 고인 공동(空洞)이 남는다 ■■

뇌경색은 육아조직의 증생이 보이지 않는 것 외에, 또 하나 심근경색과 큰 차이가 있습니다. 그것은 상처를 수축시키는 작용을 하는 세포나 조직이 나타나지 않는다는 점입니다. 뇌경색에서는 융해괴사로 생긴 구멍을 육아조직으로 메울 수 없을 뿐더러, 그 구멍을 작게 막을 수도 없습니다. 그 대신, 전항에서 설명하였듯이, 성상교세포가 구멍 주변부를 가는 섬유로 둘러싸고 벽을 만들어, 구멍이 터지지 않도록 합니다. 이 벽을 글리어성 반흔이라고 하며, 3주 이상 걸려서 천천히 만들어집니다.

구멍 속에서는 융해괴사한 조직이 정리되고, 나중에는 림프액 등의 조직액이 남습니다. 결과적으로, 심근경색에서 볼 수 있는 섬유성 반흔이 아니라, 액체상태인 것을 섬유가 둘러싼 공동과 같은 것이 됩니다. 단, 액체상의 내용물은 어느 정도 흡수되고, 글리어성 반흔 섬유도 단단하지 않아서, 대부분의 경우 용적이 줄어서 '오그라든 풍선'처럼 됩니다. 또 뇌경색으로 뇌의 표면까지 괴사한 경우는 바깥쪽(표면측)을 둘러쌀 수 없습니다. 괴사조직을 완전히 정리하기도 어려우므로, 바깥쪽에 융해괴사한 조직을 남긴 채, 안쪽만 글리어섬유가 둘러싸게 됩니다.

피부의 상흔을 보고 알 수 있듯이 통상적인 반흔은 딱딱해지지만, 뇌경색으로 생긴 상흔은 주위보다 훨씬 부드러운 상태입니다. 그 때문에, 오래 된 뇌경색 상흔을 뇌연화소(腦軟化巢)라고 합니다. 이와 같은 창상치유의 구조는 후술하는 '제거할 수 없는 이물'에 대한 반응과 유사하며, '괴사 후의 공동을 자신의 조직으로 둘러싸서, 외부에서는 보이지 않도록(반응이 일어나지 않는다) 한다'고 해석할 수도 있습니다.

■■ 뇌사인 뇌에서는 뇌 전체가 액화되어 버린다 ■■

뇌사는 사람의 죽음이라고 확인되고 있고, 뇌사환자로부터 장기이식도 행해지고 있습니다. 뇌사란 뇌의 전 기능이 상실된 상태로, 뇌간의 기능(호흡이나 체온조절 등)이 유지되고 있는 식물상태와는 다릅니다. 뇌사 상태에서도 인공호흡기나 링거로 산소나 영양을 공급하면, 뇌 이외의 장기나 조직은 한동안 계속 살아 있습니다. 그러나 체온조절 등 자율신경계를 조정할 수 없으므로, 조만간 여러 장기에 장애가 발생하여 죽음에 이릅니다. 뇌 전체가 괴사한 상태니까, 심장이 움직이고 있는 한, 뇌 전체에서 뇌경색과 같은 반응이 진행됩니다. 이와 같은 상태가 경과된 후에 죽은 사람의 뇌를 병리에서는 인공호흡기뇌라고 합니다. 인공호흡기가 없으면 결코 볼 수 없는 소견이기 때문입니다.

뇌사를 확인할 수 없던 시절, 나는 병리해부에서 인공호흡기뇌의 증례를 해부할 기

뇌경색의 수복 (조직소견) (5-19)

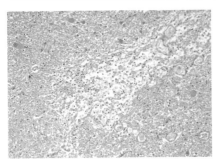

A.신선한 미소경색소(약확대)
주위와 비교하면, 스폰지와 같이 뚫린 영역으로 보
인다.

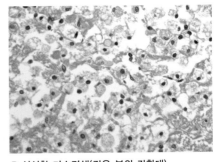

B.신선한 미소경색(같은 부위 강확대)
괴사조직을 탐식, 흡수하는 대식세포(세포질이 흐
린 핑크색으로 염색된 원형세포)가 많이 모여 있는
것을 알 수 있다.

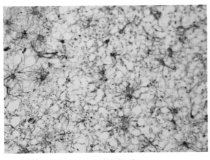

C.경색부의 글리어섬유(약확대)
괴사조직이 흡수되어 생기는 틈새는 성상교세포가
섬유를 형성하여 메우려고 한다. (항GFAP항체의
효소항체법)

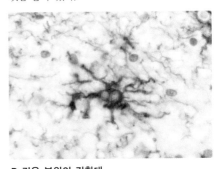

D.같은 부위의 강확대
성상교세포가 주위로 섬유를 뻗은 모습은 이름처
럼 별모양으로 보인다.

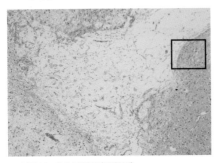

E.시간이 지난 경색부(약확대)
5-17B에서 나타낸 영역 부근. 경색소는 연화되고, 거
의 조직성분이 없어져서 물웅덩이처럼 되어 있다.

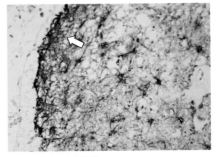

F.E의 '□'부(강확대)
낭포상의 경색소의 벽은 성상교세포가 만드는 섬
유(화살표의 진하게 염색된 가장자리)로 구성된다.
(항GFAP항체의 효소항체법)

회가 많이 있었습니다. 그 중에 1개월 전에 뇌사상태가 되었지만, 가족들의 의견으로 인공호흡기로 호흡을 유지하고, 링거로 영양을 공급받으면서, 매일 인공투석으로 체액 관리를 계속한 증례가 있었습니다. 사망한 후 해부할 때, 전기톱으로 두개골을 열었는데, 톱이 지나간 자리에서 액체가 흘러나왔습니다. 어떻게든 전 둘레를 자르고 두개골을 제거한 순간, 물처럼 녹은 뇌가 흘러나왔습니다. 형태가 전혀 없고, 세면기로 받은 속에 허물어진 두부 같은 조직이 보일 뿐이었으며, 조직표본도 제작할 수가 없었습니다. 이 때 나는 '뇌사는 사람의 죽음이며, 이 상태에서 인공적으로 뇌 이외의 장기기능을 유지하는 것은 잘못'이라고 생각했습니다.

Column   병리조직의 경시적 변화

'자 잘 보게! 이것이 그 유명한 나폴레옹·보나파르트의 뇌야' '에~? 왠지 애기를 들었던 것보다 작은 것 같은데?' '뭐, 이것은 나폴레옹이 13살 때의 뇌야. 이런 우스운 이야기가 있지만, 사람의 조직에 일어나는 병리변화에 관해서, 시간에 따라서 조직을 채취하여 검사할 수는 없습니다. 병리해부에서 알 수 있는 것은 사망했을 때의 상태뿐입니다. 그러나 본장에서는 심근경색이나 뇌경색에 관해서, 경시적인 변화를 설명했습니다. 이상하게 생각되지 않습니까?

심근경색이나 뇌경색은 죽음과 연결되는 병이니까 사망한 사람을 해부하여 검사할 수 있습니다. 또 증상에서 경변의 발증시기도 거의 단정할 수 있습니다. 그 때문에, 발증 후 몇 시간, 며칠간, 몇 주간으로 나누어 수많은 증례를 모을 수가 있었던 것입니다. 이러한 많은 병리해부의 중복으로, 경색부가 시간에 따라서 어떻게 변화하는가를

유추할 수 있었던 것입니다.

반대로, 이와 같은 데이터에서 '부검으로 확인된 소견에서 보면, ○일전에 심근경색의 발작이 있었을 것'이라는 추리를 할 수 있고, '이 치료를 하여, 통상에 비해 ○○라는 병리조직학적 차이를 나타내고 있다'라는 판정도 할 수 있습니다.

단, 증상이나 임상경과는 환자에 따라서 다릅니다. 병변의 중증도가 다르면, 배경에 있는 혈관장애의 정도나 분포, 실시한 치료 내용도 다릅니다. 그러니까 '대개'라는 말을 뺄 수 없지만…… 그런 의미에서, 병리해부의 데이터의 축적의 중요성을 충분히 알 수 있을 것입니다.

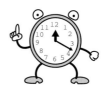

5-6 지속적으로 상해가 계속되어 생기는 간경변

장기나 조직이 받는 상해는 한 번뿐이라고 할 수 없습니다. 만성 질환인 경우는 보통, 지속적 또는 반복하여 상해인자가 작용합니다. 이럴 때 수복의 구조는 어떻게 작용할까요? 재생력이 강한 간을 예로 살펴보겠습니다.

■■ 간이 원래대로 재생하려면? ■■

간이 상해를 입으면, 증식개시의 스위치가 켜지고, 간세포의 세포분열이 시작됩니다. 이 때, 간세포가 단지 증식하면 원래대로 될 수 없습니다. 혈관이나 담관도 동시에 증생되어야 하고, 새로 생긴 간세포는 혈관(굴모양혈관)을 따라서 일렬로 배열되어야 기능할 수 있습니다. 또 원래 크기가 되면, 증생을 정지해야 합니다. 아무리 간세포에 재생능력이 있어도, 이러한 과정의 어느 한 부분이 상태가 나쁘면 원래대로 되돌아가지 못합니다.

간의 경우, 특히 구조의 유지가 중요합니다. 간세포 하나하나는 담즙을 생성하거나, 혈액에서 물질을 흡수하여 대사하는 기능을 하고 있습니다. 그런데 혈관(굴모양혈관)이라는 물질을 운반하는 벨트콘베어에 인접해 있지 않으면, 간세포는 물질을 흡수하거나, 그 대사산물을 다시 되돌릴 수 없습니다. 간세포가 배로 분열되어 큰 경단을 만들어도, 도움이 되지 않습니다. 그 때문에, 여러 가지 증식인자와 그 억제인자가 작용하여, 구조를 유지하면서 재생하도록 조정되고 있는 것입니다.

또 피부의 창상치유에서는 다소간에 섬유성 반흔이 남는데, '원래대로' 라는 것은 이 반흔조직도 거의 형성되지 않는다는 것을 의미합니다. 간에서는 육아조직이 관여할 틈이 없을 정도로 신속하고 활발하게, 간세포나 주위 결합조직의 재생이 진행됩니다.

■■ 만성적 상해에 대한 간의 반응 ■■

1회의 상해라면 간은 거의 원래대로 수복됩니다. 그러나 만성적 상해에서는 원래대로 수복하기가 어렵습니다. 그것은 '상해가 항상 추가하여 점차 간세포가 괴사되기 때문에 재생이 충분하지 않다' '간세포가 재생해도, 같은 상해인자로 손상을 입어서 괴사해 버린다' '상해인자의 존재하에서 간세포의 재생은 보통대로는 되지 않는다' 등의 이유가 고려됩니다.

만성적 상해로 간세포의 재생이 방해를 받으면, 다른 장기나 조직과 마찬가지로, 상해부위에 육아의 증생이 일어나게 됩니다. '괴사한 간세포를 정리하고, 그곳에 육아조직이 증생하며, 최종적으로 섬유성반흔을 형성'하는 창상치유과정이 일어나는 것입니다. 상해를 입은 영역이 섬유로 치환됨으로써 상흔이 작아지는 것도, 피부의 예에서 본 창상치유와 같습니다. 단, 여기에서 간이 다른 장기와 다른 것은 활발한 재생능력을 가지고 있다는 것입니다. 상해가 지속적으로 가해지거나, 반복하여 가해지는 경우라도, 간세포는 포기하지 않고 재생하려고 합니다. 그 때문에, 한편에서는 '육아증생 → 섬유화 → 반흔형성'이 진행되고, 또 한편에서는 재생이 반복되는 상태가 됩니다.

이 무질서하게 수복과 재생이 반복된 결과가 간경변입니다. 간경변의 특징은 간 속에서 정상으로 보이지 않는 섬유성 반흔이 만연해 있는 것과, 재생한 간세포가 덩어리를 만들고 있는 2가지입니다. 실제 조직에서는 재생된 간세포 덩어리를 섬유조직이 둘러싸는 형태를 취하며, 동맥과 정맥의 위치관계도 뿔뿔이 흩어지게 됩니다. 이와 같은 구조단위를 위소엽(僞小葉)이라고 합니다. 혈액이 흐르는 루트나 담즙이 글리슨초의 담관으로 흘러들어가는 루트는, 만연한 섬유로 토막토막 끊어져 버립니다.

▪▪▪ 상해인자는 간에 어떻게 도달하는가? ▪▪▪

간을 상해하는 인자는 일반적으로, 수술이나 외상을 별개로 하면, 혈류를 타고 간으로 운반됩니다. 다른 장기나 조직과 달리, 간에는 심장에서 보내지는 동맥혈뿐 아니라, 소화관에서 흡수된 영양분 등의 물질을 포함하는 혈류도 흘러들어옵니다. 소화관에서 흡수된 물질은 우선 소화관에 분포하는 모세혈관으로 운반되고, 정맥에 모입니다. 이 정맥이 더 모여서 1줄이 되어, 간에 도달합니다. 소화관에서 모여서 간에 이르는 이 정맥을 문맥이라고 합니다.

간에 이른 문맥은 간동맥과 함께 간 속으로 들어가서 갈라지게 됩니다. 갈라진 문맥과 간동맥은 최종적으로 하나가 되어 간세포(간세포삭)가 양측으로 정렬하는 한 줄의 혈관(굴모양혈관)으로 흘러 들어가서, 출구의 정맥(중심정맥)으로 향합니다. 따라서 상해인자는 동맥으로 운반되어도, 소화관에서 흡수되어 문맥으로 운반되어도, 최종적으로는 간세포에 이르게 됩니다.

또 간동맥과 문맥의 말초부에는 간세포에서 만들어진 담즙이 간세포 사이에 있는 모세담관을 통해서 흘러들어가는 간내담관도 함께 있습니다. 간동맥, 문맥, 담관이 모여 있는 곳을 글리슨초라고 합니다.

간염에서 간경변으로 (5-20)

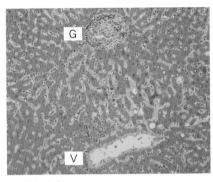

A.정상 간세포
정상 간세포에서는 글리슨초(G)와 중심정맥(V)이
규칙적으로 분포하고, 사이에 간세포가 일렬로 정
렬되어 있다. (EMG염색).

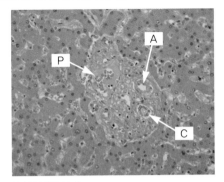

B.정상 글리슨초
글리슨초에는 교원섬유 속에 문맥(P), 간동맥(A),
담관(C)이 모여 있다. 주위 간세포와의 경계가 명
료하다.

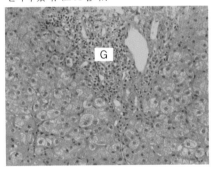

C.C형 간염 : 경도의 염증소견
보라색 입자처럼 보이는 림프구가, 글리슨초 안에
서 많이 침윤되어 있다.

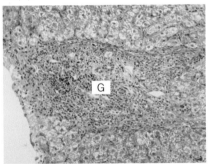

D.C형 간염 : 글리슨초의 확대
글리슨초가 섬유증생으로 정상보다 확대되어 있
다. (B, C보다 강확대/매슨염색)

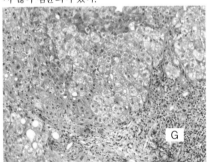

E.C형 간염 : 글리근초에서 자라는 섬유화
확대된 글리슨초에서 파랗게 염색된 섬유가 다리
를 놓듯이 뻗어 있는 상태를 알 수 있다. (매슨염
색)

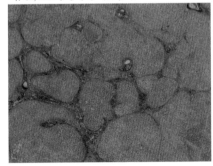

F.간경변(약확대)
섬유(이 염색에서는 검게 보인다)에 따라서 간세포
가 크고 작은 덩어리(위소엽(僞小葉))로 나뉘어 있
다. (EMG염색)

간장의 조직구조 (5-21)

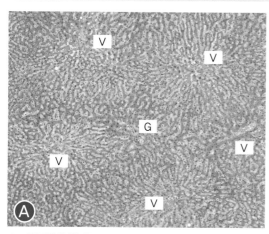

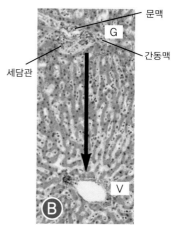

A : 간조직의 벌집구조
정상 간에서는 글리슨초(G)와 중심정맥(V)이 규칙적으로 분포하고, 사이에 간세포가 삭상으로 정렬되어, 벌집구조를 이루고 있다.

B : 글리슨초와 중심정맥
글리슨초의 간동맥과 문맥의 혈액이 간세포 사이의 모세혈관(굴모양혈관)을 지나서, 중심정맥으로 흘러들어간다. 간세포에서 만들어진 담즙은 모세담관을 거쳐서 글리슨초 방향으로 흘러서, 세담관으로 흘러들어간다.

▪ ▪ 상해인자의 도달경로에 따라서 다르게 손상되는 영역 ▪ ▪

이러한 간의 순환을 보면, 상해인자가 동맥에서 운반되어 오든, 문맥에서 운반되어 오든, 굴모양혈관의 입구 근처에 있는 간세포가 가장 큰 손상을 입습니다. 독성이 강한 상해인자인 경우, 확실히 글리슨초 주위의 간세포가 손상을 입습니다. 간염바이러스도 글리슨초 주위에서 염증을 일으켜서, 주위 간세포가 손상됩니다.

그럼, 상해인자로서, 간에 대사를 할 수 없을 정도로 대량의 물질이 수송되어 온 경우는 어떻게 될까요? 운반되어 온 물질은, 글리슨초 주위의 세포가 배에 가득 찰 때까지 흡수하는 것이 아니라, 대사할 수 없는 양은 먼저 보냅니다. 단, 간세포가 필요로 하는 산소나 에너지도 간동맥에 의해서 운반되므로, 상류의 글리슨초 주위의 간세포는 신선한 산소나 영양을 많이 받을 수 있지만, 하류의 중심정맥 주위의 간세포는 나머지 밖에 받을 수 없습니다. 그 때문에, 중심정맥 주위의 간세포는 영양상태가 나쁘고, 물질이 보내져도 그것을 대사할 수 없어서, 쌓이게 됩니다. 이러한 이유로, 지방간의 지방은 중심정맥 주위의 간세포에 쌓이는 경우가 많습니다. 저산소나 저영양 등의 상해인자의 영향을 정면으로 받는 것은 중심정맥 주위의 간세포가 됩니다.

또 하나, 상해인자로서, 만성 울혈을 생각해 봅시다. 만성심부전에 빠지면 전신 장기에 울혈을 초래하는데, 이 때 간은 어떻게 될까요? 간의 울혈은 중심정맥에서 일어납니다. 울혈로 중심정맥의 압이 올라가면, 혈액이 굴모양혈관에서 중심정맥으로 잘 흘러나오지 않게 되어, 주위의 간세포에 압력이 가해집니다. 또 흐름이 나빠지면, 산소나 영양도 도달하기 어려워집니다. 결과적으로 중심정맥 주위의 간세포가 상해를 입게 됩니다.

■ ■ ■ 여러 가지 패턴이 있는 강경변으로의 진전법 ■ ■ ■

간의 구조와 상해인자가 활동하는 장소의 관계를 알게 되면, 같은 간경변에 걸린다 해도, 원인에 따라서 차이가 없을 것이라고 생각하지 않습니까? 실제로 질환에 따라서 간경변의 형태에 차이가 있다는 것을 알 수 있습니다.

❶ 바이러스성 간염

감염의 주요원인이 수혈이라는 점에서 알 수 있듯이, 간염바이러스는 혈액 속에 들어가서 간에 도달하고, 글리슨초 주위의 간세포에 감염됩니다. 바이러스는 직접 간세포를 공격하는 것이 아니라, 기생하도록 간세포에 들어가서 증식합니다. 그러면, 감염된 세포는 표시가 되는 깃발을 게양합니다. 이 깃발이 붙은 세포를 면역세포가 공격하여 제거하는 것이, 바이러스성 간염으로 간세포가 괴사하는 구도입니다.

글리슨초 주위에서 이와 같은 상해가 지속되면, 간세포가 있던 곳이 섬유로 치환됩니다. 섬유화 영역은 주위를 침식하듯이 확대해 가고, 결국에는 이웃인 글리슨초 사이가 섬유로 연결됩니다. 이와 같은 징검다리가 여기저기에 생기고, 한편에서 재생결절(재생한 간세포덩어리)이 형성되어, 간경변이 완성되는 것입니다. 이와 같이 만성간염에서 간경변에 이른 경우에는 섬유성분이 적고, 비교적 큰 재생결절이 형성됩니다(그림 5-22A).

이 밖에, 바이러스의 힘과 몸의 면역력의 관계에서, 감염됐을 때에 많은 간세포가 한꺼번에 상해를 입으면 극증간염 상태가 됩니다. 광범위하게 간세포가 괴사되므로 고도의 간부전이 되고, 중증으로 사망률도 높은 질환입니다. 이 상태에서 생명이 연장된 경우는, 겨우 살아남은 간세포가 재생하는데, 주위의 상해부위에서는 간세포가 재생하기 전에 섬유가 증생하므로, 넓은 섬유성분 속에 재생결절이 산재하는 형태의 간경변이 됩니다.

❷ 알콜성 간장애

지방이 너무 많이 쌓인 간세포는 풍선이 터지듯이 괴사에 이릅니다. 앞에서 기술하였듯이, 지방간은 중심정맥 주위에서 진행되므로, 섬유화도 중심정맥 주위에서 확대됩니다.

알콜성 간장애에서는 지방의 축적 외에 알콜성간염도 추가되어, 간세포의 탈락과 섬유의 증생 때문에 간경변으로 진전됩니다. 이 경우는 중심정맥 주위도 글리슨초도 상해를 입게 되어, 작은 위소엽(僞小葉)이 형성됩니다(그림 5-22D).

❸ 울혈성 간경변

만성울혈이 계속되면 중심정맥 주위의 간세포가 괴사하여, 이 영역에서 섬유화가 일어납니다. 중증 상태가 장기적으로 계속되면, 간경변까지 진전됩니다(그림 5-22B). 울혈성 간경변은 동시에 정맥계 확장이 보이는 것이 특징입니다.

■ ■ 간경변에서 볼 수 있는 증상의 원리 ■ ■

간세포가 탈락한 영역은 섬유가 증가하여 수축됩니다. 이렇게 해서 간이 단단하게 작아지는 간경변이 완성됩니다. 간경변이 되면, 혈액의 통로도 담즙의 통로도 섬유에 의해서 토막토막 끊어지므로, 간세포가 재생해도 간 전체로서의 기능을 충분히 할 수 없게 됩니다.

간경변에서는 간으로 잘 들어가지 못하는 혈액이 울체되고, 울체된 혈액에서 새어나오는 액체가 복수로서 배에 고입니다. 복수의 저류에는 '간기능장애 때문에 충분한 단백질을 만들 수 없게 되고, 저단백백혈증으로 교질침투압이 저하되는 것' '문맥의 토막으로 문맥압이 올라가고, 간의 림프액의 생성이 증가하는 것' '몸을 둘러싸는 유효한 순환혈액량의 저하나 신장의 혈류량 저하로, 수분이나 나트륨의 배설이 저하되는 것' 등이 관련됩니다.

또 간경변에서는 담즙이 잘 배설되지 못하므로, 담즙색소가 혈액 속에 쌓여 있다가, 이것이 다른 조직으로 새어나가서 황달이 됩니다. 황달의 발생에는 간의 간접빌리루빈의 처리능력저하로, 혈액 속에 간접빌리루빈이 축적되는 것도 영향을 미칩니다.

■ ■ 간경변으로 일어나는 혈류방향의 변화는? ■ ■

간경변에서는 소화관에서 흡수한 영양분을 운반하는 문맥의 흐름도 끊기게 됩니다. 간으로 들어갈 수 없게 된 소화관에서의 혈액은 문맥내에 울체되고, 이것에 의해서 문

간경변의 종류 (5-22)

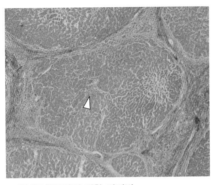

A.만성C형간염에 의한 간경변
결절의 중앙에 있는 것은 중심정맥(△)으로, 주위의 글리슨초가 두꺼운 섬유조직에 연결되어 있다. (EMG염색)

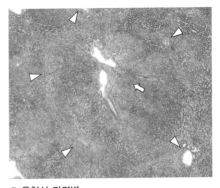

B.울혈성 간경변
만성울혈에 의한 섬유화에서는 중심정맥(△)이 연결되고, 한 가운데에 글리슨초(→)가 보인다. (매슨염색)

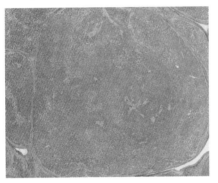

C.대결절성 간결변
큰 위소엽(僞小葉) 형성. B형간염에 의한 간경변에서 흔히 볼 수 있는 타입. 사진은 비B 비C형간염에 의한 간경변례. (EMG염색)

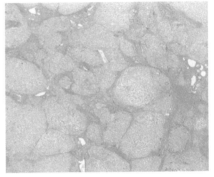

D.소결절성 간경변
작은 위소엽(僞小葉) 형성. 알콜성 간경변에서 흔히 볼 수 있는 타입. 사진도 알콜성 간경변례. (매슨염색)

맥의 압이 올라갑니다(문맥압항진).

문맥이 간으로 들어오는 앞에서는, 비장에서 오는 비정맥이 문맥에 합류하고 있습니다. 문맥내에서 갈 곳이 없어진 혈액은 이 비정맥을 역류하여 비장으로 흘러들어갑니다. 이 때문에, 혈류가 고여서 비장이 부어오릅니다(비장비대).

부은 만큼 혈액이 저류된 비장이 혈액을 받아들이기 어려워지면, 더욱 더 갈 곳이 없어진 혈액은 가는 가지를 통해서 식도의 점막 아래를 흐르는 식도정맥으로 향합니다. 결과적으로 식도의 정맥이 팽창되어 식도정맥류가 생깁니다.

다리의 장딴지의 정맥이 겹겹이 드러나는 사람을 본 적이 있는지 모르겠는데, 그것은 다리의 정맥에 혈액이 울체하여 일어나는 하퇴정맥류입니다. 간경변에서는 그렇게 팽창한 정맥이 식도의 내면에 드러나는 것입니다. 음식을 삼켰을 때에, 점막의 바로 아래에 있는 이 정맥류가 손상되면, 대량으로 출혈할 위험이 있습니다. 이러한 식도정맥류의 파열은 간경변의 사인의 하나가 되고 있습니다.

그 밖에, 갈 곳이 없어진 문맥의 혈액은 피하로 흘러 들어간 배꼽 주위에서 정맥을 긴장시키거나(그리스 신화에 등장하는 머리가 뱀인 괴물의 이름을 따서 '메두사 머리' 라고 한다), 치질을 형성합니다. 문맥의 혈액이 어떻게든 대동맥계로 되돌아가려는 것입니다. 이와 같이 본래의 루트로 지나갈 수 없게 된 혈액이, 여러 탈출로를 지나서 목적지에 도착하는 것을 측부순환이라고 합니다(그림 5-23).

간경변의 측부순환 (5-23)

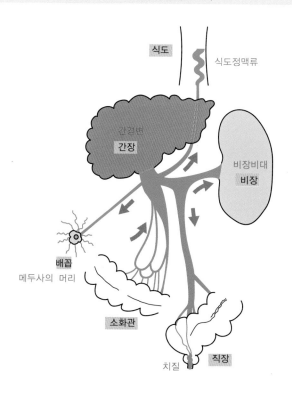

■ ■ **지속적인 상해는 간암의 발생으로 연결된다** ■ ■

약해문제로 널리 알려지게 되었지만, C형바이러스에 의한 간염에서 간경변, 간암으로의 진전이 큰 문제가 되고 있습니다(그림 5-24). B형간염이나 그 밖의 만성간질환에서도, 발생률은 다르지만, 간암으로 진전하는 경우가 있습니다.

만성간장애에서 간암으로의 진전은, 간세포의 괴사와 재생의 반복 속에서, 특정한 유전자(숙주종양유전자)에 변이가 일어나서, 증식이 왕성한 세포가 악성화되기 때문이라고 기본적으로 고려되고 있습니다. 지속적인 상해와 그 수복과정에서는 세포분열이 반복되므로, 유전자에 이상이 생기는 확률이 높아져서, 암이 발생하기 쉬워집니다.

또 만성염증에서는 상해된 조직을 수복하기 위해서, 여러 가지 증식인자가 작용합니다. 이러한 증식인자에 의해서 아포토시스가 억제되면, 본래 아포토시스에 의해서 제거되어야 할 암세포가 살아남아서 증식됩니다.

이상한 유전자를 가진 세포가 쉽게 태어나게 되고, 태어난 세포를 억제하거나 제거하는 기구가 작용하지 않게 된다—. 이것이 발암의 기본적인 기서이지만, 그 전의 상세한 내용에 관해서는, 각 암에서 특이한 유전자를 포함하여 많은 인자가 관여하기 때문에, 완전히 밝혀지지 않았습니다. C형간염에서도 감염된지 30년에 걸쳐서 암이 발생하게 되므로, 중간과정을 해석한다 해도 시간이 걸리고, 동물실험도 어렵습니다.

간경변+간암 (5-24)

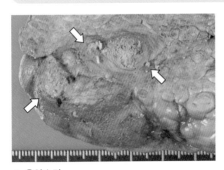

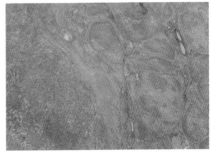

A.육안소견
크고 작은 위소엽(僞小葉)으로 이루어지는 간경변을 배경으로, 녹색으로 보이는 간암(→)이 다발하고 있다.

B.조직소견
오른쪽은 간경변으로 위소엽(僞小葉)이 보인다. 왼쪽은 간암으로, 증생하는 세포가 한 덩어리가 되어 있다. (EMG염색)

5-7 불필요한 이물을 제거할 수 없다면?

창상치유 항에서, '전장(戰場)을 청소하고 육아로 메우며, 마지막은 반흔이 된다'는 몸의 작용을 설명했습니다. 그러나 전장을 언제나 깨끗하게 청소할 수 있다고는 할 수 없습니다. '이물'을 제거할 수 없는 경우, 몸은 어떻게 대응할 수 있을까요?

■■ 이물을 자신의 몸 일부로 치환하는 '기질화' ■■

상처가 있고 없음에 상관없이, 몸속에 생긴 이물을 육아조직으로 치환하고, 마지막에 섬유조직으로 변하는 것을 기질화라고 합니다. 기질화도 반흔화와 마찬가지로, 상해의 수복에서 중요한 구조의 하나입니다.

이물은 외부에서만 들어왔다고는 할 수 없습니다. 괴사한 조직이나 출혈한 혈액덩어리, 혈관에서 다량으로 침출한 단백질성분 등도, 몸에서는 피가 통하지 않는 이물인 것입니다. 이와 같은 이물은, 염증에서 활동하는 면역세포들에 의해서 비자기(=자기 몸의 일부가 아니다)라고 인식되어, 항상 정리하려고 합니다.

기질화는 창상치유에서 볼 수 있었던 '정리→육아조직의 증생→섬유화'라는 일련의 반응과 완전히 같습니다. 결과적으로, 이물을 제거하고, 스스로 만들어낸 조직으로 치환합니다. 기질화로 인해서, 이물이 자기 몸의 일부가 되므로, 이물에 대한 반응이 일어나지 않게 되는 것입니다.

또 피부 등의 창상치유에 관해서는, '기질화'라는 말은 거의 사용하지 않습니다. 창상치유에서는 통상, 상처가 반흔화되는 것뿐이며, 기질화되는 이물이 거의 없거나, 극히 적기 때문입니다. 창상치유로 기질화가 관계되는 것은, 출혈할 때에 생긴 큰 핏덩어리(혈종)가 몸속에 남은 경우입니다. 작은 혈종은 모두 대식세포가 먹어서 정리하지만, 커서 정리할 수 없는 것은 기질화됩니다.

기질화가 매우 중요한 역할을 하는 것은 '혈전'의 기질화입니다. 혈전으로 혈관이 폐색되어 버린 경우, 혈전을 대식세포가 먹고, 육아조직이 증생하여 섬유조직으로 변해감으로써 공간이 생겨서, 재소통하는 경우가 있기 때문입니다(그림 5-25). 또 심근경색소로 괴사되어 버린 심근이 섬유로 치환해 가는 것도 '기질화'이며(그림 5-14), 제7장에서 설명한 쇼크에 의한 미만성 폐포상해에서, 폐포 속에 스며든 단백질을 흡수하지 못하여 섬유로 된 막으로 변해 가는 것도 '기질화'입니다(그림 7-10).

혈전의 기질화 (5-25)

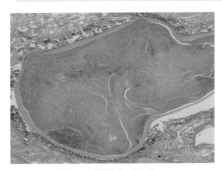

A.신선한 혈전으로 폐색된 폐동맥
혈소판이나 섬유소(피브린)가 주성분이므로, 적혈
구 색보다 흐린 핑크로 염색되어 보인다.

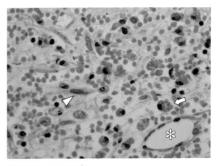

B.혈전의 기질화①
적혈구를 먹어서 정리하는 대식세포(세포질이 갈
색세포→밖), 섬유를 만드는 방추형 섬유모세포
(△밖)와 증생한 모세혈관(＊)이 보인다.

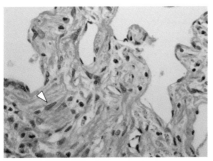

C.혈전이 기질화②
혈액을 정리한 후에 섬유모세포(△밖)가 섬유를
만들고, 전체가 축소됨에 따라서, 모세혈관의 강
(腔)이 확장된다.

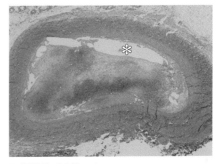

D.혈전의 재소통
중심부는 아직 기질화되지 않은 혈전이 남아 있지
만, 변연부는 기질화로 인해서 모세혈관강(＊)이
확대되고, 재소통한 동맥.

■ ■ 이물을 자기 몸으로 뒤덮는 '육아종' 형성 ■ ■

외부에서 들어온 이물처럼, 원래 자기 몸에는 없는 것을 기질화하여 몸의 일부로 바
꿀 수는 없습니다. 이와 같은 이물을 청소할 수 없는 경우의 예로서, 폐결핵을 살펴보
겠습니다. 여러분은 결핵을 옛날 병이라고 생각하지 않습니까? 그것은 터무니없는 오
해입니다. 절멸한 병이 아니라, 1999년에 '결핵긴급사태선언'이 나올 정도의 현대병입
니다. 메이지(明治)때부터 전쟁 전에 걸쳐서 유행했던 결핵인데, 의학이 발달하여 새로
운 약도 개발되고 있는 현대에, 왜 박멸할 수 없는 걸까요?

폐결핵은 폐에 결핵균에 의해서 염증이 생기는 것입니다. 결핵균을 죽여서 청소하면 되는데, 결핵균이라는 것이 상당히 끈질기고 강한 균입니다. 그래서 도저히 죽일 수 없는 결핵균을, 몸은 감옥을 만들어 가두어버립니다. 결핵균의 주위에 육아조직을 만들고, 섬유조직으로 덮어 버리는 것입니다. 외부에서 보면 자기 조직으로 덮여 있으므로, 이물에 대한 반응이 일어나지 않습니다. 그러나 결핵균이 감옥 속에서 몇 년이고 계속 살아 있는 경우가 있습니다. 그와 같은 감옥 속의 균에는 약도 미치기가 어렵습니다.

현재, 고령인 분들 중에는 젊었을 때에 결핵균에 감염되어, 그것을 면역력으로 감금하고 있는 사람이 적지 않습니다. 과거에 치료를 받았던 경우는 감금되어 있는 결핵균에 약에 대한 내성이 생긴 경우도 있습니다. 이런 사람들이 고령이나 병으로 면역력이 저하되었을 때에 결핵균이 육아조직을 녹이고 나와서, 다시 염증을 일으키거나, 기도에서 체외로 나와서 타인을 감염시키는 경우가 증가하고 있습니다.

육아종 폐결핵 (5-26)

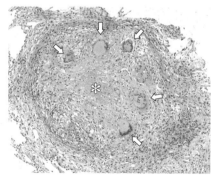 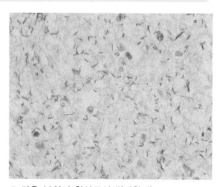

A.상피모양세포육아종
건락괴사(＊)의 주위에 랑그한스형 거대세포(→)가 산견된다. 거대세포 사이에는 방추형의 상피모양세포가 증생하고, 그 주위를 림프구가 둘러싸고 있다.

B.같은 부위의 항산균염색(강확대)
붉은 실 보푸라기처럼 보이는 것이 결핵균. 육아종이라는 감옥 속에 갇혀 있다.

육아와 육아종의 차이 (5-27)

	육아	육아종
원인	창상치유나 기질화 과정	특수한 염증이나 이물에 대한 반응
구성성분	거대세포, 섬유모모세포, 모세혈관	거대세포, 거대세포가 변화한 상피모양세포, 다핵거대세포, 림프구, 형질세포

결핵은 현대인이 잊을 정도로 과거의 병이 되었고, 환자도 줄어들었지만, 그만큼 젊은 사람에게는 결핵에 대한 저항력(면역)이 없어서, 감염되면 중증화되는 경우가 있습니다. 의료종사자도 '과거의 병'이라고 생각해 버려서 올바른 진단을 하지 못하고, 치료해도, 살아남은 약제 내성균이 만연되기 시작하여, 약이 잘 듣지 않는 증례도 늘고 있습니다. 이러한 점이 결핵환자가 줄지 않는 이유입니다. 제거할 수 없는 것을 감옥에 감금하는 것은 몸에서는 '치료'가 되어도, 결핵인 경우는 완전히 치유되었다고는 할 수 없습니다.

■ ■ 외부에서 들어온 이물에 대한 반응 ■ ■

결핵과 같은 세균 이외에도, 외부에서 몸속으로 들어오는 이물이 있지요. 어린 시절, 연필에 손이 찔려서, 심이 그대로 남았던 적이 있는지요? 이러한 외부로부터 들어온 이물을 정리하지 못한 경우는, 기본적으로 주위를 육아조직이 둘러쌉니다. 아무튼 주위에서 보이지 않게 됩니다. 유리처럼 미끌미끌한 것이라면, 육아가 점차 표면으로 밀어내는 경우도 있습니다. 수술에서 봉합에 사용하는 실에서도 같은 일이 일어나고, '충수염수술 후, 한동안 지난 후에 배에서 실이 나왔다'고 하는 사람도 가끔 있습니다.

'가제오마'는 '가제'에 종양을 의미하는 'oma'을 붙인 조어입니다. 이것은 수술시에 몸에 남긴 가제 주위에 육아・반흔조직이 둘러싸여 종류가 된 것으로, 뉴스에서 의료사고로 종종 보도됩니다. 몇 년이나 체내에 있어서 괜찮을까 생각하지만, 제대로 감옥에 갇혀 있으므로, 덩어리진 것이 주위 조직을 압박하지 않는 한, 증상조차 없이 장기간 지내는 경우가 많습니다.

유방성형술에 사용되는 젤리상의 실리콘은, 이전에는 그대로 유방에 주입했습니다. 몸은 이 실리콘에 대해서도 반응을 일으킵니다. 뭔가 먹어서 정리하려고 하고, 안되면 육아조직으로 둘러쌉니다. 그 때문에, 모처럼 좋은 형태로 유방을 다듬었는데, 시간이 지나면서 변형되어 버리는 경우도 있었습니다. 현재는 반응을 일으키지 않는 주머니에 넣은 실리콘이 사용되고 있습니다. 미용성형은 이물을 몸에 삽입하는 경우가 많아서, 몸의 반응을 어떻게 억제하는가가 큰 열쇠가 되고 있습니다.

5-8 상해의 '전단계'도 알아두자

세포상해와 수복의 얘기를 해 왔습니다. 상해인자가 강하지 않으면, 세포는 어떻게든 살아남아서 적응하려고 분발합니다. 분발한 세포나 조직에서는 어떤 변화를 볼 수 있을까요?

▪▪ 보디 빌딩의 육체는 근육의 '비대(肥大)' ▪▪

세포분열을 하지 않는 세포로 구성된 조직이나 장기는, 부하가 가해지면 세포 하나하나의 크기가 커지면서 대응하려고 합니다. 이렇게 장기나 조직이 커지는 현상을 비대(肥大)라고 합니다. 예를 들면, 골격근은 기본적으로 세포분열을 하지 않는 세포로 구성된 조직이므로, 매일의 트레이닝으로 만든 우람한 근육이 '골격근(횡문근)의 비대'입니다. 이렇게 말해 버리면, 조금 흥이 깨지지요…….

심비대는 심장이 보디 빌딩을 한 결과입니다. 고혈압증 때문에 심장이 항상 높은 압력을 나타내는 상태는, 심장이 항상 바벨을 들어 올리는 것과 같습니다. 또 대동맥판이 잘 열리지 않게 되고(협착), 좌심실이 마음껏 수축되지 않으면 혈액이 나가지 못하는 상태 등도 마찬가지입니다(그림 5-28).

'심장이 커지면, 힘이 세져서 좋은 거 아닌가'라고 생각하는 사람이 있을지도 모르겠습니다. 실은 심근세포가 커져도, 이 세포에 영양을 공급하는 혈관은 굵어지지 않습니다. 영양이나 산소가 많이 필요해졌음에도 불구하고, 조금밖에 공급되지 않는 상황입니다. 이러한 수용과 공급의 불균형이 심장의 허혈에 결부되는 것입니다.

▪▪ 구성세포의 수가 증가하여 커지는 '과형성' ▪▪

세포분열을 하는 세포로 구성된 조직이나 장기는 부하나 자극이 가해졌을 때에 세포의 수가 증가하며 커집니다. 이것을 과형성이라고 합니다(그림 5-30).

과형성은 '세포의 증식이 정지되지 않고, 그에 따른 아포토시스도 잘 일어나지 않는' 상황입니다. 단, 어떤 자극에 대한 반응으로 증가한다는 점에서, 멋대로 증가하는 종양과는 다릅니다. 암처럼 계속 주위로 퍼지거나, 다른 장소로 전이되어 증식하는 경우가 없습니다. 그러나 병리의로서는, 암과 감별하기 어려운 때가 있습니다.

과형성의 비근한 예에는, 상흔이 부풀어 오른 과형성성 반흔이 있습니다. 창상치유 과정에서 섬유모세포가 너무 증식되어, 반흔조직이 부풀어 올라서 형성되어 버린 것입

비대 (5-28)

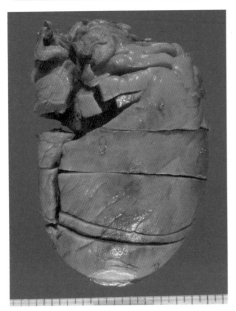

A.심비대
승모판 및 대동맥판의 협착+폐쇄부전이 있는 60대 남
성의 심장(820g).

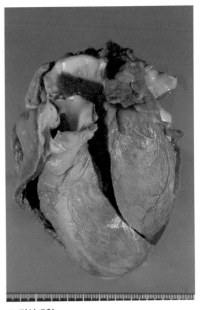

B.정상대칭
간암으로 사망한 60대 남성의 심장(285g). (A,
B는 같은 스케일에 맞춘 사진)

니다. 상처나 화상의 흔적이 붉게 부풀어 오르는 켈로이드도, 과형성성 반흔의 일종입
니다. 단 켈로이드가 왜 생기는가 등에 관해서, 아직 의문점이 많이 남아 있습니다.

또 세포분열의 능력이 있는 장기나 조직이 자극으로 커지는 경우에는 세포의 크기가
커지는 비대와, 세포의 수가 증가하는 과형성이 동시에 일어나는 수가 있는데, 이것도
넓은 의미에서 '비대'라고 합니다.

■ ■ 캐스트로 다리가 가늘어지는 것은 근육의 '위축' ■ ■

나는 학생시절, 스키로 왼쪽발목이 골절되어, 캐스트를 한 적이 있습니다. 이 때 의
사가 하는 말을 듣지 않고, 그 다리로 차를 운전하거나 돌아다녀서 몇 번이고 캐스트가
깨져 버려서, 3개월이나 캐스트생활을 했습니다. 덕분에 완전히 지팡이에 익숙해져서,
양다리를 올리고 죽마하는 요령으로 5m나 갈 정도였습니다. 그런 상태에서 캐스트를
벗고 깜짝 놀랐습니다. 세상에 왼쪽 다리가 오른쪽 다리 굵기의 반밖에 되지 않았던 것

심근세포의 위축과 비대 (5-29)

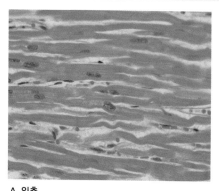

A.위축
신우신염, 칸디다성 패혈증으로 사망한 60대 여성의 심장(200g).

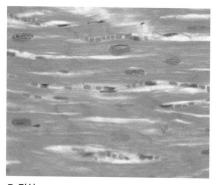

B.정상
뇌경색으로 사망한 30대 남성의 심장(350g).

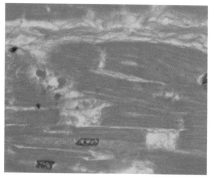

C.비대
급성관증후군으로 사망한 60대 남성의 심장(713g).

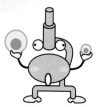

심근세포의 두께는, 위축에서는 정상의 반정도이며, 비대에서는 배 이상이 됩니다. 핵의 크기도 다른 점에 주목하십시오.

입니다. 이것이 사용하지 않았던 근육의 위축입니다. 위축에는 세포의 수가 감소하는 경우와 세포의 크기가 작아지는 경우, 그 양쪽이 함께 일어나는 경우가 있는데, 통상은 그다지 구별하지 않습니다.

나이를 먹으면 누구나 몸이 위축되는데, 동시에 여러 장기도 위축됩니다. 뇌도 마찬가지입니다. 그렇다고 해도, CT에 의한 진단으로 '뇌에 위축이 있습니다'라고 하면 섬뜩 놀랍니다. 뇌의 신경세포는 매일 탈락하므로, 뇌의 위축을 피할 수가 없습니다. 섬

위의 과형성성 폴립 (5-30)

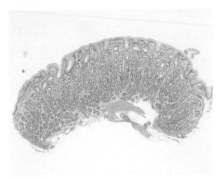

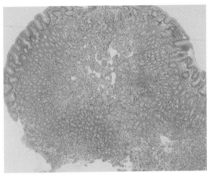

A.정상
거의 정상인 위저선영역의 위점막. (30대 여성의 위생검)

B.과형성성 폴립
위저선형의 과형성성 폴립. A와 같은 배율의 조직 사진.

비대와 과형성 (5-31)

비대

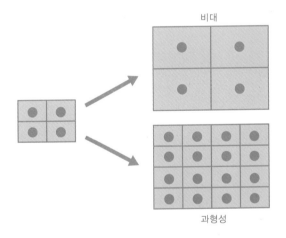

과형성

커지는 데에는, 세포 하나 하나가 커지는 것이 비대, 세포의 수가 증가하는 것이 과형성입니다.

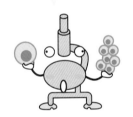

뜩 놀라는 것은 그와 같은 생리적인 위축이 아니라, 알츠하이머병 등의 병적인 위축이 생각나기 때문이겠지요. 위축의 원인에는 '사용하지 않기 때문(신경장애로 인해서 움직이지 않는 경우도 포함)' '나이를 먹기 때문'인 경우 외에, 어떤 상해인자에 의한 병적인 것이 있습니다.

위축을 일으키는 상해인자에는 영양부족이나 산소부족 등도 있지만, 잘 알지 못하는

신장의 위축 (5-32)

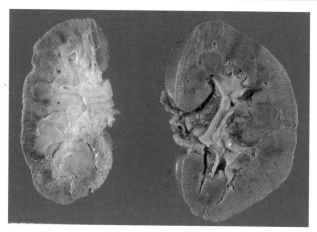

A.동맥경화로 인한 위축신
오른쪽의 정상 신장과 비교하여, 왼쪽 신장은 갈색으로 보이는 신실질이 얇아지는 것을 알 수 있다. 안쪽의 누런 부분은 지방.

5

세포의 상해와 수복의 구조

것이 많이 있습니다. 부가하자면, 생리적 위축이라고 해서 누구에게나 균등하게 일어나는 것이 아닙니다. 자세히 보면, 동맥경화로 인한 병적 위축이 가해지거나, 운동부족 때문에 근력이 저하되어 있으면, 여러 요인이 관여될 수도 있습니다. 그렇게 생각하면, 가령으로 인한 뇌위축도 늦출 수가 있을 것 같습니다.

폐경한 후에 여성의 유방이 오그라드는 것도 위축입니다. 유선은 여성호르몬의 영향을 받으므로, 폐경으로 에스트로겐이 감소함으로써 위축이 일어나는 것입니다. 이것은 가령성 위축이라 해도 되지만, 호르몬의 결여나 부족으로 인한 내분비성 위축으로 분류되어 있습니다.

■■ 세포가 변하여 사는 '화생(化生)'이란 무엇? ■■

'비대'나 '위축'이라는 말은 일상생활에서도 사용한 적이 있을 것입니다. 그러나 '화생(化生)'이라는 말은 익숙하지 않지요?

화생이란 분화한 세포가 다른 분화한 세포의 형태로 변하는 현상입니다. 예를 들어, 기관지의 표면을 덮는 상피는 쓰레기나 담을 밖으로 쓸어내는 섬모를 가진 섬모원주상피지만, 흡연자의 기관지에서는 이 섬모원주상피가 중층편평상피로 변화하는 편평상피화생이 보입니다(그림 5-33). 중층편평상피는 피부를 덮는 상피와 같아서 상해자극이 강한 다층화된 상피이지만, 섬모가 없으므로 쓰레기를 밖으로 쓸어낼 수가 없습니다. 또 필로리균에 의한 만성위염에서는 위의 점막이 장의 점막으로 변화하는 장상피화생

화생(化生) (5-33)

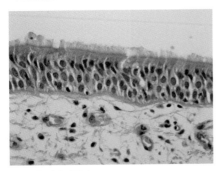

A.정상 기관지상피
정상 기관지는 섬모를 가진 세포로 덮여 있다. 이 섬모가 쓰레기나 가래를 쓸어내는 데에 유용하다. (수술례)

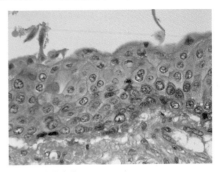

B.편평상피화생
기관지에 만성 자극이 가해지면, 상피가 피부와 같은 중층편평상피로 변해 버린다. 이 화생으로 튼튼해지지만, 섬모는 상실된다. (간질성폐렴)

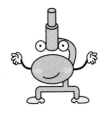

화생(化生)은 자극에 대한 세포의 적응반응으로 받아들일 수도 있습니다.

이 보입니다(그림 8-7). 장상피로 변함으로써, 위산 등의 소화액을 분비하는 기능이 상실되어 갑니다.

자궁경부의 내측은 점액을 분비하는 선상피로 덮이고, 질측은 중층편평상피로 덮여 있는데, 성장하면 여성호르몬의 영향으로, 이 경계부가 경관측으로 이동하게 됩니다. 즉, 선상피에 편평상피화생이 일어나는 것입니다.

화생은 자극에 견디기 위해서 일어납니다. 문제는 '일단 성숙한 세포가 자극의 영향으로, 세포분열과 함께 형태를 바꾼다'는 것입니다. 안정된 상태에서 변하는 과정에서는 여러 가지 착각이 일어날 가능성이 높아집니다. 실제로 화생이 일어나는 영역에서는 암이 발생할 가능성이 높아지고 있습니다.

창상치유일 때에 생기는 반흔조직에는 때로 연골이나 골이 생기는 수가 있습니다. 연골화생이나 골화생이라는 상태인데, 이상하게 그곳에서 암이 발생하는 경우는 없습니다. 화생이 일어나는 원인이나 구조에는 아직 의문점이 많이 남아 있습니다.

chapter

6

물질의 처리가 잘 되지 않는 '대사장애'

사람의 몸은 외부에서 여러 가지를 받아들여서, 에너지로 삼거나, 몸의 일부를 만드는 재료로 쓰거나, 또는 몸에 필요한 물질로 새로 만들기도 합니다. 그리고 불필요해진 물질이나 생산된 쓰레기는 밖으로 배출합니다. 이것을 '대사'라고 하며, 대사의 어딘가에 차질이 생기는 것을 '대사장애'라고 합니다.

6-1 붉은 간, 누런 간, 녹색 간

몸에 흡수된 물질은 우선 간으로 운반되고, 이곳에서 이용할 수 있는 형태로 다시 만들어지거나, 저장되거나, 쓰레기로 분별됩니다. 간은 '대사의 중추'를 담당하는 장기입니다. 그 때문에 어느 물질의 대사가 장애를 받으면, 여분이 간에 쌓이게 됩니다.

■■ 간은 병에 따라서 색이 변한다!? ■■

간은 liver라고 합니다. '간부추볶음' 할 때의 간입니다. 돼지나 소의 간은 적갈색을 띠고 있는데, 사람의 간도 거의 같은 색입니다. 포르말린으로 고정하면, 변색되어 담황갈색이 됩니다. 이 담황갈색을 기본색으로 하며, 병에 따라서, 붉은색, 누런색, 녹색으로 신호등처럼 색이 변합니다(그림 6-1). 이 색의 변화는 간에 뭔가가 쌓인 결과입니다. 본 절에서는 눈에 보이는 대사장애로, 여러 가지 색이 되는 간에 무슨 일이 일어났는가를 알아봅니다.

■■ 물질대사장애의 기본을 파악하자! ■■

간 뿐 아니라, 몸속에 물질이 쌓이거나 부족한 것은 크게 나누어 3가지 기서를 생각할 수 있습니다(그림 6-2).

예를 들면, 몸속에 단백질이 부족한 원인에는, ❶ 공급과정의 이상으로서 '단백질의 섭취량이 적다' '단백질의 흡수가 나쁘다' 등을, ❷ 생산과정의 이상으로서 '단백질의 생성이 나쁘다' 등을, ❸ 배출·소비과정의 이상으로 '단백질이 공급이상으로 소비되고 있다' '단백질이 요 속으로 자꾸 나가게 된다' '복수로 차 있다' 등을 생각할 수 있습니다.

또 자세히 살펴보면, 예를 들어 '단백질의 흡수가 나쁜' 경우의 원인에는 '수술로 소화관의 일부를 잘랐다' '소화관에 염증이 있다' '설사를 한다' 등이 있습니다. 또 '단백질의 생성이 나쁜' 경우의 원인에는 '공장인 간의 장애' '생성에 필요한 효소가 선천적으로 부족하다'는 점 등이 있습니다.

이와 같은 이상은 각각 서로 얽혀 있어서, 이를테면 '단백질의 대사이상'이라고 해도, 복잡한 병태를 수반하는 경우가 있습니다. 그러나 우선 단순화하여 그림 6-2와 같이, 정리하여 생각해 보면 쉽게 이해할 것입니다.

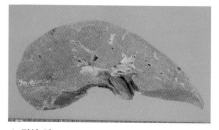

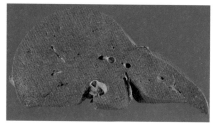

붉은 간, 누런 간, 녹색 간 (육안소견) (6-1)

A.정상 간
포르말린으로 고정시킨 간은 담황갈색을 나타낸
다. 이것이 거의 정상인 색. (827g)

B.붉은 간
고정 후인데, 생 간과 같은 철녹색을 나타낸다. 뭐
가 쌓여 있는 것일까? (2350g)

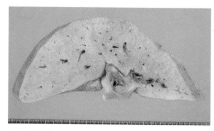

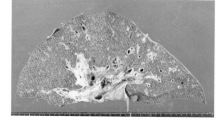

C.누런 간
간이 흰색에 가까운 누런색을 띠고 있다. 푸아그라
색과 유사. (1274g)

D.녹색 간
간색이 정상과 비교하면 녹색으로 보인다. 이것은
무엇때문일까? (1000g)

물질대사장애의 기본 (6-2)

몸으로 들어오는 물질의 양,
또는 물질을 만드는 재료의
양이 많거나, 부족한 경우.

공급과정의 이상

물질의 생산, 또는 가
공공장에 이상이 생긴
경우.

생산과정의 이상

물질의 소비나 배출,
또는 수송로 등에 이
상이 생긴 경우.

배출·소비과정의 이상

6

물질의 처리가 잘되지않는 '대사장애'

■■ 붉은 간은 철의 대사장애 ■■

간이 붉어지는 것은, 간에 철이 쌓였기 때문이며, 철의 대사에 이상이 생긴 경우입니다. 붉다고 해도, 실제로는 철녹색을 띠고 있습니다. 주요 원인은 공급의 이상, 즉 간에 다량으로 철이 들어오기 때문입니다. 그런데, 하루에 소화관에서 흡수할 수 있는 철의 양은 거의 정해져 있습니다. 철분이 부족하다고 해서 한꺼번에 간을 많이 먹거나, 보조식품을 모아서 먹어도, 대부분은 변으로 배출됩니다. 그럼, 왜 철이 과잉이 되어, 간에 축적되는 걸까요?

소화관에서 나오지 않는다면, 다른 루트를 생각해야 합니다. 불가사의하지만, 대답은 수혈입니다. 수혈에서는 강제로 혈관을 통해서 몸속에 혈액을 넣습니다. 이것을 장기

붉은색 · 누런색 · 녹색-염색하면 색이 변한다! (조직소견) (6-3)

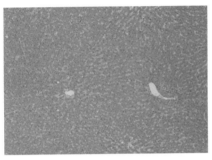

A.정상 간은 핑크로
일반적으로 사용하는 H-E염색에서 정상 간은 핑크로 염색된다.

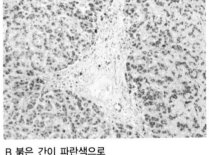

B.붉은 간이 파란색으로
철분이 파랗게 염색되는 베를린블루염색으로 붉은 간이 파랗게 되어, 철이 쌓여 있는 것을 알 수 있다.

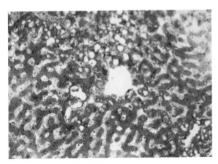

C.누런 간이 붉은 색으로
지방이 붉게 물드는 수단Ⅲ염색으로 누런 간이 붉어져서, 지방이 쌓여 있는 것이 증명된다.

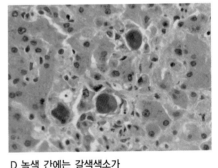

D.녹색 간에는 갈색색소가
녹색 간에는 H-E염색으로는 염색되지 않는 다갈색 물질(빌리루빈색소)이 쌓여 있다. 육안으로 왜 녹색으로 보이는지는 본문을 참조.

간 대량으로 계속하면, 체내에 철이 과잉이 됩니다.

 적혈구에는 수명이 있어서, 대개 120일만에 파괴됩니다(수혈하는 혈액은 갓 만든 상태가 아니므로, 수혈된 후 더 빨리 파괴됩니다). 그리고 그 속의 철분은 새로운 적혈구를 만들 때에 재이용됩니다. 여성에게 철결핍빈혈이 많은 것은 매월 일정량의 적혈구가 생리를 통해 밖으로 나가서, 새로운 적혈구를 만드는 재료가 부족하기 때문입니다. 하지만, 장기간 대량의 수혈이 필요한 것은 대부분의 경우, 적혈구를 생산하는 골수의 기능이 침습된 경우입니다. 즉, 적혈구가 부족해져서 수혈로 보충하는 것인데, 수혈한 혈액이 파괴되어도, 그 속의 철분을 재이용할 수 없습니다. 결과적으로 사용할 수 없는

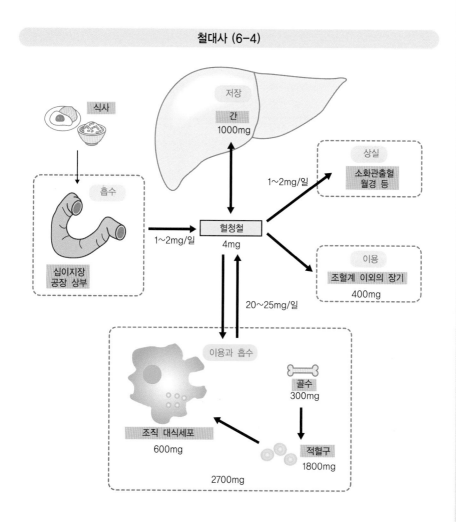

철대사 (6-4)

철이 간에 축적되어, 눈으로 보아도 철녹색이 되는 것입니다.

철은 간뿐 아니라, 비장이나 췌장, 갑상선, 심장에도 쌓입니다. 철이 너무 쌓인 장기는 그로 인해서 세포가 파괴되고, 기능이 저하됩니다. 철이 침착한 상태를 헤모시데로시스(hemosiderosis), 그 때문에 기능장애를 일으키고 있는 상태를 헤모크로마토시스라고 합니다. 몸에 철이 많아지는 원인에는 과잉수혈 외에, 원인불명의 원발성 헤모크로마토시스라는 질환이나 적혈구의 수명이 짧아지는 용혈성 빈혈 등의 질환, 철이 잘 처리되지 않는 간경변 등이 있습니다.

■■ 누런 간은 지방의 대사장애 ■■

누런 간의 대표적인 것은 지방간입니다. 푸아그라의 참맛이 거위나 오리의 지방간이라는 것을 들은 적이 있겠지요? 거위를 좁은 상자에 가둔 채, 운동을 시키지 않고 대량

Column **착한 콜레스테롤과 나쁜 콜레스테롤**

콜레스테롤이라고 하면, '메타볼릭 신드롬' '아∼ 감량해야지……' 라고 좋지 않은 이미지를 가지고 있지 않습니까? 몸을 구성하는 세포의 막은 콜레스테롤을 원료로 만들어지고 있습니다. 스테로이드호르몬이나 담즙산도 마찬가지입니다. 즉, 콜레스테롤은 몸에서 본래 없어서는 안되는 것입니다. 나쁘게 취급당하는 콜레스테롤은 분명 화가 나겠지요?

기름은 물에 녹지 않지만, 콜레스테롤이나 중성지방도 기름(지질)이므로, 물(혈청)에 녹지 않습니다. 콜레스테롤은 주로 간에서 합성되는데, 이것을 조직으로 운반하기 위해서는 혈액으로 녹여야 합니다. 그래서 세제가 기름을 둘러싸듯이, 물에 녹는 분자로 지질을 둘러싸게 됩니다. 이렇게 지질을 둘러싼 입자를 리포단백이라고 합니다. 리포단백은 아포단백이나 인지질이라는 물에 녹는 물질로, 콜레스테롤이나 중

성지방을 둘러싸는 입자입니다. 여러 가지 종류가 있으며, 비중이 가벼운 순으로, 카일로미크론(chylomicron), VLDL(초저비중 리포단백), IDL(중간형 리포단백), LDL(저비중 리포단백), HDL(고비중 리포단백)이 있습니다. 혈중 콜레스테롤의 70%는 LDL에 존재합니다.

LDL은 말초조직에 콜레스테롤을 배분하는 역할을 하며, HDL은 반대로 전신에서 콜레스테롤을 회수하는 역할을 합니다. 배분이 회수보다 많아지면, 배분처에 재고가 남아둡니다. 그러니까 LDL에 포함되는 콜레스테롤은 '나쁜 콜레스테롤', HDL에 포함되는 콜레스테롤은 '착한 콜레스테롤'이라는 이름이 붙은 것입니다.

'많이 운반되는 것은 많이 만들어지기 때문'이며, 그 원인은 재료를 많이 받기 때문'이므로, 혈청 LDL치가 높은 사람은 식사내용에 주의해야 합니다.

의 식사를 섭취하게 하여, 인공적으로 지방간을 만드는 것입니다. 푸아그라는 흰색을
띠고 있는데, 이것은 새의 지방에는 색소가 없기 때문이며, 사람의 지방은 누런색을 띠
고 있습니다. 운동을 하지 않고 고지방식을 계속 섭취하면, 자신의 간장이 푸아그라가
되어 버리는 것입니다.

간으로의 지방 축적은, ❶ 공급과정의 이상으로서 '식사성 지방·당질의 과잉섭취
(과잉 당질은 지질로 축적된다)' '간으로의 유리지방산의 유입 증가' 등이, ❷ 생산과
정의 이상으로서 '간에서의 지방산이나 중성지방의 합성촉진' '간에서의 지방산이나
중성지방의 분해장애' 등이, ❸ 배설·소비과정의 이상으로서 '간에서의 리포단백질로
서 혈중으로의 분비장애' 등이 관여합니다.

지질대사 (6-5)

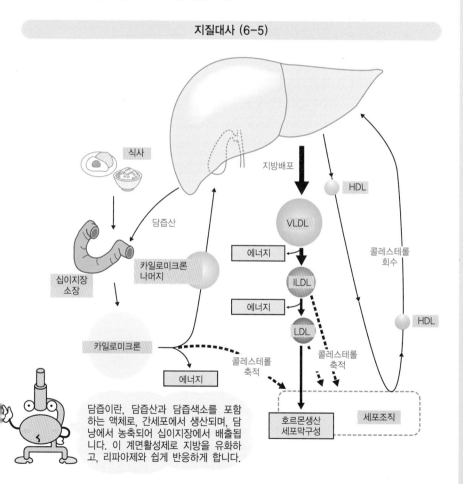

지방간의 대표적인 것은 알콜성 지방간입니다. 알콜로 인해서 간의 지방대사가 장애를 받는 것, 즉 중성지방의 합성이 촉진되고, 분해가 억제되는 것이 주요 원인입니다. 또 알콜이 고칼로리인 점이나, 알콜이 몸의 지방을 유리지방산으로서 간으로 이동시키는 작용을 하는 점 등도 한 요인으로 보고 있습니다.

어쨌든, 지질을 합성하거나 분해하는 공장인 간에 이상이 생기고, 그것이 또 대사장애를 일으키는 결과가 됩니다.

■ ■ 녹색 간은 빌리루빈의 대사장애 ■ ■

녹색 간은 황달에 의한 것입니다. 황달은 빌리루빈이라는 물질이 몸에 축적된 상태로, 피부에 황달이 나타나면 누런색에서 황토색이 됩니다. 변의 갈색도 담즙 속에 포함되어 있는 빌리루빈색소(스테르코빌린) 때문입니다. 단, 빌리루빈은 산화되면 빌리베르딘이라는 녹색물질로 변합니다. 그 때문에, 황달이 심한 간을 포르말린에 담그면, 빌리루빈이 산화되어 녹색 간이 되는 것입니다.

빌리루빈은 철과 마찬가지로 적혈구에서부터 유래됩니다. 수명이 다한 적혈구는 주로 비장의 대식세포에 흡수되고, 그 속에 포함되는 헤모글로빈이 헴과 글로불린으로 분해됩니다. 이 헴에 포함되는 철 이외의 성분이 알부민이라는 단백질과 결합한 것이 간접빌리루빈이라 불리는 지용성 빌리루빈입니다. 간접빌리루빈은 간으로 운반되며, 알부민이 떨어져서 글루크론산과 포합하여, 직접빌리루빈이라는 수용성 빌리루빈이 됩니다. 직접빌리루빈은 담즙 성분으로서, 간세포 사이에 있는 모세담관에서 분비됩니다. 담즙은 간내담관을 지나서 담낭에 쌓이며, 필요에 따라서 총담관을 지나서 십이지장으로 배출되어, 지질의 소화·흡수를 돕는 작용을 합니다. 장내에 배설된 빌리루빈의 일부는 우로빌리노겐이 되어 간으로 되돌아가서, 다시 빌리루빈이 됩니다(장간순환).

빌리루빈이 높아지는 원인도, ❶ 공급과정의 이상, ❷ 생산과정의 이상, ❸ 배출·소비과정의 이상으로 나눕니다. 순서대로 살펴보겠습니다.

❶ 공급과정의 이상

간장의 처리능력을 초과하는 간접빌리루빈이 생기는 것은, 적혈구가 파괴되어 버리는 용혈성빈혈 등에서 나타납니다. 신생아에게 나타나는 생리적 황달도 간장의 처리능력을 초과하는 빌리루빈이 생기기 때문입니다. 태아기는 모친의 혈액에서 산소를 받기 때문에, 산소결합능력이 높은 태아형 헤모글로빈을 사용하고 있습니다. 출생후, 자신의 호흡으로 산소를 들이마시게 되면 성인형 헤모글로빈으로 바뀝니다. 이

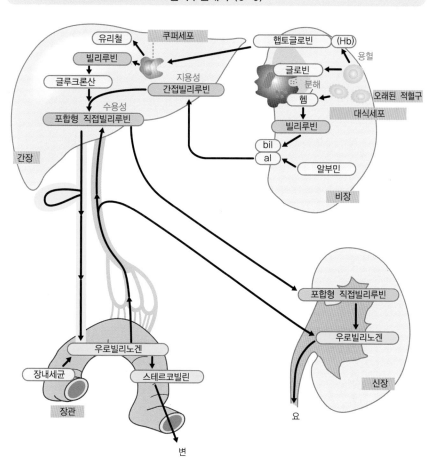

빌리루빈대사 (6-6)

교체시에 많은 적혈구가 파괴되므로, 헤모글로빈의 양이 일시적으로 신생아의 간장의 처리능력을 초과하게 됩니다. 이것이 신생아의 생리적 황달의 주요 원인입니다. 재료가 많아지는 것은 간장에서 처리되기 전의 간접빌리루빈이 증가하는 것으로 간전성(肝前性) 황달로 분류할 수도 있습니다.

❷ 생산과정의 이상

간염 등과 같이 간장의 처리능력이 저하되는 상태에서는, 혈중의 간접 빌리루빈이 증가합니다. 이것을 간성황달(실질성 황달)이라고 합니다. 또 간경변에서는 간장의 구

6

물질의 처리가 잘되지않는 '대사장애,

축이 변하게 되므로, 간장내의 담즙의 수송로도 끊겨서, 직접빌리루빈이 증가하게 됩니다. 약제로 간장이 장애를 받는 경우도, 담즙이 세담관에서 간내담관으로 흘러들어오는 부분이 손상되어, 담즙이 울체되는 경우를 흔히 볼 수 있습니다.

❸ 배출 · 소비과정의 이상

담즙을 간장밖으로 배설하는 곳에서 장애가 생기는 것이 간외성 황달(폐색성 황달)입니다. 가장 알기 쉬운 예는 총담관(간장에서 십이지장으로의 배설로)에 담석이 막혀서, 수송로가 차단되어 버리는 경우입니다. 이와 같은 배설 장애는 담도계를 폐색하는 종양(담관암, 췌두부암)에서도 생깁니다. 간외성황달은 담즙에 포함되는 직접빌리루빈이 혈액으로 들어가서, 피하조직에 침착하여, 황달이 생깁니다.

> ## ⬭ Column   직접빌리루빈과 간접빌리루빈
>
> 직접빌리루빈이나 간접빌리루빈이나, 이상한 이름이지요? 이것은 검사방법에서 붙여진 이름입니다. 직접빌리루빈은 알부민이 떨어져 있어서 수용성이므로, 시약(디아조시약)과 직접 반응하게 하여 계측할 수 있습니다. 다른 한편, 간접빌리루빈은 알콜로 알부민을 떨어뜨려서 가용화하지 않으면 시약과 반응하지 않습니다. 간접적인 반응이므로 간접빌리루빈입니다.
>
> 직접빌리루빈과 간접빌리루빈은 글루크론산이 포합되는가에 따라서, 각각 포합형 빌리루빈, 비포합형 빌리루빈이라고 합니다. 그러나 건강진단의 검사결과에는 '총비' (T-Bil : total bilirubin), '간비' (I-Bil : indirect bilirubin), '직비' (D-Bil : direct bilirubin)로 쓰이는 경우가 많고, '간접빌리루빈' '직접빌리루빈' 이라고 부르는 것이 일반적입니다.
>
> 간접빌리루빈과 직접빌리루빈은 그 이름에서 병태를 상상하기 어렵지만, '간장을 지나기 전이 간접형, 지난 후가 직접형' 이라고 기억해 두면, 증가한 빌리루빈의 타입에 따라서 장애원인을 유추할 수 있습니다.
>
> 참고로, 빌리루빈(bilirubin)은 라틴어의 bilis(담즙)＋ruber(붉다)에, -in (화합물)을 붙인 말입니다. 담적소(膽赤素)라고도 합니다. 황달의 기준이 되는 안구결막(백안)이 누렇게 되는 것은 혈액 속의 총빌리루빈이 2mg/dl을 넘은 시점이지만, 20~39mg/dl의 높은 수치가 되면, 피부색은 누런색이라기보다 적동색(赤銅色)을 띠게 됩니다. 또 빌리베르딘(biliverdin)은 bilis＋viridis (녹색의 : verde)에서 생긴 말입니다. 간세포암에서 담즙생산이 강한 타입은 녹색 간암(green hepatoma)이라고 합니다.

6-2 동맥경화는 지질의 대사장애!?

동맥경화는 연령과 더불어 혈관이 단단해지는 노화현상의 하나라고 생각하지 않습니까? 실은, 동맥경화의 본질은, 혈관벽에서 일어나는 지질의 대사장애 입니다.

■■ 누구에게나 일어나는 동맥경화증 ■■

근년 일본에서는, 악성신생물(암), 심질환, 뇌혈관장애의 3가지가 사인의 상위를 다투고 있습니다. 심질환의 대부분은 급성심근경색이지만, 그 원인은 심장에 영양을 공급하는 혈관(관동맥)의 동맥경화입니다. 즉, 뇌혈관장애와 합치면, 암보다 혈관병으로 사망하는 사람이 더 많습니다. 그리고 혈관병 중에서 가장 많은 것이 동맥경화증입니다.

동맥경화는 나이가 들면, 누구에게나 똑같이 일어나는 걸까요? 항간에는 '동맥경화의 예방'을 주장하는 여러 가지 식품이나 약이 팔리고 있습니다. 예방이 가능하다는 것은 누구에게나 똑같이 일어나는 것이 아니라, 진행하기 쉬운 상태인 사람이 있다는 것일까요? 자신의 예방을 위해서도 동맥경화의 구조를 살펴보겠습니다.

■■ 죽처럼 부드러운 동맥경화란 무엇인가? ■■

동맥경화란 '혈관이 단단해져서 혈액이 잘 흐르지 못하는 병'이라는 이미지가 있습니다. 그러나 대부분의 혈관에 생기는 동맥경화는 죽상경화증이라는 변화입니다. '죽처럼 묽어진다'는 것은 기묘한 말이지요.

동맥경화는 동맥의 벽에서 지질, 특히 콜레스테롤의 대사장애가 일어나는 상태입니다. 그래서 장애의 원인을, 앞 절에서 설명한 물질대사장애의 기본으로 되돌아가서 살펴보면(그림 6-2), ① 공급과정의 이상으로서 '동맥벽에 지질이 들어가는 과정의 장애'를, ② 생산과정의 이상으로서 지질을 만드는 '간장 장애'를, ③ 배출·소비과정의 이상으로서 '동맥벽 속에서 지질이 처리되는 과정의 장애' '동맥벽에서 불필요한 지질이 운반되는 과정의 장애'를 들 수 있습니다.

이 이상들에 의해서, 콜레스테롤이 동맥벽 속에 축적되고, 혈관구조가 개축되어 동맥경화병변이 완성되는 것입니다. 다음에, 동맥경화의 시작과 진전을, ❶ 동맥벽에 지질이 들어가는 과정과, ❷ 동맥벽 속에서 지질이 처리되는 과정으로 나누어 살펴보겠습니다.

동맥경화의 모식도 (6-7)

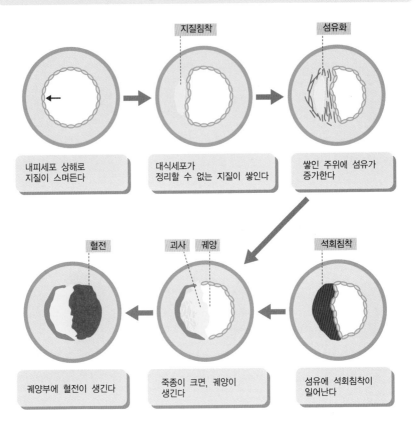

❶ 동맥의 벽에 지질이 들어가는 과정

혈관은 전신에 둘러쳐진 호스 같은 것입니다. 그 벽에 지질이 쉽게 붙는 것은, 안을 지나는 혈액에 지질이 과잉 존재하는 고지혈증 상태이기 때문입니다. 그럼, 혈액 속에 지질이 많으면, 미장이가 흙벽을 바르듯이, 혈관벽에 지방을 바를 수 있을까요? 아니, 그렇지 않고, 혈관벽 속으로 지질이 '스며들게' 됩니다. 이것을 방지하는 것은, 혈관벽의 내면을 덮는 내피세포입니다. 이 내피세포가 상해를 입는 것이, 동맥경화의 시작입니다.

그럼, 그림 6-8A에서 혈류가 부딪히는 지점(㉠)과, 그 반대측 지점(㉡)에서, 어느 쪽에 먼저 동맥경화가 일어날까요? 대답은 의외로 ㉡입니다. 강의 흐름을 보면, 물이 부딪히는 지점이 아니라, 그 반대측에 난류에 의한 '웅덩이'가 생기고, 혈액이 고이는

동맥경화가 일어나는 부위 (6-8)

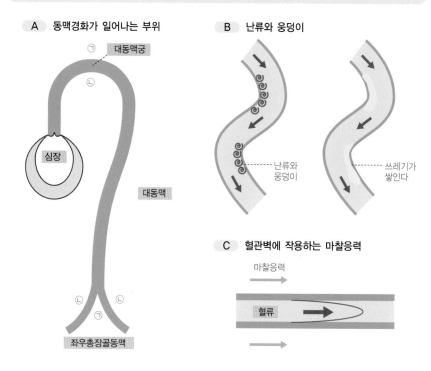

A 동맥경화가 일어나는 부위

⊙ 대동맥궁
ⓛ
심장
대동맥
ⓛ ⓛ
⊙
좌우총장골동맥

B 난류와 웅덩이

난류와 웅덩이

쓰레기가 쌓인다

C 혈관벽에 작용하는 마찰응력

마찰응력

혈류

6

물질의 처리가 잘되지 않는 '대사장애'

것을 알 수 있습니다(그림 6-8B). 이 웅덩이에 쌓이는 물질 중에 내피세포를 상해하는 것이 있습니다.

또 혈액의 경우, 물과 달리 점장성(粘張性)이 있는 것도 포인트입니다. 점장성이 있어서, 혈액과 혈관벽 사이에는 마찰이 생기고, 이 마찰에 끌려서, 내피세포가 혈류 방향으로 끌리는 마찰응력이 작용하는 것입니다(그림 6-8C). 혈관내피세포는 이 마찰응력이 작용하는 환경에서, 확실히 손을 잡고 벽을 지키고 있습니다. 그런데 난류가 일어나는 지점에서는, 마찰응력이 약해지므로, 내피세포끼리의 결합이 완화되거나, 혈액 속을 흐르는 단핵구(單核球) 등이 내피세포와 쉽게 달라붙게 됩니다(그림 8-19). 혈소판이 쉽게 달라붙게 되어, 미소한 혈전이 형성되기도 합니다. 그 결과, 내피세포가 상해를 입고, 웅덩이에 쌓여 있는 지질이 혈관벽으로 스며들게 됩니다.

난류뿐 아니라, 혈관벽에 항상 불필요한 압력이 가해지는 고혈압도 내피세포의 상해 인자가 됩니다. 동맥경화로 혈관의 탄성이 상실되거나, 내강이 좁아지면 저항이 올라가서, 고혈압과 결부되는 악순환에 빠집니다. 이것은 제3장에서 설명한 대로입니다.

이 밖에, 혈액 속을 흐르는 물질이나 흡연, 당뇨병, 비만 등도 여러 가지 인자를 통해서 내피세포에 상해를 입힐 수가 있습니다.

❷ 들어온 지질의 처리

하지만, 혈관벽에 들어온 지질은 그 후 어떻게 될까요? 혈관벽도 그 구조나 기능을 유지하기 위해서 영양성분을 필요로 하지만, 지질은 거의 필요로 하지 않습니다. 그러니까 들어온 지질의 대부분은 혈관에 불필요한 것입니다. 혈관벽에 스며든 지질은 내피세포의 바로 아래에 있는 내막층에 쌓이게 됩니다.

조직에 쌓이는 '불필요한 것'은 청소세포(대식세포)가 먹어서 소화시키거나, 가지고 가지만, 이것은 혈관벽에서도 마찬가지입니다. 대식세포에는, 조직에 상재하고 있는 것과, 혈액 속을 흐르고 있는 것이 있는데, 혈관벽인 경우는 후자가 활약합니다. 단핵구로서 혈류를 타고 운반되어, 상해부위로 들어가서 지질을 탐식하며, 다시 혈류를 타고 돌아갑니다.

지질이 적은 양이라면, 이것으로 충분히 처리할 수 있습니다. 그런데 처리능력을 초과하는 양의 지질이면, 대식세포는 지질을 과식하여 너무 뚱뚱해져서, 혈류로 되돌아가지 못하고, 축적됩니다. 뚱뚱해져서 커진 대식세포는, 그 세포질이 잔거품처럼 보인다는 점에서, 포말세포(foamy macrophage)라고 합니다.

또 지질의 양이 많아지면, 대식세포에 흡수되지 못한 지질이, 처리되지 못한 채 혈관벽 속에 쌓여 갑니다. 이와 같은 상태를 조직표본으로 보면, 짧은 바늘 같은 콜레스테롤 결정이 확인됩니다(그림 6-13).

내막에 쌓인 지질이나 그것을 둘러싼 대식세포의 집합은 죽처럼 부드러워서 죽종(粥腫)이라고 합니다. 이 죽종이 쌓인 상태가 죽상경화증입니다. 이 부드러운 동맥경화야말로, 가장 일반적인 동맥경화 상(像)입니다. 동맥경화는 부드러운 상태인 채 죽종이 커져가는 경우와, 죽상경화증 때문에 단단한 동맥경화로 변하는 경우가 있습니다.

따라서 조직소견으로 파악하는 동맥경화의 초기상은 내막에 있는 여러 개의 포말세포의 집합이 됩니다(그림 6-10D). 이와 같은 소견은 담배를 피는 모친에게 태어난 아기에게 이미 확인되었다고 보고되어 있습니다.

예전에는, 동맥경화는 진행성 병으로, 원래대로 되돌아가지 않는다고 생각했습니다. 그러나 현재는 어느 정도 진행된 동맥경화병변이라도, 쌓여 있는 포말세포가 혈관벽에서 혈액 속으로 되돌아가면, 원래대로 되돌아 간다고 보고 있습니다. 이렇게 해서 적극적인 치료가 행해지게 된 것입니다.

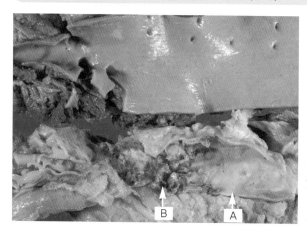

정상 혈관(상)과 동맥경화가 심한 혈관(하)
혈관을 열고 내면을 본 모습. 어느 것이나 오른쪽이 두측. 위의 혈관에 보이는 작은 구멍은 척추동맥의 가지. 아래 혈관에서, A는 동맥이 손으로 접힐 정도로 단단하지만, B는 부드러워서 벽이 무너지고 있다. 모두 '동맥경화'

6

물질의 처리가 잘 되지 않는, '대사장애,'

■■ 부드러운 동맥경화가 생기는 법 ■■

동맥도 조직으로, 손상을 입었을 때의 반응은 다른 조직과 같습니다. 불필요한 것은 청소세포가 정리하지만, 이물이 쌓여서 정리할 수 없게 되면, 우선 조직으로 둘러싸여서 갇히게 됩니다. 이와 같은 '감옥'을 만드는 것이 섬유모세포인데, 통상, 동맥벽에 섬유모세포는 그다지 존재하지 않습니다. 또 동맥의 내막에는 통상, 동맥내를 흐르는 혈액에서 직접, 산소나 영양소가 공급되고 있어서 섬유모세포(의 근본이 되는 줄기세포)를 운반하기 위한 수송로(모세혈관)도 존재하지 않습니다.

'지질처리가 좋지 않다! 어떻게 해 봐!' 라는 정보는 대식세포나 손상된 내피세포, 그곳에 부착되는 혈소판 등에서, 증식인자나 사이토카인의 방출이라는 형식으로 주위에 전달됩니다. 이 정보에 반응하는 것이, 혈관 중막의 구성성분인 평활근세포입니다. 평활근세포는 상당히 유연한 세포로, 정보를 받으면 현장으로 달려갈(중막에서 내막으로 유주하는) 수 있습니다. 평활근세포는 현장에 도착하면 섬유모세포로 변신하여, 감옥의 벽을 만드는 섬유를 만들어냅니다. 실은, 평활근은 원래, 섬유모세포와 중간적 성격을 갖는 근섬유모세포가 존재할 정도로, 섬유모세포와 밀접한 관계입니다. 그 때문에 콜라겐을 분비하여 섬유를 만드는 분비형 섬유모세포에도 수축단백인 평활근액틴에 의해 수축되고, 상처를 작게 하는 수축형 섬유모세포로 변신할 수 있습니다.

이러한 세포의 작용으로, 죽종은 섬유의 벽에 둘러싸입니다. 부드러운 동맥경화는 이 섬유의 벽이 얇고, 죽종이 큰 것이며, 죽종이 무너져 버리는 경우도 있습니다(그림 7-7).

■ ■ ■ 단단한 동맥경화가 생기는 법 ■ ■

다른 한편, 섬유벽이 두껍게 만들어지면, 혈관벽이 섬유조직으로 치환됩니다. 이것이 단단한 동맥경화입니다. 섬유모세포가 섬유를 만드는 동안은 영양소가 필요하지만, 섬유가 완성되면 빽빽해지므로, 영양소가 스며들지 못하게 됩니다. 이것은 육아에서 반흔이 되는 과정과 같습니다.

이렇게 해서 대사가 저하된 조직에는 통상, 무기질이 쌓여갑니다. 무기질의 대표는 칼슘이며, 칼슘이 쌓이는 것을 석회침착이라고 합니다. 교정에 뿌리는 석회는 소석회(수산화칼슘)를 말하지만, 사람의 몸에서 '석회침착'이나 '석회화'라고 할 때는, 이상

동맥경화의 진전① (6-10)

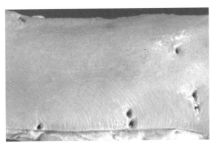

A.정상 대동맥(육안소견)
동맥경화가 거의 보이지 않는 대동맥. 탄력이 있으며, 주름이 잡혀 있다.

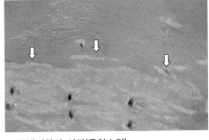

B.동맥경화의 시작(육안소견)
혈관벽에 스며든 지방이, 지방선조라는 누런색 선(→)으로 보인다.

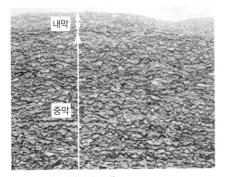

C.정상 대동맥(조직소견)
내막은 얇다. 중막에서 층진 파도처럼 보이는 것이 탄성판이며, 실제로는 50~60층이 바움쿠헨빵처럼 둘러 싸며, 대동맥에 탄력을 주고 있다.

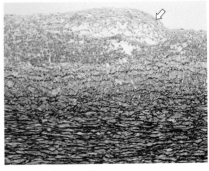

D.지방선조(조직소견)
두꺼워진 내막 속에서 거품덩어리처럼 보이는 것이, 지방을 먹고 포말상이 된 대식세포의 집합(→). 이것이 육안으로는 B처럼 누런색 선상의 융기로 보인다.

한 칼슘(염(塩))의 침착을 말합니다. 칼슘이 침착한 조직은, 칼슘이 뼈에 포함되어 있는 점에서 상상할 수 있듯이, 뼈처럼 단단해집니다. 석회침착을 일으킨 '단단한 동맥경화'는 마치 뼈처럼 단단한 동맥입니다. 동맥경화가 진행된 대퇴동맥(넙적다리의 동맥) 등은 손으로 접을 수 있을 정도입니다.

■ ■ 혈관이 동맥경화로 막히거나 확장되거나!? ■ ■

동맥경화가 문제가 되는 것은 혈관이 막혀서 혈액이 흐를 수 없기 때문이라고 생각하지 않습니까? 확실히 혈관이 협착되거나, 완전히 폐색되는 것은 동맥경화의 대표적 장애입니다. 그런데 동맥경화가 진행되면, 반대로 혈관이 확장되는 경우도 있습니다. 같은 동맥경화인데, 왜 정반대가 되는 것일까요?

동맥경화의 진전 (육안소견) (6-11)

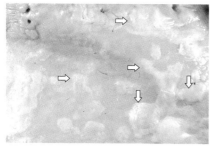

A.지방침착과 섬유성 플라크
누런 반점상의 지방침착(→)을 섬유가 증생하여 덮으면, 누런색이 사라지고 주위보다 부풀어 보인다. 이것을 섬유성 플라크라고 한다(↓).

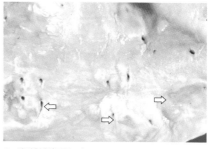

B.석회침착(중등도)
석회침착부가 황갈색을 나타내고 있다(←, →).

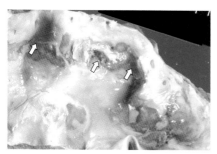

C.석회침착(고도)
고도의 석회침착을 일으킨 혈관벽이 혹처럼 확장되어 있다(↑).

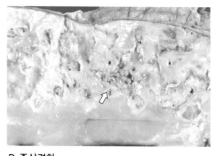

D.죽상경화
지질이 축적된 혈관벽이 죽처럼 되어(죽종), 그 일부가 무너지고 있다(↑).

6

물질의 처리가 잘되지 않는 '대사장애'

부드러운 동맥경화 (6-12)

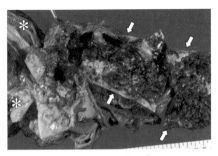

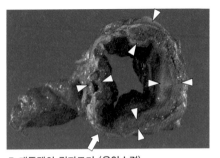

A.무너진 죽종(미고정의 육안소견)
대동맥의 내면이라고 생각할 수 없을 정도로 지질이 두껍게 축적되어 있으며, 죽처럼 부드러워서 무너지고 있다. 복부대동맥으로 오른쪽이 두측, 왼쪽의 상하에서 보이는(*) 것이 좌우의 총장골동맥.

B.대동맥의 링자르기 (육안소견)
같은 증례의 대동맥을 링자르기한 곳. →부가 혈관벽의 정상에 가까운 두께인 부분. △로 둘러싸인 부분이 혈관벽에 축적된 죽종.

❶ 혈관의 협착과 폐색

혈관벽에 지질이 많이 쌓이면, 그만큼 죽종이 커집니다. 그리고 죽종이 혈관내로 확장되면, 그만큼 혈관의 내강이 협착하게 됩니다. 죽종이 섬유로 치환되어도 마찬가지입니다. 좁아진 곳은 원만한 혈류가 방해를 받게 되고, 결과적으로 내피세포장애, 지질의 침습, 섬유의 증생이 반복되어서, 차츰 내강이 협착되어 갑니다.

이 때, 죽종을 덮는 섬유벽이 얇으면, 어느 순간에 죽종이 파괴되어 버리는 수가 있습니다(죽종의 파탄). 죽종의 알갱이(지방)가 혈액 속으로 흘러나오면, 이것이 색전이 되어, 동맥으로 운반되어 막히게 됩니다. 뇌경색의 대부분은 이와 같은 동맥경화소에서의 색전에 의해서 일어납니다.

죽종이 무너진 부분에는 혈전이 부착됩니다. 그 때문에 죽종의 붕괴가 심장에 양양을 공급하는 관동맥 같은 가는 혈관에 일어나면, 그곳에 형성되는 혈전으로 한꺼번에 혈관이 폐색되어 버리는 결과가 됩니다. 이것이 심근경색의 원인이 되는 급성관증후군의 병리상입니다(그림 7-7).

❷ 혈관의 확장

대동맥의 중막에는 바움쿠헨빵처럼 동심원상으로 혈관을 둘러싼 탄성판이라는 구조가 있습니다(그림 6-10C). 그리고 탄성판의 각층 사이에는 평활근세포와 교원섬유가 분포되어 있습니다. 50~60층의 탄성판은 그 탄성으로, 심장에서 한 번에 내보내

죽종의 소직소견 (6-13)

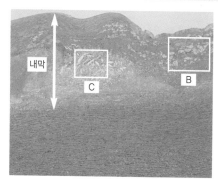

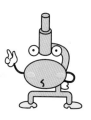

포말세포나 콜레스테롤 덩어리가 죽처럼 부드러워서 '죽종(粥腫)'이라고 합니다.

A.죽상경화를 나타내는 대동맥
현지히 내막이 누꺼워져 있다. 비후된 내막에 침착한 지질의 상태는 B, C의 강확대에서 확인할 수 있다.

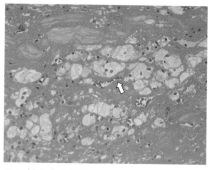

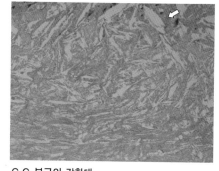

B.B 부근의 강확대
하얗게 보이는 세포가 지질을 탐식하고 포말화된 대식세포(하나를 화살표로 나타냈다).

C.C 부근의 강확대
바늘처럼 slit상으로 보이는 것이 혈관벽에 침착한 콜레스테롤 결정(하나를 화살표로 나타냈다).

단단한 동맥경화 (조직소견) (6-14)

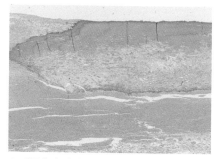

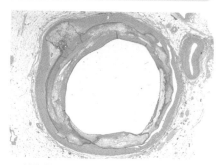

A.대동맥의 석회 침착
보라색으로 염색된 부분이 석회 침착된 영역으로, 이와 같은 부분은 뼈처럼 단단하다.

B.석회 침착된 관동맥의 링자르기
보라색 부분이 석회 침착된 영역으로, 거의 전 둘레에서 보인다. 혈관에 협착이 없고, 실제로는 오히려 확장되어 있었다.

는 혈액을 탄력적으로 가볍게 팽창하여 받아들이고, 원래대로 되돌아가면서 앞으로 내보내고 있습니다. 대동맥의 가지(근성동맥)로 들어가면 탄성판이 없어지고, 중막의 주체가 평활근세포가 됩니다. 근성동맥은 필요에 따라서 근육을 수축시키고, 혈관 그 자체를 수축시킬 수 있습니다. 우리들이 자신의 맥을 촉진할 수 있는 요골동맥(손목에 있는 동맥)도 근성동맥입니다.

이와 같이, 혈관은 단순한 호스가 아니라, 부드럽게 혈류를 받아들여서, 혈액을 앞으로 내보내는 구조로 되어 있습니다. 동맥경화로 지질이 쌓이고, 섬유가 증가함으로써, 그 구조가 상실됩니다. 특히 중막의 탄성판이나 탄성섬유가 소실되어 교원섬유로 치환되면 탄력이 상실됩니다. 대동맥으로 말하자면, 혈관을 조이고 있는 몇 층의 탄성판이 상실되는 것은, 혈관을 둘러싸고 확대되지 못하게 하던 테가 떨어진 것입니다.

다른 한편, 교원섬유에는 탄력이 없으므로, 교원섬유로 치환된 부분에 혈압이 가해지면, 벽은 점차 밖으로 튀어나오게 됩니다. 마지막은 혈관에서 혹처럼 튀어나온 부분이 생기게 되며, 이것을 동맥류라고 합니다. 일반적으로, 이와 같이 동맥경화로 약해진 혈관이 확장되는 것을 동맥경화성 동맥류라고 합니다.

같은 동맥경화라도 죽상경화는 협착과, 석회침착은 확장과 결부시키는데, 인간의 몸은 그렇게 단순하지 않습니다. 예를 들면, 대동맥에 생긴 죽종의 일부가 파괴된 경우, 내용물이 색전이 되어 말초동맥을 막는 것은 앞에서 기술한 대로입니다. 그럼, 죽종이 파괴된 곳은 어떻게 될까요? 그곳에서는 혈관벽의 일부가 상실되어, 죽종의 바깥쪽에 있던 혈관벽만 남게 됩니다. 그곳에 혈압이 가해지면, 역시 혹으로 밖으로 튀어나오게 됩니다. 즉, 죽종의 붕괴에서도 동맥류가 일어날 수 있습니다.

혈관의 협착과 확장 (6-15)

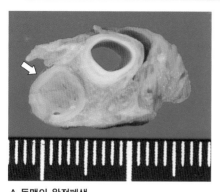

A.동맥의 완전폐색
뇌경색으로 사망한 70대 남성에게 보이는, 동맥경화에 의한 좌내경동맥의 완전폐색(→). 옆에 보이는 외경동맥의 내경은 유지되고 있다.

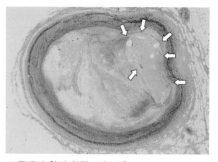

B.동맥의 완전폐색(조직소견)
혈관의 내강은 죽종과 섬유 증생으로 메워져 있다. 오른쪽에 모세혈관이 보이는(→) 것은 혈관폐색에 관여하는 혈전의 기질화영역.

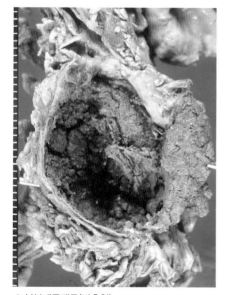

C.복부대동맥류(방추형)
위가 두측. 복부대동맥이 확장되어, 혹이 되어 있다. 혹의 안쪽은 붕괴된 죽종과 혈전이 충만해 있다.

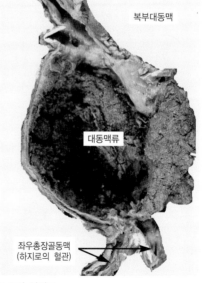

복부대동맥

대동맥류

좌우총장골동맥
(하지로의 혈관)

D.C의 설명도
복부대동맥의 방추형 혹이 좌우총장골동맥의 분기부 바로 위에까지 있다.

6

물질의 처리가 잘되지않는 '대사장애,

(**Column**) 흡연은 X-ray로 들통난다!?

담배를 피면, X-ray에 폐가 검게 찍혀서 들통날 것 같다---. 고교시절, 학교 건강검진시, 악동들이 진지하게 걱정하고 있었습니다. 나는 '설마' 하는 마음으로 듣고 있었는데, 이것은 어느 의미에서 맞는 말입니다.

단, '검게 찍힌다=(담배의) 진이 찍힌다' 라는 것은 오답. X-ray사진이라는 것은 네가상태로 나타나므로, 뼈나 심장의 그림자가 하얗게 찍힙니다. 그러니까 폐에 있을 리가 없는 하얀 그림자가 찍히면, 우선 암을 의심하는 것입니다. 그럼, 검게 찍히는 것은 무엇일까요? 대답은 '아무 것도 없는 곳', 즉 공기입니다. 담배를 피우면 폐가 검게 찍히는 것은 폐 속의 공기가 차지하는 영역이 늘기 때문입니다. '공기가 많이 들어온다면 좋은 일이?' 라고 생각할 수도 있겠지만, 그것은 큰 착각으로, 골초의 폐에 보이는 것은, 호흡에 의한 공기의 출입과 상관없는, 단지 공동이 늘어나는 폐기종이라는 병입니다 (그림 6-16).

담배를 펴서 들어오는 진이나 가스 등의 쓰레기는 배출되거나 소화할 수밖에 없습니다. 점액에 포함되어 가래로 나오거나 대식세포 등의 청소세포

가 먹어서 정리해야 합니다. 후자의 경우, 대식세포는 가래에 섞여서 밖으로 나오는 루트 외에, 폐의 조직에 흡수되어, 림프류나 혈류에 들어가서 운반되는 루트가 있습니다. 만일, 다 정리되지 않아서 쓰레기가 조직에 쌓이게 되면, 원래 유해물질이므로 염증반응이 일어납니다. 또 대식세포가 파괴되어, 쓰레기를 녹이기 위한 효소가 새어나와서, 중요한 폐조직을 파괴하기도 합니다. 장기간 흡연으로 장애를 계속 받게 되면, 폐는 구조가 붕괴되어, 오래된 스폰지처럼 너덜너덜해집니다.

X-ray사진으로 판단할 수 있는 폐기종이 되기까지는, 어느 정도 기간이 걸리므로, 고교생이 담배를 조금 피우는 정도로는 들통나지 않습니다. 단, 젊은 시절부터 습관적으로 담배를 피우면, 눈에 보이지 않는 레벨이라도, 폐가 점점 파괴되므로 각오해야 합니다.

영양물은 대사되지만, 쓰레기는 대사되지 않으므로, 폐로의 진애(塵埃)침착은 대사장애에는 들어가지 않지만, 검게 찍히는 폐가 어떤 것인지, 꼭 보고 싶어서, 이 얘기를 대사장애의 칼럼에 넣었습니다.

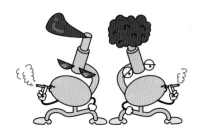

폐기종 (6-16)

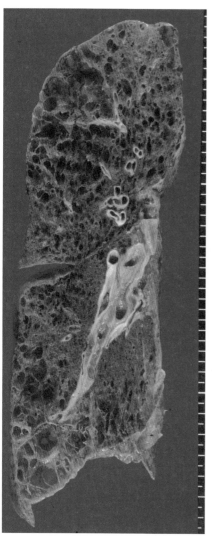

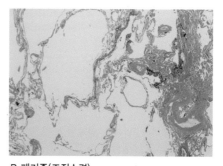

B.폐기종(조직소견)
폐가 큰 보자기의 집합 같은 구조가 되며, 정상 폐포구조는 보이지 않는다.

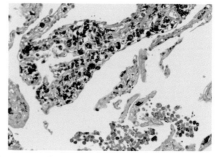

C.폐기종(조직소견)
폐기종의 원인인 담배의 재가루가 폐의 조직에 검게 침착해 있는 것을 알 수 있다. 단, X-ray 사진에서 이것이 검게 찍히는 것은 아니다.

폐기종이 진행되면, 숨을 강하게 내쉴 수가 없습니다. 촛불을 불어서 끌 수도 없게 됩니다.

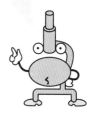

A.폐기종(육안소견)
폐가 오래 사용한 스폰지처럼 되어 있다. 이와 같은 폐는 X-ray사진에서 정상보다 검게 찍힌다.

Column

화제의 세포상해인자 :
프리라디칼(free radical)과 활성산소

'프리라디칼이나 활성산소가 몸에 악영향을 미치고 있다'는 애기를 흔히 듣게 되었습니다. 어떻게 상해를 일으키는 것일까요?

❶ **프리라디칼(free radical)이란?**

이 세상의 모든 물질은 원자로 되어 있습니다. 원자는 원자핵을 중심으로 하며, 그 주위를 전자(電子)가 돌고 있는 구조로 되어 있습니다. 그 때문에, 흔히 원자핵이 태양에, 전자가 혹성에 비유됩니다. 단, 전자가 혹성과 다른 것은 전자가 항상 쌍을 이루고 싶어하는 성격의 소유자라는 점입니다. 예를 들면, 수소원자(H)에는 1개, 산소원자(O)에는 2개의 전자(손을 잡고 싶어하는 팔)가 있습니다. O의 2개의 전자(팔)는 각각 H의 1개의 전자(팔)와 손을 잡고, 결과적으로 H_2O, 즉 물 분자가 되는 것입니다.

H_2O는 H와 O가 짝을 형성한 안정된 상태입니다. 이 H_2O에서 무리하게 H를 하나 없애버리면, HO가 되고, O의 손이 하나 남습니다. 이와 같이 짝이 없는 전자를 움켜쥐고, 매우 쉽게 반응하게 된 원자나 분자를 프리라디칼(유리기)이라고 합니다. 프리라디칼은 '짝을 구하기 위해서라면, 타인의 상대라도 빼앗는다'는 흉폭함을 가지고 있습니다. 이것이 상해인자가 되는 이유입니다.

원자나 분자에서 전자를 하나 빼앗기는 것을 산화하고 하며, 반대를 전자를 하나 받는 것을 환원이라고 합니다. 산화환원반응의 대부분에는 산소가 관여하며, 산소가 달라붙음으로써 전자를 하나 빼앗므로 '산화'라고 합니다. 따라서 프리라디칼은 '상대의 물질을 산화하는 힘이 매우 강한 분자'라고 할 수 있습니다.

❷ **활성산소란?**

활성산소란 마이너스전자를 가진 산소의 총칭입니다. 활성산소 중에는 프리라디칼과 그렇지 않은 것이 있습니다. 프리라디칼이 아닌 활성산소의 대표는 과산화수소(H_2O_2)입니다.

활성산소는 프리라디칼을 포함하여, 인간의 몸에 항상 발생하고 있습니다. 인간은 에너지생산을 위해서 항상 산소를 이용하기 때문입니다. 활성산소에는 몸에 필요한 작용도 있습니다. 예를 들면, 백혈구나 대식세포는 세균을 죽이기 위해서 활성산소를 이용하고 있습니다.

프리라디칼에는 많은 종류가 있지만, 활성산소 속의 프리라디칼은 몸에 여러 가지 해를 미치는 원흉이 되고 있습니다. 그 때문에, '프리라디칼=활성산소=여러 악의 근원'이라는 혼란을 만들고 있습니다.

❸ **프리라디칼에 의한 장애**

프리라디칼이 손(전자)을 빼앗는 대표적인 타겟에는 다가불포화지방산이 있습니다. 이 지방산은 전자를 빼앗기면, 과산화지질로 변합니다. 과산화지질이 되면, 점차 산화반응이 진행되어, 콜레스테롤이나 단백질이 산화에 휘말리게 됩니다. 이러한 반응이 동맥경화와 밀접하게 관련되어 있습니다.

산화된 여러 가지 물질은 그 자체에 독성이 있을 뿐 아니라, 본래의 역할도 할 수 없게 됩니다. 예를 들면, 단백질로 되어 있는 산소는, 산화되면 작용할 수 없게 됩니다. 이렇게 해서, 세포의 변성이나 기능저하가 일어나는 것이, 노화의 원인 중의 하나입니다. 또 DNA가 장애를 받으면, 암이 발생할 가능성도 높아지므로, 프리라디칼은 암의 발생에도 크게 관련되어 있는 것입니다.

chapter

7

혈액순환이 나빠지는 '순환장애'

순환장애란, 혈액순환에 이상이 생기는 것을 말합니다. 심근경색이나 뇌출혈 등, 생명과 관련된 병을 일으키는 병태입니다. 사람의 몸은 혈액이나 림프액의 순환으로 지지되고 있어서, 순환장애는 어떤 장기나 조직에도 발생할 수 있습니다. 그리고 어떤 병이라도, 조직에는 순환장애로 분류되는 변화가 일어나고 있습니다.

7-1 주사로 배우는 순환장애의 기초지식

순환장애를 생각할 때, 누구에게나 일상적인 주사를 병리학적으로 생각해 봅시다. 주사는 약물을 주입하는 장소에 따라서 근육주사, 피하주사, 정맥주사로 나누는데, 여기에서는 정맥주사와 정맥에서의 채혈을 주제로 하겠습니다.

■■ 주사가 능숙한 의사, 서툰 의사!? ■■

정맥에 안전하게 주삿바늘을 찌르는 데는, 정맥을 드러나게 하는 것이 가장 좋은 방법입니다. 예를 들면, 팔의 정맥에 바늘을 찌를 때에는 고무튜브나 구혈대로 팔을 묶습니다. 이것은 정맥혈의 흐름을 막고, 그 앞에서 혈액을 충만하게 하여, 정맥을 확장시키기 위해서 입니다. 이와 같이 정맥 내에서 혈액이 막힌 상태를 울혈이라고 합니다.

종종, 효과를 좀 더 올리기 위해서 구혈대를 세게 감는 사람이 있는데, 이것은 잘못된 것입니다. 왜냐하면, 동맥의 흐름까지 막아버리기 때문입니다. 정맥에 바늘을 찌를 때는, 손 끝에서 심장쪽으로 되돌아가는 혈액을 막으려고 하는 것이니까, 우선 손가락 끝에 혈액이 흐르는 것이 전제입니다. 흘러오는 혈액까지 막아버리면, 손 끝에 피가 통하지 않는 상태가 되며(허혈 : 그림 7-1C), 이래서는 울혈이 일어나지 않습니다. 따라서 구혈대는 '허혈을 일으키지 않고, 울혈을 일으키게 감는다', 즉 '동맥압보다 낮고, 정맥압보다 높은 압력으로 감는' 것이 맞습니다.

피하지방이 많아서 정맥의 장소를 알기 힘든 사람에게는 구혈대를 감기 전에, 손을 베드 옆으로 잠시 내리게 합니다. 혈액이 무거우므로, 중력을 이용해서 울혈을 강하게 일으키게 하기 위해서입니다. 그 상태에서 구혈대를 감으면, 보통보다 혈관에 모이는 혈액량이 증가합니다. 참고로 이런 점에서, 혈액순환이 좋지 않은 사람이 서서 일을 하면, 하지에 울혈이 생기기 쉬운 것을 알 수 있습니다. 울혈이 계속되면 부종이 생깁니다(칼럼 '부종' 참고).

하지만, 아무리 머리를 짜내도, 혈관이 가늘어서 정맥이 잘 드러나지 않는 경우가 있습니다. 그럴 때, 의사는 바늘을 찌르려는 부분을 탁탁 때리거나, 스팀타월로 따뜻하게 합니다. 이것은 혈관벽을 구성하는 근육(평활근)을 이완시켜서, 혈관을 확장시키는 것입니다. 따뜻하게 하는 것은 근육을 안정시키는 직접효과가 있습니다. 또 혈관에는 신경(자율신경)이 분포되어 있어서, 이 신경의 자극에 의해서, 혈관벽의 평활근이 수축되거나 확장됩니다. 때리거나, 따뜻하게 하는 것은 이 자율신경계의 작용을 변화시켜서

충혈·허혈·울혈 (7-1)

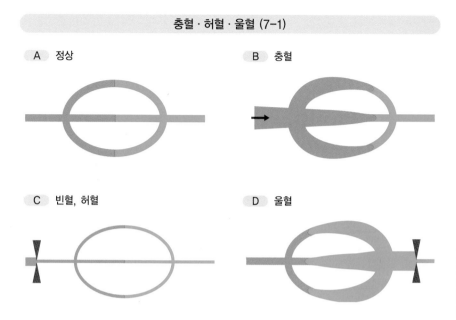

혈관의 긴장을 완화시킴으로써, 혈관이 확장되어 울혈이 쉽게 일어나게 하는 것입니다.

무사히 정맥에 바늘을 삽입했으면, 주사나 링거에서는 구혈대를 벗깁니다. 채혈에서는 그대로 감아 두고, 울혈상태에 있는 혈액을 뽑는 것입니다. 어느 경우라도, 바늘을 빼기 전에는 구혈대를 벗깁니다. 그러고 보니, 주사가 능숙한 의사나 간호사는 팔의 혈관에 울혈상태를 잘 만드는 사람이라고 할 수 있겠습니다.

■ ■ 주사 후에 세게 눌러도 생기는 파란 멍의 의문점 ■ ■

주사바늘을 뽑은 다음에는 바늘을 찔렀던 곳을 누르라고 합니다. 물론, 압박하여, 혈관에 생긴 바늘구멍에서 혈액이 새어나오는 것을 막기 위해서입니다. 의학용어로 말하자면 '바늘로 형성된 외상성 파탄성출혈(혈관의 일부가 손상되어 일어나는 출혈)을 주위조직의 압박으로 지혈하는' 행위입니다.

그런데 열심히 눌렀는데도, 주사 흔적이 파란 멍이 되는 수가 있습니다. 이것은 바늘구멍에서 출혈하여, 피하에 혈종이 생겼기 때문입니다. 그럼, 파란 멍을 가능한 만들지 않는 방법이 있을까요? 병리적으로 생각해 봅시다.

출혈이 멈추는 것은, 혈관의 상처에 혈전이 생기기 때문입니다. 혈관의 안쪽은 내피세포로 덮여 있으며, 이 내피세포가 혈액응고를 억제하는 물질을 생산·분비하고 있어서, 보통 혈관 속에서 피가 굳지 않게 되어 있습니다. 그러나 주삿바늘로 내피세포가 손상되면, 손상된 장소에서는 이 기능이 작용하지 않게 됩니다. 혈관의 상처에는 우선 혈소판이 부착됩니다. 동시에 혈액속의 응고인자가 점차 연쇄반응을 일으켜서, 피브린이라는 풀이 만들어집니다. 이 혈소판과 피브린이 합쳐진 덩어리가 혈전이 되어, 바늘구멍을 막는 것입니다.

그럼, 주사 흔적을 열심히 누르면, 어떤 일이 일어날까요? 바늘구멍은 단단히 누를 수 있으므로, 출혈이 멈추겠지요. 하지만, 정맥은 부드러워서 강하게 눌려서, 바늘구멍 부근의 혈액이 눌리게 됩니다. 그럼, 바늘구멍에 혈소판이 부착되지 않습니다. 그래서 압박을 제거하면 역시 구멍이 그대로여서, 그곳에서 출혈합니다.

결국 어떻게 하면 될까요? 대답은 단순해서, 혈관이 납작해지지 않고, 외부로 새어나오지않을 정도의 압박을 가하면 됩니다. '그렇게 잘 누를 수 있을까?' 라고요? 요는 혈전이 생기는 시간을 주기 위해서, 처음에는 세게 압박해도, 천천히 힘을 늦추어 가면 됩니다. 그 밖에도, 상처를 심장보다 높게 올려두면, 새어나오는 압력을 줄일 수가 있으

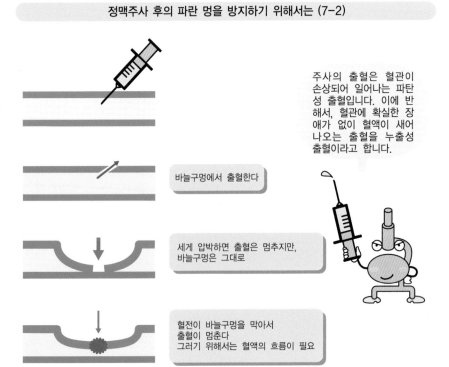

정맥주사 후의 파란 멍을 방지하기 위해서는 (7-2)

주사의 출혈은 혈관이 손상되어 일어나는 파탄성 출혈입니다. 이에 반해서, 혈관에 확실한 장애가 없이 혈액이 새어나오는 출혈을 누출성 출혈이라고 합니다.

바늘구멍에서 출혈한다

세게 압박하면 출혈은 멈추지만, 바늘구멍은 그대로

혈전이 바늘구멍을 막아서 출혈이 멈춘다
그러기 위해서는 혈액의 흐름이 필요

며, 바늘구멍의 조금 앞을 누르면, 혈류가 정체되어, 그 사이에 상처에 혈전이 형성됩니다(그림 7-2).

■ ■ 선생님! 주사기에 공기 거품이!! ■ ■

주사를 놓을 때에, syringe(주사통)에 있는 공기 거품이 마음에 걸린 것은 없습니까? 링거관에서 거품을 발견했을 때도 마찬가지입니다. '혈관 속에 공기가 들어가면 큰일' 이라고 들은 적이 있기 때문입니다. 그럼, 혈관에 공기가 들어가면, 무슨 일이 일어날까요?

혈관에 공기 등의 이물이 들어가면, 이물은 앞으로 운반되어서, 말초의 어딘가에 막히게 됩니다. 혈액에 녹지 않는 이물을 색전(색전물)이라고 하며, 말초에서 색전이 막힌 상태를 색전증이라고 합니다. 정맥에 공기 거품이 들어가면, 이 공기의 색전은 심장을 통과하여 폐로 흘러들어와서, 폐의 색전증이 됩니다(그림 7-3).

대순환과 소순환 (7-3)

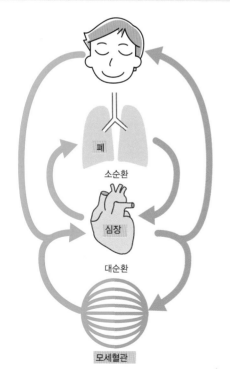

폐

소순환

심장

대순환

모세혈관

좌심실→전신의 장기→우심방을 대순환, 우심실→폐→좌심방을 소순환이라고 합니다. 정상에서는 서로 혈액이 섞이지 않으니까, 정맥내의 색전은 모두 폐로 흘러들어가고, 동맥내의 색전은 말초의 모세혈관으로 흘러들어갑니다. 참고로, 대순환과 소순환을 흐르는 혈액의 양이 같은 것은 알고 있습니까?

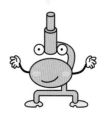

Column 아픈 주사와 아프지 않은 주사

병리학과 해부학의 지식을 이용하면, 아프지 않은 주사를 놓을 수가 있습니다. 바늘을 찌르면 누구나 통증을 느끼지만, 통각은 피하에 분포하는 지각신경종말이 느끼고 있습니다. 신경말단의 일부는 표피에도 들어갑니다. 이 신경종말(통점)을 많이 자극하면, 아프게 됩니다. 투베르쿨린의 피내주사나 예방접종의 피하주사는, 통점이 풍부한 영역에 약물을 주입하므로, 아픈 것은 피할 수가 없습니다. 통점이 있는 영역에는 모세혈관도 많이 분포되어 있어서, 약물의 흡수가 기대됩니다. 약물을 다량으로 주입하는 경우에 사용되는 근육주사는, 근육에는 신경의 분포가 적어서, 피하주사보다 나을 것입니다. 하지만, 정맥주사라도, 아픈 경우와 그렇지 않은 경우가 있지 않을까요?

이것은 바늘을 찌르는 법에 따라 다릅니다. 바늘을 피부와 평행하게 찌르면, 통점이 많이 모인 층을 바늘이 진행하게 되므로, 통증이 많습니다. 반대로, 바늘을 피부와 직각으로 찌르면, 자극받는 통점의 수가 적어지므로, 통증이 작아집니다. 주사가 능숙한 의사는 정맥 위의 피부를 조금 당겨서 옆으로 비껴, 가능한 예각으로 피부를 관통합니다. 피부를 당기는 것은 한 번에 바늘을 찔러도 정맥을 관통하지 않도록 하기 위해서입니다. 바늘이 통점보다 아래층에 도달하면, 만일 바늘을 눕혀도 통증이 적으므로, 피부의 당김을 되돌려서, 정맥으로 바늘을 진행하면 됩니다.

입원환자들에게 있어서, 매일 맞는 링거주사는 일대 사건입니다. 예전에, 내가 흉부외과에 있을 무렵, 특히 여성 입원실에서 '저 선생님은 링거가 능숙' 하다는 소문이 돌았습니다. 통상은 그 날의 링거담당선생님이 회진시에 차례대로 링거를 꽂는데, 몇 번씩이나 다시 꽂거나, 아프게 놓는 선생님이 다가오면, '화장실에 가야 하니까 나중에 맞을께요' 라며 환자가 일제히 도망가 버렸습니다. 그 후에 '링거를 부탁합니다' 라고 지명을 받는 것이 저였습니다.

혈관을 찾기 힘든 환자는 실패하는 경우가 많아서, 특히 신경질적이 됩니다. 이와 같은 환자의 경우는 어떻게 능숙하게 울혈을 만드는가가 승부의 포인트입니다. 침대 옆에 앉아서 긴장을 풀게 여러 가지 얘기를 하면서, 그럴듯한 혈관을 찾아서 충분한 울혈상태를 만듭니다. 환자는 아프지 않으니까 '서툴다' 고 생각하지 않습니다.

또 바늘을 찌르는 횟수를 적게 하는 것도 중요합니다. 한번에 정맥내로 잘 들어간 경우는 정맥 주위의 신경이 자극을 받아서 정맥이 수축되어 버립니다. 아픈 것은 바늘을 찌를 때뿐으로, 통점이 있는 영역을 자극하지 않으면, 바늘을 찔러도 통증이 거의 없습니다. 혈관을 손상하여 출혈하지 않는 한, 바늘을 찌른 채로 구혈대를 한 번 벗기고, 조금 시간을 두고 울혈을 만드는 아이디어를 짜내서, 다시 시도할 수도 있습니다. 환자는 아프지 않으면 호응해 줍니다.

이상, 내 자랑이 아니라, '지식은 사용해야 한다' 는 얘기였습니다.

아픈 주사와 아프지 않은 주사 (7-4)

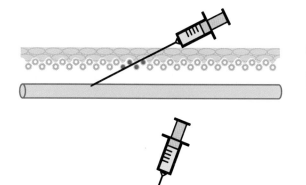

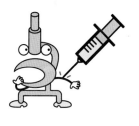

바늘을 눕혀서 찌르면, 통점◎이 많이 자극되어 '아프다'. 바늘을 수직에 가까운 상태로 찔렀을 때에, 통점에 닿지 않으면 '아프지 않다'!

폐는 가스교환을 하기 위한 장기로, 스폰지와 같은 폐포 주위를 모세혈관이 둘러싸는 구조로 되어 있습니다. 전신을 순환하는 혈액은 모두 폐로 흘러들어가서, 폐에서 탄산가스와 산소를 교환한 후, 다시 전신으로 흐릅니다. 즉 폐를 흐르는 혈액량은, 전신을 순환하는 혈액량과 같습니다. 그와 같은 풍부한 모세혈관망에, 작은 공기 거품이 들어가서, 극히 국소의 색전증이 되었다 해도, 실은 거의 영향이 없습니다. 어딘가가 막혀도, 그 앞에는 다른 루트에서 혈액이 흘러들어가서, 막았던 거품이 흡수되어 버리기 때문입니다. 그렇다고는 해도, 너무 많은 공기가 들어가면 문제가 되기도 합니다.

그럼, 바늘을 찌른 채, 링거병이 비게 되면? 이것도 대개는 걱정할 필요가 없습니다. 통상, 정맥에는 대기압보다 높은 정맥압이 있기 때문입니다. 링거관의 액면에 가해지는 대기압과 링거관에 남은 액체의 높이에 따른 압(수주압)의 합이 정맥 내의 압과 같아지는 시점에서, 액면이 정지할 것입니다.

7-2 심근경색은 궁극적인 순환장애이다 !

앞 절에서는 일상적인 정맥주사에 관한 얘기 중에서 순환장애의 여러 가지 용어가 나왔습니다. 본 절에서는 '궁극적인 순환장애'라고 할 수 있는 심근경색에 관해서 살펴보겠습니다.

■■■ 협심증과 심근경색은 무엇이 다른가? ■■■

협심증과 심근경색은, 모두 심장에 영양을 공급하는 혈액의 부족이 원인이 되는 병으로, 심장(좌전흉부)에 조이는 듯한 심한 통증을 느끼는 것이 공통적인 특징입니다. 그러나 양자에는 큰 차가 있습니다. 일반적인 협심증(운동성 협심증)은 운동시 등에 좌흉이 조이는 듯 아프고, 몇 분 쉬고 나면 괜찮아집니다. 이에 반해서 심근경색은, 운동시에 한정되지 않고 통증이 생기며, 참아도 낫지 않아서, 방치해 두면 생명과 관련되는 상태가 됩니다.

심장에 영양을 공급하는 혈액이 부족한 것은, 동맥경화로 인해서 관동맥(심장에 영양을 공급하는 혈관)이 좁아져서, 혈액의 흐름이 나빠졌기 때문입니다. 이와 같이, 조직에 혈액이 오지 않게 된 상태를 허혈이라고 합니다. 협심증도 심근경색도 원인은 심근의 허혈이며, 증상도 공통되어 있습니다. 그럼, 왜 장래의 운명이 다른 것일까요?

협심증과 심근경색의 차이는, 심근세포의 괴사가 보이는가 하는 것입니다. 심근경색에서는 급격히 혈관이 막혀서, 그 혈관에 의해서 양성되고 있는 심근세포가 괴사하게 되는데, 협심증에서는 한 덩어리가 된 심근세포의 괴사는 보이지 않습니다. 그럼, 협심증에서는 혈관이 좁아질 뿐이며, 막히지 않을 수도 있을까요? 아니요, 이상하게, 혈관이 거의 막혀서 폐색되어 있음에도 불구하고, 심근경색이 아니라 협심증을 일으키는 경우가 드물지 않습니다.

그러면, 협심증과 심근경색의 차이의 열쇠는, 심근경색에서는 '급격히' 혈관이 막히는 것이 될 것 같습니다. 그럼, 우선 협심증부터, 어떤 상태일 때에 일어나는가를 살펴보겠습니다.

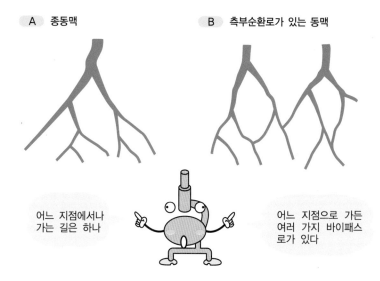

종동맥과 측부순환로가 있는 동맥 (7-5)

A 종동맥

B 측부순환로가 있는 동맥

어느 지점에서나
가는 길은 하나

어느 지점으로 가든
여러 가지 바이패스
로가 있다

■ ■ 몸을 움직이면 가슴에 통증을 느끼는 운동성 협심증 ■ ■

동맥경화로 혈관벽이 두꺼워지면, 혈관의 내강이 점차 좁아집니다. 심장은 쉬지 않고 계속 움직여야 하므로, 항상 산소와 영양을 필요로 하는데, 이것을 운반하는 혈관의 지름이 가늘어집니다.

우리들이 운동을 하면, 몸의 여기저기에서 산소가 필요합니다. 그럼, 산소를 많이 보내기 위해서, 심장은 한번에 밀어내는 혈액량을 늘리고, 박동횟수도 올려서 대응합니다. 이렇게 심장이 많이 활동하므로, 심장 자신도 많은 산소가 필요해집니다. 그런데 심장에 산소를 운반하는 혈관이 가늘어지면 어떻게 될까요? 물을 많이 마시고 싶은데, 수도꼭지를 최대한으로 틀 수 없는 상태이지요. 이렇게 해서 심장이 산소부족이 되어 힘들어지는 것이 협심증입니다.

협심증은 심장이 숨을 거의 멈춘 채 계속 움직여서 '고통스럽다!'고 통증의 신호를 보내는 상태입니다. 그래서 운동을 멈추고 가만히 있으면, 수도꼭지를 잠근 혈액으로 어떻게든, 한숨 돌리게(아프지 않게 된다)되는 것입니다.

협심증에서는 니트로글리세린이 들어간 약을 마시게 한다는 얘기를 들은 적이 없습니까? 니트로글리세린에는 관동맥을 안정시켜서 확장시키는 작용이 있습니다.

운동성 협십증 (7-6)

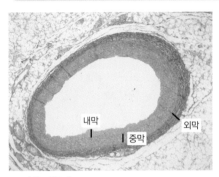

A.정상 관동맥
위암으로 사망한 20대 여성의 관동맥. 경도의 내막
비후를 보일뿐이며, 거의 정상소견. (매슨염색)

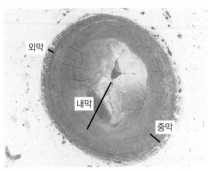

B.고도의 내강협착을 나타내는 관동맥
동맥경화로, 내강이 90% 이상 협착되어 있다. 방광
암으로 사망한 50대 남성의 관동맥으로, 심근경색
은 확인되지 않았다. (매슨염색)

■ ■ 관동맥이 폐색되어도 심근경색이 되지 않는다? ■ ■

동맥경화에서는 관동맥이 점차 좁아져서, 결국에는 99% 협착되어 버립니다. 그러나 이렇게 되어도, 반드시 심근경색이 일어난다고는 할 수 없습니다. 그것은 폐색한 관동맥의 가지가 양성하고 있던 영역에, 다른 가지에서 바이패스로가 생기기 때문입니다. 이와 같은 바이패스로를 측부순환이라고 합니다.

측부순환이 생기는 법은, 각 장기의 혈관분포법에 따라서 다릅니다(그림 7-5). 예를 들면 신장처럼, 1줄의 동맥에서 수목처럼 가지가 나누어지는 경우는, 그 장기의 '어느 부분'에 영양을 공급하는 혈관은 1줄 가지이며, 영양을 받는 것은 가지가 갈라진 종점이 됩니다. 이와 같은 분포를 나타내는 동맥을 종동맥이라고 합니다. 종동맥에서는 가지의 한 부분이 폐색되어 버리면, 그 앞의 조직에는 어느 곳에서도 혈액이 가지 않기 때문에, 조직이 죽어버립니다. 혈류가 두절되어 조직이 죽는 것을 허혈성 경색이라고 합니다.

이에 반해서 소장이나 대장처럼, 가지가 갈라진 동맥끼리 연결된 그물망 같은 구조로 이루어진 것이 있습니다. 이 경우는 동맥의 어느 한 가지가 폐색되어도, 그 앞으로 다른 루트에서 혈액이 흘러 들어오므로, 조직이 죽지 않습니다. 애당초 측부순환의 경로를 가지고 있는 것입니다.

문제가 되는 심장은 기능적 종동맥으로 양육되고 있습니다. 기능적 종동맥이란, 통상은 종동맥이지만, 측부순환을 형성할 여지가 있는 혈관분포입니다. 기본적으로 어느 영역에 영양을 공급하는 가지는 1줄로 정해져 있지만, 가장 말초에서는 심근세포 하나에 1줄의 모세혈관이 분포할 정도로 모세혈관망이 발달되어 있습니다. 말하자면, 모세혈관의 그물망 사이에 심근세포가 분포되어 있는 상태이며, 모세혈관 레벨에서는 측부순환로가 매우 풍부하게 있는 것입니다. 이와 같은 모세혈관 그물에서는 혈액이 흐르는 방향도 일반통행이 아니라, 어딘가 흐름이 나빠지면, 반대측에서도 혈액이 흘러들어옵니다(역방향으로 혈류를 만든다).

▩▩ 서서히 진행되는 관동맥폐색 ▩▩

심장은 기능적 종동맥이라는 혈관분포를 가진 것을 알았습니다. 이번에는 심장의 비교적 굵은 관동맥에 협착이 일어나고, 그것이 진행되어 가는 상태를 살펴보겠습니다.

동맥경화가 진행됨에 따라서, 혈관의 내막이 두꺼워지고, 천천히 내강이 좁아집니다. 이렇게 해서 말초로 혈액이 흘러가지 못하면, 점차 협착이 없는 다른 가지에서 혈액이 흘러오게 되고, 그 다른 가지가 두꺼워집니다. 최종적으로 본래의 가지가 거의 폐색되었을 때에는, 다른 가지에 의한 훌륭한 측부순환로가 생기게 되는 셈입니다.

단, 본래 2줄의 혈관에서 영양을 받던 영역이 1줄에서 영양을 받게 되고, 돌아 들어가서 측부순환이 형성되므로, 산소나 영양의 공급이 충분하지 않습니다. 매우 가늘긴 해도 혈류가 확보되어 있어서 심근경색은 일어나지 않지만, 산소나 영양의 수요와 공급의 균형이 깨지기 쉬워서, 운동 등으로 수요가 증가하게 되면, 충분한 공급이 이루어지지 않아서 협심증이 발증하게 됩니다.

▩▩ 심근경색이 일어나는 메커니즘이란? ▩▩

심근경색이란 심장에 영양을 공급하는 혈관(관동맥)이 막혀서, 그 앞에 허혈이 일어나고, 심근이 괴사되어 버리는 병입니다. 이것은 측부순환이 발달할 틈이 없을 정도로 급격히 관동맥이 폐색된 결과, 생기는 것입니다. 심근경색 환자가 세상에 많이 있지만, 모두 그렇게 급격히 동맥경화가 진행되는 것일까요?

동맥경화란 혈관벽에서 일어나는 지질대사이상으로, 혈액 속의 콜레스테롤이 혈관벽에 침식하여 축적되는 것이 주요 원인입니다. 그러니까 급격히 혈관을 폐색할 정도로 진행하는 것은 아닙니다. 갑작스런 혈관 폐색에는 동맥경화로 인한 혈관의 협착뿐 아니라 혈전의 형성이 관여합니다.

6-2절에서 동맥경화에는 단단한 동맥경화와 부드러운 동맥경화가 있다고 설명했습니다. 심근경색을 일으키는 것은 부드러운 동맥경화입니다. 부드러운 동맥경화란, 한

마디로 말하면, 혈관벽에 지질덩어리(죽종)가 있고, 이 덩어리를 얇은 섬유성 피막이 덮고 있는 상태입니다. 이 피막은 물러서, 어떤 요인으로든 쉽게 파괴됩니다. 그러면 주사구멍과 마찬가지로, 파괴된 곳에 혈전이 부착됩니다. 주사구멍보다 큰 영역에서 내막이 무너지니까, 부착하는 혈전도 크고, 그것이 남아 있던 혈관의 내강을 폐색하게 됩니다. 이와 같이, 관동맥의 죽종의 붕괴로, 급격히 혈전이 형성된 결과 생기는 일련의 병을 급성관증후군이라고 합니다. 급성심근경색은 급성관증후군의 일종입니다.

■ ■ ■ 급성관증후군이라고 들은 적이 있습니까? ■ ■ ■

급성관증후군은 관동맥에 형성된 동맥경화의 죽종이 붕괴되고, 혈전이 형성됨으로써 발증하는 질환군입니다. 임상적으로는 급성심근경색 외에, 허혈성 심장돌연사와 불안정협심증이 이 질환군에 포함됩니다.

급성관증후군 중에서 가장 중증이 되는 것은, 심장의 대부분을 양성하고 있는 굵은 관동맥이 거의 완전히 폐색되어 버리는 경우입니다. 그 결과가 허혈성 심장돌연사입니다. 심근세포가 괴사에 이르기(심근경색이 된다) 전에, 심장이 멎어 버리는 것입니다. 심장이 정지하는 것은, 산소를 받을 수 없게 된 심근세포가 이상한 전기자극을 발생하고, 이것이 심실세동을 일으키기 때문입니다.

한편, 관동맥의 죽종이 붕괴되어 혈전이 형성되어도, 혈전이 작아서 내강 전부를 막지 않는 경우는, 협심증 증상을 일으키는 수가 있습니다. 이것이 불안정협심증입니다. 불안정협심증은 통상의 협심증(운동성 협심증)과 달리, 안정시에도 발증합니다. 측부순환의 형성이 좋지 않아서, 혈전이 커지면 심근경색으로 이행할 가능성이 높으므로 주의해야 합니다. 임상적으로 '갑자기 발작을 일으키게 되고, 발작을 반복한다' '점점 증상이 심해진다' '운동과 관계없이 발작이 일어난다' '니트로글리세린 등의 약이 효과가 없다' 등의 특징을 볼 수 있습니다. 혈관 병변의 차이를 생각해 보면 이해할 수 있을 것입니다.

■ ■ ■ 관동맥에 혈전이 없는 심근경색이 있습니까? ■ ■ ■

지금까지의 설명에 의하면, 심근경색을 일으킨 사람의 관동맥에는 반드시 혈전에 의한 혈관 폐색이 있을 것입니다. 그런데 병리해부에서 검사해도, 혈전이 발견되지 않는 증례가 있습니다. 해부한 선생님의 실력이 없어서, 혈전이 발견되지 않은 걸까요? 그렇지 않으면, 해부할 때까지 혈전이 녹아버린 걸까요? 확실히 그와 같은 경우도 있을 수 있습니다. 그러나 이러한 이유 외에, 굵은 관동맥이 막히는 것이 아니라, 말초의 가는

급성관증후군 (7-7)

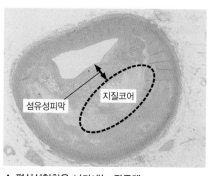

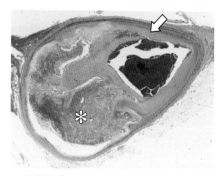

A.편심성협착을 나타내는 관동맥
색이 옅은 부분이 지질이 풍부한 죽종으로, 80% 정도 협착된 내강과의 사이에는 섬유성피막이 보인다.

B.급성관증후군
섬유성피막의 일부가 무너지고(→), 그곳에서 내강에 신선한 혈전이 형성되어 있다. 죽종내에도 출혈이 보인다(*). (EMG 염색)

플라크의 구조와 파탄 (7-8)

A 플라크의 구조

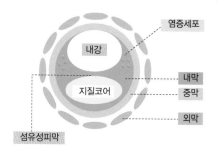

관동맥 플라크란, 동맥경화로 인한 벽의 융기입니다. 지질코어(죽종)가 크고 섬유성피막이 얇아서 파탄되기 쉬운 것을 불안정 플라크라고 하며, 반대로 섬유성피막이 두꺼운 것을 안정플라크라고 합니다.

B 플라크의 파탄

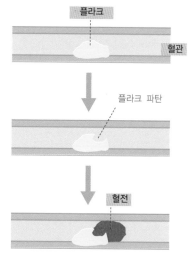

7

혈액순환이 나빠지는 '순환장애'

혈관이 장애를 받음으로써 일어나는 심근경색이 있는 것이 아닐까 생각됩니다.

혈관벽에는 혈관의 굵기를 바꾸어 흐름을 조절하기 위한 근육이 있습니다. 이 근육이 경련하면, 가는 혈관에서는 혈액이 흐를 수 없게 됩니다. 관동맥의 비교적 굵은 영역에 경련이 일어나면, 넓은 범위에 허혈이 생기지만, 경련이 없어지면 회복되므로, 협심증이 됩니다(이 경우, 운동시가 아니라 안정시에 발작을 일으키는 경우가 많으므로, 이형협심증이라고 합니다). 다른 한편, 말초의 가는 영역에서 일어나면, 경련하거나 그것이 풀림으로서, 허혈과 재관류가 반복됩니다. 허혈로 인한 심근경색에 추가하여, 혈류가 재개될 때에는 프리라디칼을 시작으로 하는 장애물질이 생산되므로, 이것이 더욱 심근세포에 손상을 주어 심근경색에 이를 가능성이 고려됩니다(허혈재관류장애).

추론을 더 진행시키면, 말초의 경련으로 혈류가 나빠지기 때문에 혈관의 내압이 올라가고, 관동맥 입구부 부근의 죽종이 기계적으로 파괴되어, 2차적으로 혈전이 형성될 가능성도 고려됩니다. '순환생리학적으로 가장 압력이 올라가는 영역은 관동맥의 입구 부근이며, 그곳을 세밀히 관찰하면, 마치 혈전이 생기는 듯한 내막장애나 혈장성분이 내피세포 아래에 침윤되어 있는 상이 있다'고, 심근경색에서의 혈전형성 2차설을 주장한 것은 나의 은사인 고 矢島權八 일본의과대학 명예교수였습니다.

먼저 병이 있고, 후에 이론화하는 것이니까, 여러 가지 설이 고려되는 것입니다. 따라서 현재 맞다고 생각하는 것이 장래에 뒤집힐 가능성도 있습니다. 이런 것도 병리학의 재미가 아닐까 생각합니다.

Column 심실세동

심근세포는 어느 세포나, 세포내의 나트륨, 칼륨, 칼슘의 농도차에 따라서 전기를 발생시키는 힘을 가지고 있습니다. 그러나 통상은, 자극전도계라 불리는 전기를 발생하기 쉬운 특수한 심근세포가 있으며, 이 세포가 가장 빠르게 전기를 전달하고, 그 자극에 의해서 심근세포가 보조를 맞추어 수축과 확장을 반복하고 있습니다.

그런데 허혈로 괴로워지면, 허혈에 빠진 심근세포는 자극을 받기 전에, 멋대로 전기를 발생하게 됩니다. 이 전기가 주위 심근에 전해지면, 심근세포의 보조가 흐트러지고, 결국에는 각각의 심근세포가 멋대로 수축을 시작하게 됩니다.

심실의 심근이 이와 같이 된 상태가 심실세동입니다. 심실세동에서는 심근이 하나가 되어 수축하지 않으므로, 혈액을 보낼 수가 없습니다.

7-3 대량출혈 후에 수혈해도 살지 못하는 이유

'상처로 대량 출혈하여 수혈을 받았는데, 며칠 후에 사망하였다'라는 얘기를 들었습니다. 수혈을 했는데, 왜 살지 못했을까요? '수혈이 제대로 이루어지지 않았다'고 설명할 수도 있지만, 제대로 이루어지지 않았다면, 그 자리에서 죽어야 되는 것이 아닐까요? 왜 며칠 후일까요?

■■ 의학적인 쇼크는 정신적 쇼크와는 다르다! ■■

대량 출혈하면, 혈액이 부족해져서 각 장기에 충분한 혈액을 공급할 수 없다는 것은 쉽게 상상이 갑니다. 혈압이 내려가서 쇼크상태가 되는 것입니다. '쇼크'라는 말은, 일반용어로는 '그에게 다른 여자가 있는 것을 알고 쇼크……' 등으로 사용됩니다. 의학용어에서는 조금 의미가 다릅니다. 정의를 하자면, '급격히 발생하는 순환부전 때문에, 생명유지에 필수인 장기나 세포에서, 그 생존·대사에 필요한 혈류공급을 충분이 확보할 수 없게 된 상태'입니다. 즉, 극단적으로 혈액 순환이 나빠진 상태를 말합니다.

쇼크 증상과 분류 (7-9)

A 임상증상, 소견

혈압저하 (대부분은 최고혈압 90mm/Hg 이하)
차갑고 습윤한 피부
핍뇨, 무뇨 (20ml/hr 이하)
불온·흥분에서 기면(嗜眠)·혼수에 이르는 여러 가지 의식레벨의 저하
대사성 산증, 유산산증

B 분류

①핍혈성 쇼크	외상, 출혈, 화상, 하리·구토 등 소화관에서의 체액상실, 장관폐색, 수분섭취부족, 과도한 이뇨 등
②심원성 쇼크	심근경색, 치사적 부정맥, 심장점액종 등에 의한 심강내혈류폐색, 폐색전, 심장눌림증 등
③패혈증성 쇼크	그람음성균감염, 그 밖의 감염증 (이 경우는 체온상승=warm shock)
④신경원성 쇼크	척수손상, 마취 등
⑤아나필락시성 쇼크	즉각 항원항체반응

7

혈액 순환이 나빠지는 '순환장애'

187

쇼크에 빠지는 원인은 표와 같이 분류되고 있습니다(그림 7-9). 공통적인 것은 '신속히 치료하지 않으면 죽음에 이르는 병태' 입니다. 하지만, 왜 죽음에 이를까요.

혈액순환이 나빠지면, 각 장기는 상해를 입습니다. 쇼크에서 회복하여 혈압이 원래대로 되돌아왔다 해도, 쇼크 상태 동안에 받은 장기의 상해가 원래대로 되돌아가지 못할 정도로 심한(비가역성) 경우는 결국은 죽음에 이릅니다. 그럼, 장기마다 쇼크로 인한 상해상을 살펴보겠습니다.

■ ■ 쇼크로 폐에 초자양 막이 생긴다 ■ ■

사람은 한쪽 폐로도 살 수 있지만, 쇼크 상태에 빠지면, 양쪽 폐가 상해를 입어서 호흡부전을 일으킵니다. 폐의 혈액순환이 나빠지면, 폐에 울혈이 생기고, 그 결과, 부종이 생깁니다. 폐의 부종은 폐포 모세혈관에서 폐포강내로 부종액이 스며 나온 상태입니다. 쇼크에서는 모세혈관벽(내피세포)이 손상되어 투과성(물질이 쉽게 스며 나옴)이 항진되므로, 수분뿐 아니라 단백성분도 스며 나옵니다. 폐포의 모세혈관의 외측에는 작은 간질조직이 있으며, 스며 나온 부종액은 이 조직내에 고입니다. 그런데 쇼크에서는 폐포의 내측을 덮고 있는 폐포 상피세포도 손상을 입으므로, 단백성분이 풍부한 부종액이 그대로 폐포 속까지 나가버립니다.

본래는 공기가 들어가는 폐포에 단백이 풍부한 액이 들어오면, 이 액이 폐포벽을 덮고 막을 만듭니다. 이렇게 생긴 막은, 표본에서는 색깔 있는 유리처럼 보이므로 초자막(硝子膜)이라고 합니다(그림 7-10A). 초자막으로 덮인 폐포는 산소와 탄산가스의 교환을 잘 할 수 없게 됩니다.

폐의 넓은 범위에서, 폐포가 초자막으로 덮이는 상태를 미만성 폐포상해라고 합니다. 미만성 폐포상해는 여러 가지 병태로 발생하지만, 쇼크가 그 원인의 하나입니다. 이와 같은 상태가 되면, 폐는 충분한 산소를 흡수할 수 없어서, 전신의 장기가 산소부족에 노출되어 손상됩니다.

쇼크폐인 환자에게는, 기관내삽관을 하여 인공호흡기에 연결하며, 기능이 악화된 폐라도 혈중에 충분한 산소를 보낼 수 있게 고농도 산소를 줍니다. 그런데, 고농도 산소는 폐포상피를 상해하는 인자이므로, 이것을 줄수록 폐가 손상되는 악순환에 빠집니다. 즉, 인공호흡기에 의한 치료도 어려운 상태입니다.

한편, 생체 내에서는 초자막을 흡수하려고 육아조직이 들어옵니다. 이 경우, 완전히 초자막이 흡수되어 육아가 소실되기까지 치료하면 되지만, 육아가 기질화되어 남아버리면, 폐포구조가 개축되어 벽이 두꺼운 폐포가 되거나, 폐포 안이 섬유로 채워지게 됩

미만성 폐포상해 (7-10)

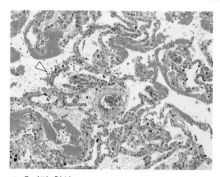

A.초자막 형성
짙은 핑크색으로 보이는 것이 초자막으로, 폐포벽
(△: 안을 흐르는 적혈구가 붉은 작은 점으로 보인
다)과 공기(흰부분) 사이를 나누고 있다.

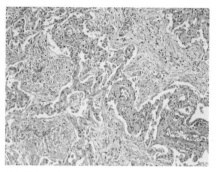

B.기질화폐렴
흐린 핑크로 보이는 것이 폐포내를 메우는 육아.
초자막을 정리하기 위해서 증생했지만, 공기가 들
어가는 공간을 없애고 있다.

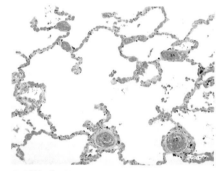

C.정상 폐포구조
스폰지 같은 망구조의 주머니 속에 공기가 들어 있
다. A, B에서도 잘 보면 배경에 이 구조가 보인다.

'미만성'이란 넓은 범위에 비교적 균
일하게 퍼져 있는 상태로, '국소성'과
반대 의미입니다. 미만성 폐포상해는
병리소견의 이름이며, 이와 같은 소견
을 나타내는 병태를 임상적으로 급성
호흡촉진증후군(acute respiratory
distress syndrome : ARDS)이라고
합니다.

니다(그림 7-10B). 이것이 미만성 폐포상해의 기질화기이며, 폐포벽이 두꺼워서 충분
한 가스교환을 할 수 없게 되다가, 결국, 폐의 기능이 저하된 채로, 회복이 어려운 상황
에 빠집니다. 폐의 기능이 저하되면, 전신은 산소부족이 되어, 각 장기의 상해가 더욱
진행됩니다.

■■ 쇼크로 간장에 출혈이 일어난다 ■■

간장은 대사를 담당하는 중요한 장기입니다. 쇼크로 간장에 충분한 혈액을 보낼 수
없게 되면, 우선 손상되는 것이 중심정맥의 주위입니다. 그 이유는 간장의 조직구조를

생각해 보면 알 수 있습니다.

산소를 충분히 함유한 간동맥의 혈액과, 소화관에서 영양을 운반해 온 문맥의 혈액은, 함께 글리슨초에서 간세포삭으로 흘러들어가서, 중심정맥으로 향합니다. 그 사이에 간세포는 혈액에서 산소나 여러 가지 물질을 받아들여서, 그것을 대사하거나 해독합니다. 따라서 가장 말초인 중심정맥 주위의 간세포는 산소나 영양물이 다 흡수되고 남은 가스와 같은 혈액을 받아들이게 됩니다. 그 때문에 혈액순환이 나빠지면, 글리슨초 주위의 간세포가 먼저 산소나 영양을 흡수해 버리므로, 중심정맥 주위의 간세포는 이것들이 부족해지는 것입니다(그림 5-21).

순환이 더욱 나빠지면, 혈액의 흐름이 정체됩니다. 쇼크에서는 산소나 영양부족으로 손상을 입은 중심정맥 주위에 울혈이 생기고, 간세포가 괴사하여 붕괴됩니다. 이 상태를 쇼크 간(소엽중심성 출혈괴사)이라고 합니다(그림 7-11). 출혈로 인한 쇼크에서는 전신의 빈혈(허혈)이 일어납니다. 빈혈은 피가 부족한 상태이므로, 정맥에 혈액이 고이는 울혈이 생기지 않을 것으로 생각되지만, 쇼크로 인해서 심장이 혈압을 유지할 수 없을 정도로 약할 때는, 정맥측에 혈액이 정체되어, 역시 울혈이 생깁니다.

간장은 재생력이 강하지만, 모든 중심정맥 주위에 괴사가 일어나면, 간단히 수복할 수 없습니다. 쇼크 동안에 그 레벨까지 상해가 진행되면, 상해를 치료하지 못하고 남게 됩니다. 그렇게 되면, 쇼크 동안에 상해된 다른 장기를 치료하기 위한 단백질도 충분히 만들지 못하고, 해독도 할 수 없는 상태에 빠집니다. 즉, 쇼크 간에 의한 간 기능장애도, 쇼크 폐에 의한 전신의 산소부족과 마찬가지로, 다른 장기를 방해하게 됩니다.

■ ■ 쇼크로 신장에 빈혈과 울혈이 동시에 일어난다 ■ ■

신장에서 요를 여과하기 위해서는 사구체라는 모세혈관에 높은 압력이 가해져야 합니다. 쇼크로 혈압이 내려가면, 이 압력을 유지하지 못하여, 요를 여과할 수 없게 됩니다. 요량이 유지되는지의 여부는, 쇼크 상태가 의심스러운 환자에게 임상적으로 중요한 지표가 됩니다.

혈압이 저하되면, 몸은 혈관을 수축시켜서 압력을 유지하려고 합니다. 혈관이 수축되면, 신장으로 가는 혈류량이 감소하고, 신혈류량이 감소되면, 몸은 수분이나 나트륨(Na)의 요로 배설을 줄여서, 신혈류량의 유지와 회복에 힘씁니다. 결과적으로, 요량은 줄고(소변감소·무뇨), 요가 진해지며, 요중으로 나트륨의 배설이 저하됩니다.

쇼크로 충분한 혈액이 흐르지 않는(허혈) 것은, 조직을 유지하는 영양이나 산소가 운반되지 않는 것을 의미합니다. 이렇게 되어도, 사구체는 기본적으로 모세혈관 덩어리

쇼크 간 (7-11)

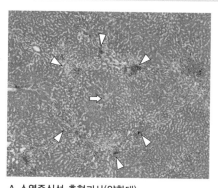

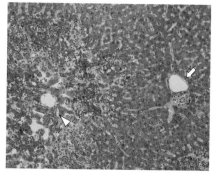

A.소엽중심성 출혈괴사(약확대)

붉게 보이는 출혈(△)이 원형으로 분포되어 있다. 그 한가운데에 보이는 것이 글리슨초(→). 원래 울혈이 있는 증례에서는 이 출혈이 더 심해지고, 육두구 간 의 소견이 된다(그림 1-3 참조). (EMG염색)

B.소엽중심성 출혈괴사(강확대)

강확대로 보면, 출혈은 중심정맥(△)의 주위에 보이 며, 글리슨초(→) 주위는 유지되고 있는 것을 알 수 있다.

이므로, 구축이 비교적 마지막까지 유지됩니다. 그런데, 요세관은 에너지를 사용하여 물질을 재흡수하는 상피세포로 이루어지므로, 영양이나 산소부족에 약하여, 괴사하게 됩니다. 이것이 급성요세관 괴사라는 상태이며, 쇼크 신의 병리소견의 하나입니다(그림 7-12).

쇼크를 일으켜서 바로 사망하면, 피질은 고도의 빈혈, 수질은 고도의 울혈을 나타내는, 신장 속의 혈액분포의 이상만 보이는 타입이 됩니다(그림 7-12A). 쇼크로 더 고도의 순환장애가 일어나면, 요세관뿐 아니라 사구체도 포함하여 신장의 피질 전체가 괴사하는 신피질괴사라는 타입의 소견이 보입니다.

급성요세관 괴사인 경우, 괴사한 상피세포가 요세관 표면에서 벗겨 떨어져서, 하류에 있는 하부요세관이나 집합관에 막힙니다. 관이 완전히 막히면, 요가 흐를 수 없어서, 막힌 앞이 확장됩니다. 관이 완전히 막히지 않으면, 요는 흐르지만, 상피세포가 괴사되어 버리므로, 필요한 영양성분을 재흡수할 수가 없습니다. 이와 같은 경우, 쇼크상태에서 회복하여, 요량이 되돌아온다 해도 안심할 수 없습니다. 필요한 수분, 전해질, 영양성분이 줄줄 새는 상태일 수도 있기 때문입니다.

쇼크로 괴사한 요세관상피는 마침내 세포분열로 수복됩니다. 그때까지 인공투석으로 계속 견딜 수 있으면, 적어도 급성요세관괴사에서 회복이 가능합니다. 단, 쇼크라는 것은 전신에 영향을 미치므로, 치료가 간단하지 않은 것은 알 것입니다.

7

혈액순환이 나빠지는 순환장애

쇼크 신 (7-12)

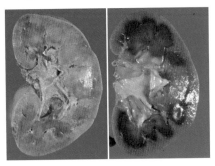

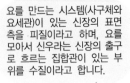

요를 만드는 시스템(사구체와 요세관)이 있는 신장의 표면 측을 피질이라고 하며, 요를 모아서 신우라는 신장의 출구로 흐르는 집합관이 있는 부위를 수질이라고 합니다.

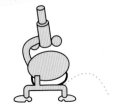

A.쇼크 신(육안소견)
왼쪽의 정상과 비교하면, 오른쪽 신장에서는 쇼크에 의한 혈액분포의 이상으로, 피질(표면측)에 빈혈, 수질(내측)에 울혈이 생기고 있다.

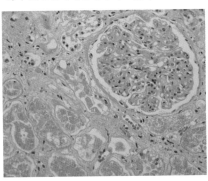

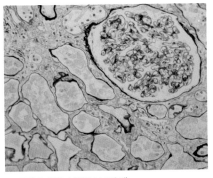

B.급성요세관괴사(H−E염색)
오른쪽 위의 사구체에는 보라색 핵이 보이지만, 왼쪽 아래의 요세관에서는 상피세포가 괴사하여 핵이 소실되고 있다.

C.급성요세관괴사(PAM염색)
PAM염색으로 보면, 요세관의 기저막(검은 녹색테두리)은 유지되고 있는 것을 알 수 있다. 살아남게 되면, 이것을 발판으로 상피가 재생하게 된다.

■ ■ ■ 쇼크로 췌장이 녹아버린다 ■ ■ ■

췌장도 쇼크 상태로 상해를 입습니다. 그것은 병리조직으로 보면, 췌장 주위의 지방괴사라는 상태에서 파악됩니다. 왜 주위의 지방이 괴사되는 걸까요?

췌장은 2가지 기능을 하는 조직이 함께 이루어져 있습니다. 하나는 인슐린 등의 호르몬을 분비하는 기능을 하는 내분비선입니다. 내분비선은 랑게르한스섬이라는 세포 덩어리가 그 기본 구조입니다. 여기에서 만들어진 호르몬은 혈액 속으로 분비되어, 전신으로 운반됩니다. 또 하나는 췌액을 분비하는 기능을 하는 외분비선입니다. 췌액은

췌지방 괴사 (7-13)

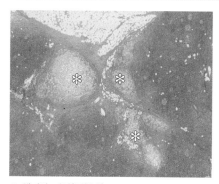

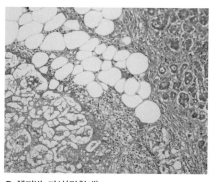

A.췌지방 괴사(약확대)
핑크색 췌조직의 변연에, 칙칙한 색의 영역이 보인다
(＊).

B.췌지방 괴사(강확대)
오른쪽 위가 췌조직, 중앙~왼쪽 위가 정상 지방, 왼쪽
아래가 괴사한 지방. 괴사하여 녹은 지방은 보라색으
로 보인다.

아밀라아제 등의 강한 소화효소를 포함하고 있으며, 췌관을 통해서 십이지장내로 분비
됩니다.

　하지만, 쇼크로 췌장세포가 상해되어 괴사에 이르면, 세포를 포함하고 있는 세포막이
파괴됩니다. 그러면, 특히 외분비선의 세포내에서 만들어지고 있던 분비액이 흘러나와
서, 강한 소화효소가 주위조직을 녹여 버립니다.

　췌장은 배의 후측(후복막)에 있으며, 주위를 지방으로 둘러싸고 있으므로, 결과적으
로 췌장과 지방이 괴사하는 상태가 됩니다(췌지방괴사)(그림 7-13). 이것은 급성췌염
과 같은 상태로, 중증인 경우는 그것만으로 죽음에 이릅니다. 경증인 경우는 소화액이
충분히 나오지 않아도, 예를 들면 링거로 영양을 받고 있으면 간단히는 죽지 않습니다.
그러나 괴사는 내분비선에도 미치므로, 그 결과 인슐린 등이 분비되지 않게 되면, 당뇨
병 상태가 되어 버립니다. 또 상해를 입은 췌장에서는 심장의 기능을 제어하는 호르몬
(myocardial depressant factor)이 분비되어, 심부전을 초래하여 전신장애에 한 역할을
하는 결과가 됩니다.

■ ■ ■ 쇼크로 피가 응고되지 않는다 ■ ■

　쇼크에서는 장기장애 외에, 혈액응고 기능에 이상을 일으키는 수가 있습니다. 고도
의 순환장애에 빠지면, 전신의 저산소증에 의해서 여러 가지 세포가 상해를 받는데, 이

세포상해에 대응하여 혈중의 혈소판이나 응고인자가 활성화됩니다. 즉, 혈액이 응고되기 쉬워지는 것입니다. 그런데 곤란하게도, 무질서하게 쉽게 응고되므로, 흐르고 있는 혈액 속에 미소한 핏덩어리(혈전)가 형성되어 버립니다. 이와 같이 필요하지 않은데, 흐르는 혈액 중에 혈전이 형성되어 버리는 상태를 파종성 혈관내응고증후군(DIC)이라고 합니다(그림 7-14).

이렇게 생긴 혈전이 색전이 되어 장기나 조직의 모세혈관을 막으면, 그곳에 작은 색전소가 많이 생기게 됩니다. 그로 인한 장기 장애도 중요하지만, DIC에서는 더 곤란한 일이 일어납니다. 그것은 혈액 속의 혈소판이나 응고인자를 모두 사용해 버리는 것입니다. 응고인자는 본래, 상처가 생겼을 때에 지혈하는 역할을 합니다. 흐르는 혈액 중에 혈전이 생길수록 응고가 항진되어도, 상처가 생겼을 때에 그것을 지혈하는 재료가 없는 상황이 되는 것입니다.

DIC를 초래한 환자의 경우, 정맥주사 후 바늘구멍에서도 출혈이 계속되어, 가제를 대고 포대를 감아 두어도, 혈액에 젖어버리는 수가 있습니다. 똑같은 출혈이, 상처 입은 장기나 조직에서도 일어나니까, 점차 장기 장애가 진행되는 결과가 됩니다.

DIC는 쇼크뿐 아니라, 말기암이나 패혈증을 시작으로 하는, 많은 중증 질환으로 발증하기도 합니다. 그러나 출혈이 계속된다고 해서 지혈제를 사용하면, 흐르는 혈액 중의 혈전 형성이 촉진되어서, 응고인자가 점점 부족해지는 악순환을 형성합니다. 그래서 치료에서는 출혈을 일으키더라도, 혈액이 잘 응고되지 않는 약을 사용하여, 이 악순환을 잘라내도록 합니다.

DIC (7-14)

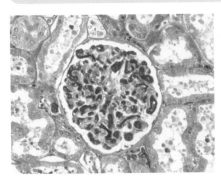

혈전은 미소하고 사후에 녹아 없어지는 경우도 많아서, 부검으로 이와 같은 소견을 파악하는 경우가 드뭅니다.

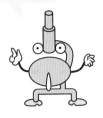

신장 사구체내의 피브린혈전
매슨염색으로 붉게 보이는 것이 사구체의 모세혈관에 막힌 피브린혈전.

▨ ▨ 많은 장기가 휘말리는 '다장기부전' ▨ ▨

쇼크에서는 지금까지 살펴 본 폐, 간장, 신장, 췌장 외에, 근본인 심장의 작용도 나빠지고, 가장 중요한 뇌에 상해가 미치는 경우도 적지 않습니다. 이와 같이 복수의 장기나 조직의 기능이 장애를 받는 상태를 다장기부전이라고 합니다. 하나의 장기 부전, 예를 들면 신장 부전이면, 인공투석과 같은 보조수단을 사용하여 구할 수 있었습니다. 그러나 복수의 장기에 중증 장애가 생긴 경우는 이것을 보충하여 수복시키는 것이 매우 어렵습니다. 참고로, 다장기부전은 쇼크에 한정하지 않고, 예를 들면 암의 전신전이 등에서도 일어날 수 있습니다.

또 하나의 장기 장애에서 연쇄적으로 다른 장기에 장애가 미치기도 합니다. 예를 들면, ① '간장 상태가 나빠져서 황달이 진행되면, 신장이 장애를 받는 간신증후군' ② '신장의 기능이 나빠져서 부종이 전신에 나타나는 것과 함께, 폐의 부종(폐수종)에서 호흡장애가 생기는 신성폐부종' ③ '폐의 장애로 폐동맥압이 올라가고, 우심실에 부담이 가해져서 우심부전을 일으키는 폐성심' 등, 일일이 셀 수가 없습니다. 이와 같이 '한 가지 장기의 장애가 특정한 기서에 의해서 다른 장기에 장애를 미치거나' '2가지 장기 사이에서 서로의 장애가 영향을 미치고, 또 장애가 진행' 되는 것이 장기 상관에 근거한 장애입니다. 장기 상관의 시점에서 환자를 보면, 어느 장기가 장애를 받게 되었을 때에, 다음에 어느 장기에 어떤 장애가 발생하는지를 예측하고, 장애의 연쇄를 끊어내는 수단을 강구할 수 있을 것입니다. 여러 가지 병태로 일어나는 장기 상관의 장애 구조를 밝히는 것도 병리학의 중요한 역할의 하나입니다.

쇼크에 빠지면, 그 사이에 중요한 장기에 상해가 미치고, 또 한 장기의 기능장애에 따라서 관련되는 다른 장기에 상해가 파급됩니다. 급성기 쇼크상태를 극복해도, 목숨을 잃는 경우가 적지 않은 것을 알고 있을 것입니다.

7-4 이코노미클래스 증후군은 왜 일어나는가?

이코노미클래스 증후군이란 장시간 비행 후, 공항에 내렸을 때에, 갑자기 쓰러져서 목숨을 잃는 수도 있는 병입니다. 이것도 순환장애에 근거한 질환입니다.

■ ■ 이코노미클래스 증후군이란 무엇인가? ■ ■

이코노미클래스 증후군(폐동맥혈전색전증)은 하지의 심부정맥에 혈전(응혈덩어리)이 생기고(심부정맥혈전증), 이것이 색전물이 되어 폐동맥의 체간 부분을 막게 되는 것입니다. 그럼 왜, 이코노미클래스 좌석에 앉아 있으면, 다리의 깊은 곳에 있는 정맥에 혈전이 생기는 걸까요? 여기에는 다음의 3가지가 관련되어 있습니다.

❶ 장시간, 같은 자세로 앉아 있으면 하지에 혈액이 울체한다

이코노미클래스 좌석은 좁아서, 장시간, 같은 자세로 계속 앉아있게 됩니다. 혈액은 무거워서, 다리를 아래로 뻗고 앉아 있으면, 하지에 쉽게 고이게 됩니다. 또 앉은 자세는 고관절과 슬관절을 각각 구부리게 되는데, 혈관도 구부러지게 되어 압박을 받습니다. 또 배의 장기의 무게도 다리에서 하복부로 올라가는 정맥을 압박하며, 시트 벨트를 세게 묶으면, 배의 압박 때문에 정맥을 압박하게 됩니다. 혈액이 고인 상태에서, 정맥을 압박하게 되므로, 울혈이 생겨서 다리의 혈류가 나빠집니다.

다리의 정맥의 흐름 (7-15)

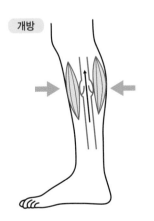

개방

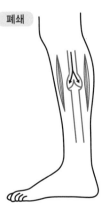

폐쇄

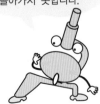

다리의 심부에 있는 정맥에서는, 주위 근육이 수축되어 혈관이 밀려서, 혈액이 올라갑니다. 정맥에는 판이 있어서, 보내진 혈액은 판에 막혀서, 아래로는 되돌아가지 못합니다.

❷ 다리를 움직이지 않기 때문에, 하지에 울체한 혈액을 앞으로 보내기가 힘들다

동맥에서 보내진 혈액은 모세혈관을 통해서 정맥에 모입니다. 하지의 정맥에 고인 혈액은 다리를 내린 상태에서는 점차 윗단계로 밀어 올리게 되어, 배를 지나서 심장의 우심방으로 되돌아갑니다. 정맥에는 일정한 간격으로 판이 있어서, 그곳에서 혈액을 막게 되어, 원래대로 되돌아가지 못하게 되어 있습니다. 이 때 다리를 움직이면, 정맥은 다리 근육의 수축으로 밀려서, 혈액을 좀 더 위로 밀어 올리게 됩니다. 그러나 앉은 채 다리를 움직이지 않으면, 혈액이 정체됩니다(그림 7-15).

❶, ❷의 요인으로 혈액의 흐름이 정체되면, 혈액이 빨리 순조롭게 흐를 때보다 훨씬 혈액덩어리가 쉽게 생기게 됩니다.

❸ 비행기 내의 환경이 혈액을 점조하게 한다

기내의 습도는 결로(結露)를 방지하기 위해서, 통상 20% 정도로 낮게 유지되고 있습니다. 이 습도에서는 피부에서 빼앗기는 수분(불감증설)의 양이 증가하여, 모르는 사이에 탈수가 됩니다. 즉, 순환하는 혈액이 진해지고(혈액점조도의 증가), 그만큼 혈액이 쉽게 응고하게 됩니다. 또 기내에서 알콜을 마시는 사람도 많은 것 같은데, 알콜도 탈수를 초래합니다. 혈중 알콜이나 그 대사산물인 아세트알데히드를 희석시키기 위해서, 세포에서 물이 이동하기 때문입니다. 알콜에는 항이뇨호르몬을 억제하고, 이뇨를 촉진시키는 작용도 있습니다.

그러고 보면, 이코노미클래스 좌석에서 장시간 비행을 하는 상황은, 하지의 심부정맥에 혈전이 생기기 쉬운 조건이 갖추어져 있는 셈입니다. 심부정맥혈전을 예방하기 위해서, ① '알콜은 적당히 하고, 수분을 충분히 섭취할 것', ② '같은 자세를 계속하지 말고, 적당히 몸을 움직일 것' ③ '하지(특히 장딴지) 근육의 수축과 이완을 반복하는 운동을 할 것' 등이 권장되는 의미도 알 수 있습니다.

하지의 정맥에 혈전이 생기는 것만으로는 몸에 큰 영향을 미치지 않습니다. 그러나 이코노미클래스 증후군에서는 공항에 도착해서 걷기 시작하면, 갑자기 상태가 악화되어, 경우에 따라서는 급사하게 되는 것입니다. 이것은 하지의 심부정맥에 생긴 혈전이 걷기 시작하면서 근육에 밀리게 되어 벽에서 떨어져서, 색전이 되어 폐동맥을 막기 때문입니다. 이것을 급성 폐동맥혈전색전증이라고 합니다.

이코노미클래스 증후군은 이코노미클래스 승객뿐 아니라, 퍼스트클래스 승객, 야간

버스의 승객, 택시 운전수, 안정을 취해야 하는 입원환자도, 장시간 수분을 섭취하지 않고 움직이지 않은 상태에 있는 사람이라면 누구에게나 일어날 수 있습니다.

■ ■ 심부정맥에 혈전이 생기는 여러 가지 요인 ■ ■

혈전이 생기는 요인은 그 밖에도 있습니다. 하나는 혈관벽의 변화입니다. 유명한 축구선수가 이코노미클래스 증후군을 일으킨 이유는 축구시합이나 연습으로 다리의 정맥이 손상되어, 혈전이 쉽게 형성되었기 때문입니다.

또 자리를 보전하고 누운 입원환자는, 혈액의 흐름이 느려진 데다, 누워 있어서 다리를 움직이지 못하기 때문에, 혈전이 쉽게 생기게 됩니다. 또 수술이나 산후 등에는 상처의 출혈을 멈추려고 여러 가지 응고인자가 작용합니다. 이렇게 혈액 속의 응고인자가 증가하는 것도 혈전이 쉽게 생기는 요인이 됩니다.

그 밖에, 링거용으로 들어간 긴 관(카테터)이 혈전형성에 영향을 미치기도 합니다. 식사를 충분히 섭취하지 못하는 입원환자에게는, 말초정맥에서 심장 근처까지 가는 관을 넣어서 링거를 흘리는 중심정맥영양이 흔히 이용됩니다. 혈관이 굵어서 혈류가 빠른 심장 근처에 링거액을 흘림으로써, 고농도의 영양분을 점적할 수 있는 이점이 있기 때문입니다. 그러나 병리해부에서 보면, 며칠간 삽입되어 있던 관 주위에는 대개의 경우, 혈전이 형성되어 있습니다. 혈관벽의 상해에 '관'이라는 이물이 추가되면, 혈전이 더 쉽게 형성됩니다.

그러고 보니, 입원환자는 항상 '폐동맥혈전색전증'을 일으키는 위험에 노출되어 있는 것을 알 수 있습니다. 그래서 병원에서는 여러 가지 예방법을 강구하고 있습니다.

혈전의 형성조건 (7-16)

혈류속도의 저하	혈액성상의 변화
정맥류, 동맥류, 장기와상 등	혈소판의 증가(수술, 출산 후 등)
혈관벽의 변화	혈액점조도의 증가(다혈증, 탈수 등)
내피의 손상(절상, 염증, 경화증 등)으로, 내피 아래의 결합조직이 혈액과 접촉	응고인자의 증가
→ 혈소판의 집합, 점착	항응고물질heparin의 감소
→ 응고인자의 활성화	선용활성의 저하

■ ■ 실은 아직 있는 이코노미클래스 증후군의 '왜?' ■ ■

이코노미클래스 증후군이 어떻게 일어나는지 알았을 것입니다. 하지만, 이것으로 납득할 수는 없습니다. 여기까지 이해했다면, 오히려 의문점이 생겼을 것입니다.

❶ 다리가 붓는 것은 혈전 때문?(부종의 원리)

장시간 비행에서는 대개 다리가 부어서, 구두가 끼는 느낌이 듭니다. 부종은 심부정맥혈전이 생긴 증거일까요?

Column 부종

부종은 모세혈관에서 새어나오는 체액의 양이 조직으로 되돌아가는 양보다 상대적으로 많을 때에 일어납니다. 이와 같은 체액 교환은 기본적으로 어느 조직에서나 마찬가지입니다.

비행기에서 오래 앉아 있으면 다리가 붓지만, 신장이 나쁜 경우 등에는 전신에 부종이 나타나는 수가 있습니다. 전신의 부종에 관해서, 그 원인을 나누어 생각해 봅시다. 우선, 정맥측 압력이 올라가서 체액이 스며 나오는 것은 심부전 때문에 전신이 울혈되는 경우 등이 고려됩니다. 다른 한편, 되돌리기 위한 교질침투압이 내려가는 것은, 단백량이 부족한 경우, 예를 들면, 신장에서 단백이 점점 나오는 경우나 간장에서 충분한 단백합성을 할 수 없는 경우, 기아의 경우 등이 고려됩니다. 그 밖에 호르몬의 영향이나 혈관의 투과성 변화도 부종의 원인이 됩니다.

참고로, 몸속의 모세혈관에서 체액이 스며 나오면 곤란한 장기와 스며 나와야 하는 장기가 있습니다. 무슨 말인지 이해하겠습니까? 체액이 스며 나오면 곤란한 것은 폐입니다. 폐포를 순회하는 모세혈관은, 호흡하는 공기와의 사이에서 산소와 탄산가스를 교환할 뿐이며, 만일 폐포내에 체액이 스며 나오면, 자신의 체액으로 익사하게 됩니다. 그 때문에, 폐의 모세혈관압은 8mmHg 이하로 억제되고 있습니다. 반대로, 스며 나와야 하는 것은 신장입니다. 신장의 사구체는 요를 여과하기 위해서, 57mmHg 정도의 높은 압력을 유지하고 있습니다.

● 조직의 환류

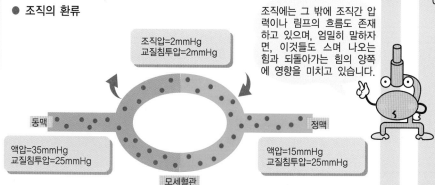

조직압=2mmHg
교질침투압=2mmHg

조직에는 그 밖에 조직간 압력이나 림프의 흐름도 존재하고 있으며, 엄밀히 말하자면, 이것들도 스며 나오는 힘과 되돌아가는 힘의 양쪽에 영향을 미치고 있습니다.

동맥

정맥

액압=35mmHg
교질침투압=25mmHg

액압=15mmHg
교질침투압=25mmHg

모세혈관

부종은 조직 사이에 액체(조직간액)가 저류된 상태입니다. 조직간액은 모세혈관의 동맥측에서 스며 나와서, 조직에 영양이나 산소를 공급한 후, 모세혈관의 정맥측에 흡수됩니다. 스며 나오는 힘은 '모세혈관의 내압'과 '내막의 투과성'이며, 되돌리는 힘은 혈액 속에 포함되는 물질에 의한 '교질침투압'입니다. 정맥측이 혈전으로 폐색되면, 모세혈관의 정맥측 압력이 올라가고, 교질침투압보다 높아져서, 액체를 되돌릴 수 없게 되어, 부종이 나타나는 것입니다.

그런데 이코노미클래스 증후군에서는 의외로 부종이 나타나지 않습니다. 그것은 이코노미클래스 증후군에서는 장딴지에 있는 넙치정맥이라는 가는 정맥에 혈전이 생기기 때문입니다. 이런 가는 정맥은 서로 연결되어 네트워크(바이패스로)가 발달되어 있어서, 하나의 정맥이 폐색되어도, 혈액은 다른 루트를 통과하여 흐릅니다. 그 때문에, 모세혈관의 압력이 오르지 않아서, 부종으로 연결되지 않습니다.

비행기에서 다리가 붓는 것은, 단순히 장시간, 다리를 아래로 한 자세로 앉아 있어서, 중력에 의해 다리 전체의 혈액의 되돌림이 나빠져서, 다리의 정맥압이 올라가기 때문입니다. 만일 심부정맥혈전이 더 굵은 다리의 정맥, 예를 들어 대퇴정맥이나 장골정맥에 생긴 경우는, 바이패스가 되는 길이 거의 없어서, 말초측 다리 전체에 심한 부종이 나타납니다.

❷ 가는 정맥에 생긴 혈전이, 굵은 폐동맥을 폐색하게 되는 이유

이코노미클래스 증후군에서 문제가 되는 혈전이 형성되는 것은, 주로 하퇴(장딴지)의 넙치정맥입니다. 넙치정맥의 굵기는 어른이라도 고작 직경 5~6mm 정도입니다. 그런 가는 정맥에 생긴 혈전이 왜 생명과 관련되는 것일까요?

첫 번째 포인트는 정맥에 생긴 혈전이 성장하는(하류로 주행하는) 것입니다. 정맥의 벽에 혈전이 붙으면, 정맥의 흐름이 나빠집니다. 반대로, 흐름이 나빠지면, 혈전이 생긴다는 얘기는 이미 했습니다. 즉, 혈전이 생기면, 그 말초(이 경우는 중추방향)의 흐름이 나빠지므로, 혈전 끝에 새로운 혈전이 붙게 됩니다. 이것이 혈전의 성장입니다. 만일 혈전으로 정맥이 완전히 폐색되어 버린 경우는, 흐름이 멈춘 혈관 속에서 혈전이 중추측이나 말초측으로 성장합니다. 하지만, 이 경우는 흐름이 없으므로, 혈전이 찢어져서 색전이 되는 경우도, 색전이 흘러가는 경우도 없습니다. 그러나 넙치정맥에 생긴 혈전은, 흐름이 완전히 멈추는 경우가 적고, 처음에 생긴 곳(정맥의 판 부분에 많다)에 새로운 혈전이 추가되면서, 가늘고 긴 끈이나 버섯 같은 형태로 주행하게 됩니다(그림 7-17).

길게 주행하는 혈전 (7-17)

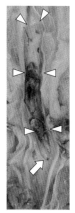

A.정맥내의 혈전(육안소견)
부착부(→)에서 위를 향해서 혈전(△)이 길게 주행하고 있는 것을 알 수 있다.

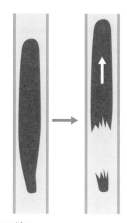

B.모식도
가늘고 긴 버섯처럼 주행하던 혈전이 찢어지면, 앞 쪽이 가늘고 긴 색전물이 된다.

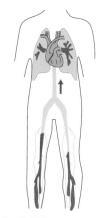

C.폐로의 색전
찢어진 색전이 접혀져서 폐동맥을 막는다.

이렇게 해서 혈관 속에서 너덜거리던 혈전은, 비행기에서 내려서 걷기 시작하면, 근육에 밀리어 찢겨집니다. 찢긴 덩어리는 색전이 되어, 혈류를 타고 하대정맥에서 우심방, 우심실에서 폐동맥에 이릅니다.

가는 혈관에서 찢긴 것이라도, 길이가 있으면 접혀져서 큰 덩어리가 됩니다. 이것이 두 번째 포인트입니다. 꿈틀꿈틀 운반되어 온 줄 모양의 색전은 그 끝이 어딘가에 걸리면, 뒷부분이 혈류에 밀려서 꾸깃꾸깃 접혀집니다. 이렇게 되면 굵은 폐동맥의 내강에서도 폐색하게 됩니다.

❸ 폐동맥을 완전히 막지 않아서, 목숨이 구조된 적은 없는가?

버섯처럼 주행하던 혈전도, 그 극히 일부가 떨어져서 작은 색전이 되면, 그것은 폐의 말초혈관을 막을 뿐이며, 이코노미클래스 증후군은 되지 않습니다. 현미경 레벨의 국소 증례에서는 아무런 증상이 나타나지 않습니다.

단 이와 같은 경우, 본래의 혈전 부분이 남아 있어서, 그 곳에서 다시 성장한 혈전의 일부가, 또 색전이 될 가능성이 있습니다. 이렇게 반복해서 생기는 색전으로 가는 폐동맥의 여기 저기가 막히는 것이 만성 폐동맥 혈전색전증입니다. 많은 가는 폐동맥이 폐색되면, 점차 폐의 혈관저항이 높아져서 폐고혈압을 초래합니다. 이렇게 되면 우심실은 높은 압력으로 혈액을 내보내야 하는 한편, 폐 속에서 혈류가 나빠져서 산소와 탄산가스의 교환에 관여할 수 없는 영역이 증가하여, 호흡의 효율이 나빠집니다.

만성 폐동맥 혈전색전증은 앞에서 기술한 혈전의 형성조건을 충족한 사람에게 특히 잘 나타납니다. 예를 들면, 자리를 보전하고 누운 채로 충분한 영양이나 수분을 섭취하지 못하는 사람은 심부정맥혈전이 생기기 쉽고, 이것에 의해 생기는 만성 폐동맥 혈전색전증이 전신상태의 악화로 연결되는 경우가 적지 않습니다. 일상적으로 생활하는 사람이라도 만성 폐동맥 혈전색전증이 빠른 맥이나 호흡곤란의 원인인 경우가 있는데, 임상적으로 진단하는 경우는 그다지 없습니다. 단, 그러한 사람이 장시간, 비행기를 탄 경우, 만성 폐동맥 혈전색전증의 원인이었던 심부정맥혈전이 비행동안에 성장하여, 큰 색전을 만들 위험이 높아집니다.

❹ 왜 '폐동맥 "혈전색전"증' 이라고 2가지를 겹쳐서 부르는가?

왜 '폐동맥 혈전색전증' 이라고 할까요? 심부정맥에 생긴 혈전이 색전이 되어 폐동맥을 막는다는 점에서, 폐동맥혈전 ⇒ 색전증이라는 명칭이 되었다고 생각합니까? 실은 그렇지 않고, '혈전색전증' 은 폐측에서 본 병리진단에 근거한 명명입니다. 혈전이란 혈관을 흐르고 있는 혈액에 덩어리(응혈덩어리)가 생기는 것이며, 색전은 그것이 찢어져서 혈류를 타고 운반되는 것입니다. 심부정맥의 혈전이 색전이 되어 폐동맥을 막게 되면, 그것은 '폐동맥 색전증' 이겠지요?

만성 폐동맥 혈전색전증에서는 폐동맥의 말초에 막힌 색전이 이물이라고 인식되어 대식세포가 정리하고, 정리하지 못한 색전은 육아조직으로 치환됩니다(기질화). 이와 같은 과정은, 혈전에서도, 혈전에서 생긴 색전에서도 마찬가지로 진행됩니다. 따라서 시간이 지나면, 본래 폐동맥에 생긴 혈전증인지, 심부정맥에서 표착한 색전증인지, 병리조직에서 보아도 구별할 수 없습니다.

또 하나, 해석을 어렵게 하는 것은 시간의 경과와 병리소견의 관계입니다. 통상, 혈전이나 색전의 기질화는 시간을 들여서 진행됩니다. 그런데 급성이라고 생각되는 폐동맥 혈전색전증에서도, 혈전·색전의 일부에 기질화 소견을 나타내는 수가 있습니다. 이것은 심부정맥에 생긴 혈전에 기질화가 시작된 시기에, 그 기질화가 나타나는 일부가 떨어져서 색전이 된 것입니다. 그 자리에 생긴 혈전이라면, 기질화의 진행상태이며, 생기고 나서 어느 정도 시간이 지났는지 추정할 수 있지만, 폐동맥 혈전색전증인 경우에는 이 추측이 성립되지 않습니다.

폐동맥에 생긴 혈전과, 심부정맥에 생긴 혈전에서 유래하는 색전은, 그 조직만을 보고 구별하기가 어려우므로, 폐동맥에 나타난 '혈전증' 또는 '색전증' 이라는 2가지를 합한 의미에서 '폐동맥 혈전색전증' 이라고 부르는 것입니다.

폐동맥 혈전색전증 (7-18)

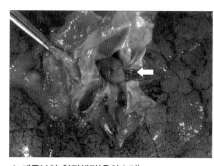

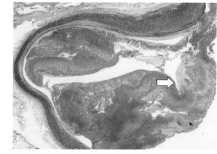

A.폐문부의 혈전색전(육안소견)
폐동맥 좌하엽지의 입구 사진으로, 담황색으로 보이는 것이 폐동맥의 내막면. (→)의 혈전색전으로, 혈관의 입구가 막혀 있다.

B.폐동맥 혈전색전증(조직소견)
붉은 덩어리가 좌상엽지에 나타난 폐동맥 혈전색전으로, 그 중에 녹색으로 염색된 기질화된 영역 (→)이 보인다. (EMG염색)

폐동맥 말초의 혈전색전 (7-19)

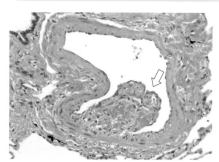

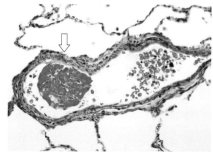

A.혈관벽에 부착된 혈전
기질화된 혈전이 폐동맥벽에 부착되어 있다(→). 이 부위에 형성된 혈전인지, 표착된 색전이 혈관벽에 부착되어 기질화가 진행된 것인지, 구별할 수 없다.

B.폐동맥내의 혈전색전
피브린과 적혈구 덩어리(→)에 약간 기질화가 보이지만, 기질화혈전의 일부가 색전이 된 것인지, 폐동맥에 형성된 혈전의 일부인지는 판별이 어렵다. (EMG염색)

7

혈액 순환이 나빠지는 '순환장애'

▣▣ 혈전과 색전의 지식을 정리하자! ▣▣

본 장에서는 여기저기에서 혈전이나 색전 얘기가 나왔습니다. 마지막에 간단히 정리하려고 합니다. 각 기서에 관해서는 본문 중에 소개했지만, 지면 관계상 모두 상세히 소개할 수 없으니까, 흥미가 있다면 반드시 '왜?'를 조금 더 검사해 보십시오.

혈전과 색전의 정리 (7-20)

혈전

❶ 혈전이란 흐르는 혈액 중에 생기는 핏덩어리를 말한다. 혈관에 상처가 나면, 혈전이 이것을 막는다.

❷ 혈전은 피브린 그물과 혈소판 덩어리로, 혈액 속을 흐르는 적혈구나 백혈구가 그물코에 걸려서 커진다(신선혈전).

❸ 혈전에 의해서 혈류가 막히면, 흐름의 말초가 막힌 영역에서는 혈전 위(끝)에 새 혈전이 부착되어, 점차 성장해 간다.

❹ 혈전은 혈구의 사해(死骸)를 포함하고 있으며, 생긴 후에는 몸에 이물이 된다. 따라서 다른 이물에 대한 반응과 같은 일이 일어난다. 즉, 대식세포가 탐식하고, 육아조직이 증생하여, 살아가는 몸의 성분으로 치환해 간다. 이와 같이 혈전에 한정하지 않고 몸에 이물이 된 것을 육아조직(최종적으로는 섬유조직)으로 치환하는 것을 기질화라고 하며, 혈전도 시간이 지나면 기질화된다(혈전이 기질화된 것을 '기질화혈전'이라고 한다).

❺ 혈전은 육아로 치환되고, 섬유조직이 됨에 따라서 체적이 축소된다. 그리고 육아 중의 모세혈관이나, 혈전과 혈관 사이에 남은 모세혈관의 내강면적이 확대되어 간다. 이 모세혈관끼리 혈전의 앞과 끝에서 연결되면, 폐색되어 있던 혈관이 다시 개통(재소통)된다.

색전

❶ 색전(물)이란 혈액 속을 흐르는 녹지 않는 덩어리를 말한다.

❷ 혈전의 일부가 찢긴 것은 색전(물)이 되고, DIC처럼 혈관벽에 붙지 않은 혈전이 만들어져서 색전(물)이 되기도 한다.

❸ 혈전 외, 질소(잠수병), 지방(다발외상), 세균이나 진균(균혈증), 종양(혈행성 전이) 등, 혈액 속에 들어오는 녹지 않는 물질은 모두 색전(물)이 될 수 있다.

❹ 색전(물)은 흘러서 혈관이 가늘어진 곳에서 막힌다. 정맥에 생긴 혈전(물)은 원칙적으로 모두 폐로 간다. 동맥에 생긴 색전(물)은 그 말초에서 막힌다. 색전(물)이 막힌 상태를 색전증이라고 한다.

❺ 막힌 끝에 다른 혈관에서 혈액의 공급이 없는(바이패스로가 없는) 경우에는 그 끝의 조직은 경색(梗塞)이 된다.

❻ 혈전이 색전(물)이 된 경우는, 혈전과 마찬가지로 기질화가 일어난다.

chapter

8

대부분의 병은 '염증'이다

염증이란 '자극에 대한 생체의 반응'을 나타내는 말입니다. 병원균의 감염은 물론, 상처나 암의 증생 등도 생체에는 자극이며, 생체는 그것들에 대해서 염증이라는 반응을 일으킵니다. 따라서 모든 질병에는 염증이 관련되어 있다고 할 수 있습니다. 염증의 메커니즘을 아는 것이야말로, 병의 증상을 해명하는 실마리가 됩니다.

8-1 염증이 일어나는 구조

순환장애나 대사장애는 '장애'이지만, 염증은 장애가 아니라 '반응'입니다. 그 차이는 무엇일까요?

■ ■ 염증은 연쇄반응이다 ■ ■

염증에서는, 어떤 자극이 가해지면, 그것을 계기로 점차 반응이 진행됩니다. 도미노 게임을 이미지해도 상관없지만, 실제로는 조금 더 복잡합니다. 영화의 한 장면중에, '자명종이 울리면 스위치가 켜져서, 공이 굴러가거나 화살이 날아가고 점차 장치가 연쇄적으로 일어나서, 마지막에 토스터의 스위치가 켜져서 빵이 구워지고, 가스가 켜져서 계란후라이가 되는……' 장면이 있었습니다. 염증이라는 반응은 이것과 유사합니다. 자극으로 스위치가 켜지면, 점차 여러 연쇄반응이 일어나게 됩니다.

몸에 장애 요인이 생기면, 그것을 제거하려는 것은 당연한 반응입니다. 그렇게 생각하면, 염증은 '몸의 방어 시스템의 발현'이라고 할 수 있겠습니다. 염증은 질병의 외인이나 내인에 대해서, 그것을 제거하려고 몸이 전쟁에 임하는 반응입니다. 전쟁에 이기지 못하면, 몸에 장애가 남게 됩니다.

염증반응은 '기계장치'!? (8-1)

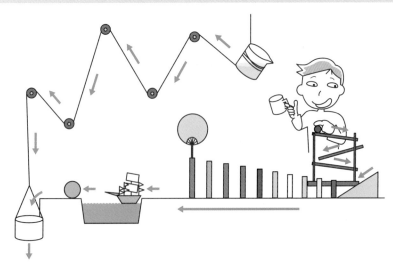

염증의 반응 결과 어떻게 되는지는 여러 가지입니다. 자극이 제거되어 반응이 가라 앉고, 아무 일도 없었던 것처럼 본래대로 되는 경우도 있고, 자극에 염증반응이 추가되 어 조직이 장애를 받는 경우도 있습니다. 후자가 '○○염'이라 불리는 병입니다. '○ ○염'도 수복되지만, 수복의 과정 그 자체는 염증에 의한 상해에서도, 순환장애나 대사 장애에 의한 상해에서도 공통입니다.

또 여기에서 미리 주의하기 바라지만, 병리학에서는 병에 걸렸을 때에 사람의 몸에 일어나는 것을 이해하기 위해서, 여러 가지 분류를 합니다. 그러나 그것이 독립되어 있 는 것은 아닙니다. 예를 들면, 염증으로 생기는 순환장애도 있고, 염증이 암으로 연결 되기도 합니다. 분류는 병의 구조를 밝히기 위한 목차와 같은 것이라고 생각하십시오.

■ ■ 염증의 증상이란 무엇인가? ■ ■

염증의 증상을 생각하기 위해서, '모기에 물렸다'는 자극을 생각해 보겠습니다. 모기 에 물리면, 물린 장소가 붉어지고 열도 나며 붓고, 심한 가려움증이 생깁니다. 이 증상 이 염증의 4주징이라 불리는 발적, 발열, 종창, 동통입니다. 염증이 지속되거나 심해지 면 기능장애를 수반하기도 하며, 이것을 합하여 염증의 5주징이라고 합니다. 그렇다고 해도 별거 아닌, 우리들이 보통 경험하는 것을 어렵게 기술한 것에 불과합니다. 단, 이 주징들은 어떤 장기나 조직의 어떤 종류의 염증에서나, 많든 적든 나타난다는 것을 기 억해 두십시오.

8

대 부 분 의 병 은 '염 증' 이 다

염증의 5주징 (8-2)

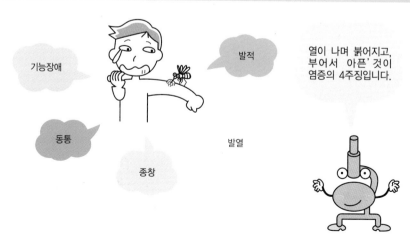

기능장애

발적

열이 나며 붉어지고, 부어서 아픈' 것이 염증의 4주징입니다.

동통

발열

종창

▦▦▦ 모기에 물리면, 왜 붉어지고 열이 나며 붓게 되는가? ▦▦▦

염증은 왜 '붉어지고 열이 나며 붓는' 걸까요? 모기에 물린 경우는, 바늘에 찔린 경우보다 모기의 타액에 들어 있는 물질이 자극이 됩니다.

이 물질에 반응하여, 모세혈관이 확장되고, 산소를 많이 함유한 동맥혈이 흘러 들어와서, 물린 장소가 붉어집니다(발적). 또 따뜻한 혈액이 흘러들어오므로, 열이 나게 됩니다(발열). 혈관은 혈액이 충만하여 팽창되고, 또 자극도 추가되어 혈액이 쉽게 스며나오므로, 백혈구나 단백질이 국소로 들어와서 붓습니다(종창). 자극에 대해서 국소에서 방출되는 히스타민 등의 물질은, 혈관을 확장시키거나, 혈관의 투과성을 항진시킴과 동시에, 가려움증이 생깁니다. 또 백혈구는 단백질분해 효소(프로테아제)를 방출하고, 이것이 동통이나 경우에 따라서는 기능장애를 일으킵니다.

이제 납득할 수 있습니까? 아니, 병리학은 원리를 생각하는 학문이니까, 이것으로 납득했다고는 할 수 없습니다. '왜?' '어째서?' '어떤 메커니즘으로?'를 조금 더 생각해 봅시다.

▦▦ 왜 염증이라는 반응이 일어나는가? ▦▦

자극이 어떤 것이든, 처음에는 국소에서 일어납니다. 모기가 가는 바늘로 찌를 정도의 자극이면, 국소에서 처리되어서, 연쇄적인 염증반응은 일어나지 않습니다. 그러나 모기의 타액선성분이 주입되는, 더 강한 상해자극이 가해지면, 방어 시스템이 작용하게 됩니다.

국소에서 처리할 수 없는 자극이 가해진 경우는, 자극에 대응하는 전문 조력자를 불러 모아야 합니다. 우선 수송로를 확보하고, 다음에 국소에서 조력자나 필요한 물자를 모아서, 자극에 대처하는 것입니다. '수송로를 확보한다'는 것은 동맥을 확장시키는 반응입니다. 운반되어 온 조력자나 물자가 국소에 머물며 활동하게 하기 위해서는, 정맥이 수축됩니다. 자극은 혈관 밖에 있으므로, 모인 조력자나 물자는 혈관 밖으로 운반되어야 합니다. 그 때문에, 혈관의 투과성을 항진시키는(물질이 쉽게 스며 나오게 한다) 반응이 일어나는 것입니다.

그러고 보니, 염증이라는 반응은 자극을 손쉽게 제거하기 위해서, 목적에 따라서 일어나는 것을 알 수 있습니다. 통증의 발생은 괴롭지만, 이것은 외적을 해치우기 위한 물질이 신경을 자극하기 때문입니다. 단, 이 자극으로 국소는 안정이 유지되고, 또 원군을 불러 모으게 되므로, 손해뿐이라고는 할 수 없습니다.

▪▪ 염증에서는 어떻게 반응이 진행되는가? ▪▪

자극이 가해진 국소에서, 혈관이 확장되거나 혈관의 투과성이 항진되거나, 백혈구가 모여서 임전태세를 취하는 반응은, 여러 가지 화학물질의 작용에 의해서 진행됩니다. 이와 같은 화학물질에는 '혈액 속을 흐르고 있는 것' '세포 속에 포함되어 있는 것' '세포가 새로 만들어내는 것' 등이 있습니다. 여기에서는 화학물질의 상세한 명칭은 가능한 생략하고, 우선 반응이 진행되는 구조를 살펴보겠습니다.

❶ 혈액 속에 포함되어 있는 화학물질

염증 반응을 일으키는 화학물질이 혈액 속을 흐르고 있다면, 여기저기에서 염증이 일어나는 것이 아닐까 생각하지 않습니까? 이런 화학물질은 어떻게 '작용하는 때와 장소'를 결정하는 것일까.

혈액 속의 화학물질은 통상, 전구물질이라는 형식으로 존재합니다. 예를 들자면, 캡을 쓰고 있는 듯한 상태입니다. 염증을 일으키는 듯한 자극을 받으면, 이 캡이 벗겨져서 활동하기 시작(활성화)합니다. 단, 자극이 여러 가지 화학물질의 캡을 벗기며 돌아다니는 것은 아닙니다. 화학물질의 대부분은 효소(단백질)입니다. 자극에 의해서 일부가 벗겨지는 등 구조의 변화가 일어나면, 활성화하여 작용하기 시작하는 것입니다. 하나의 효소가 활성화하면, 그 효소의 작용으로 다른 화학물질의 캡이 벗겨지는 (활성화하는) 연쇄반응이 계속되고, 최종적으로 활성화한 물질이 혈관을 확장하거나, 혈관의 투과성을 항진시킵니다. 대표적인 물질이 키닌입니다. 전구물질인 키니노겐이 칼리크레인이라는 효소의 작용으로 혈장 키닌으로 변화합니다. 혈장 키닌 속의 브라디키닌은 생체내에서 가장 강한 발통(發痛)물질입니다.

이 구조는 복잡한 것 같지만, 자극으로 직접반응이 일어나는 것과는 달리, 중간 스텝에서 진행을 억제하는 등 조정을 해야 합니다. 매우 잘 만들어진 구조라고 할 수 있습니다.

❷ 세포 속에 축적되어 있는 화학물질

점막처럼 항상 외부에서 자극물질이 들어와서, 처음에 대처해야 하는 장소(환경)에서는, 혈액으로 운반되어 오는 물질이 복잡한 반응경로를 밟는 구조로는 대응할 수 없습니다. 자극물질에 바로 대처하기 위해서는, 국소에 상재하는 세포가 책무를 다하는 신속한 반응이 필요합니다. 즉, 자극이 가해지면, 세포 속에 축적된 화학물질을 토해내는 구조입니다. 대표는 비만세포에 축적된 히스타민이라는 화학전달물질에 의한 반응입니다.

메커니즘을 간단히 살펴보겠습니다. 예를 들어 꽃가루 같은 항원이 몸에 들어오면, 그에 대응하는 항체(IgE)가 만들어져서, 비만세포의 표면에 결합합니다. 항원을 열쇠라고 하면, 그것에 맞는 열쇠구멍이 비만세포에 만들어지는 셈입니다. 그리고 2회째에 열쇠(항원)가 들어오면, 1회째에 작성을 마친 열쇠구멍(항체 : IgE)이 열쇠에 결합합니다. 보통 열쇠와 열쇠구멍의 관계와는 달리, 열쇠구멍이 열쇠를 잡으러 갑니다. 이렇게 결합한 결과, 세포의 문이 열리고, 비만세포 속에 있는 히스타민 등의 화학전달물질을 주위에 토해내는 구조입니다.

히스타민은 점막에 작용하여 눈물이나 콧물을 증가시키거나(점액분비작용), 혈관에 작용하여 여러 가지 물질이 혈관 속에서 외부로 쉽게 빠져나가거나(혈관투과성 항진), 신경을 자극하여 가려움증이나 재채기반사를 일으킵니다. 화분증 증상을 억제

히스타민을 방출하는 비만세포 (8-3)

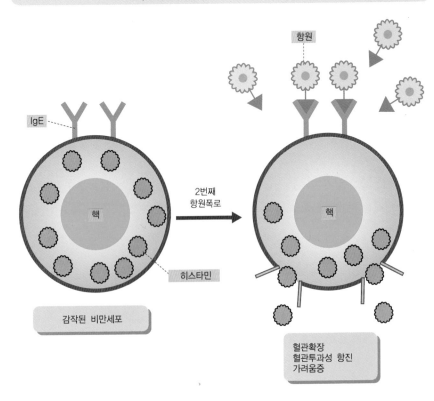

하는 약은, 이 히스타민의 작용을 억제하는 성분이 주체이며, '항히스타민제' 라고 합니다.

❸ 새로 만들어지는 화학물질

자극으로 단백합성을 개시하는 스위치가 켜지고, 새로 화학물질이 만들어지는 구조도 있습니다. 만들어진 화학물질이 발적이나 부종, 통증을 일으키는 것입니다. 대표적인 화학물질이 프로스타글란딘입니다.

프로스타글란딘은 몸의 여러 조직이나 장기에서 생산되는 것으로, 여러 종류가 있습니다. 호르몬과 유사한 것 같지만, 호르몬이 특정한 장기에서 혈중으로 방출되어 기본적으로 전신에 영향을 미치는데 반해서, 프로스타글란딘은 종류에 따라서 정반대의 작용을 나타내기도 하며, 그 균형에 따라서 몸의 상태가 컨트롤되고 있습니다.

염증에서는 백혈구, 혈소판, 혈관내피세포 등의 세포가 프로스타글란딘을 생산하고, 모세혈관을 확장시키거나, 혈관의 투과성을 항진시키거나, 통증의 근원이 되는 브라디키닌이라는 물질을 도와서 통증을 증폭시킵니다.

염증의 반응 (8-4)

조직장애 → 키닌생성계

항원항체반응
물리화학반응

혈장키니노겐 → 혈장키닌
(브라디키닌)

비만세포

히스타민

백혈구
유주인자

통각자극
자극수용신경

혈관확장   투과성항진   백혈구·활성화
모세혈관

'급성 충수염' 이나 '만성위염' 이라는 병명에서 알 수 있듯이, 염증에는 급성 염증과 만성염증이 있습니다. 그 차이는 무엇일까요?

■■ 급성염증과 만성염증의 관계는? ■■

간단히 말해서, 급성염증은 급격히 생겨서 지속시간이 짧은 염증이며, 만성염증은 서서히 일어나는 염증입니다. 일반적으로, 급성염증의 경과는 '시간' 또는 '일' 의 단위이며, 만성염증에서는 '월' 또는 '연' 의 단위이지만, 명확한 정의는 없습니다.

그럼, 급성염증이 치료되지 않으면, 만성염증이 되는 걸까요? 그렇지 않으면, 양자의 원인이 달라서, 급성염증을 거치지 않고 처음부터 만성염증을 일으키는 것일까요? 대답은 '어느 경우도 있을 수 있다' 입니다. 다음에 구체적인 예를 몇 가지 들어보겠습니다.

■■ 수술적응이 되는 것은 급성염? 만성염?
– 충수염과 편도염 ■■

일반적으로 '맹장수술을 했다' 는 것은 급성 충수염에 대한 충수절제술을 말합니다. 만성 충수염에 대한 수술은 들은 적이 없습니다. 한편, '편도선을 수술했다' 는 것은 만성 편도염에 대한 수술을 말합니다. 급성 편도선염으로 수술하는 경우는 없습니다.

충수는 소장에서 대장으로 들어가는 맹장이라는 영역부터, 장이 가늘고 길게 돌출된 부분입니다. 딱딱한 변 등으로 이 충수의 입구가 막히면, 속의 압력이 증가하여, 벽이 압박을 받아서 혈행이 나빠집니다. 그렇게 되면, 대장균 등의 장내상재균이 못된 짓을 하여 급성염증을 일으킵니다. 이것이 충수염의 주요 원인입니다. 염증은 처음에는 충수 속에서만 일어나지만, 이것이 충수벽으로 확대되면 복막염을 병발하게 되며, 경우에 따라서는 벽이 염증으로 파괴되어 버리는 천공을 일으킵니다. 그 때문에 수술로 급성 염증에 빠진 충수를 절제합니다(그림 8-5).

편도선은 목구멍을 둘러싸듯이 존재하는 림프조직으로, 입이나 코로 침입하는 세균이나 바이러스에 저항하기 위해서 활동하고 있습니다. 일반적으로 편도염이라고 하면, 목구멍(구개추)의 양쪽에 있는 구개편도의 염증을 가리킵니다. 급성염증에서는 목의 통증과 함께 고열이 나타나는데, 대부분은 적절한 약을 복용하면 며칠만에 낫습니다. 따

급성 충수염 (8-5)

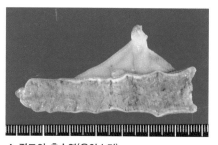

A.경도의 충수염(육안소견)
충수를 연 모습. 점막의 색은 깨끗하고, 육안으로
는 정상에 가까운 소견.

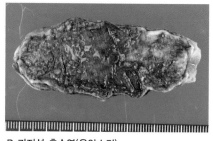

B.괴저성 충수염(육안소견)
정상에 비해서 점막이 충혈이나 출혈과 함께 부어
서, 지저분하게 혼탁해 있고, 군데군데 백색 고름
웅덩이도 보인다.

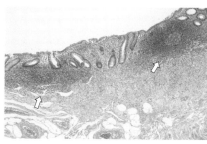

C.거의 정상인 충수(조직소견)
충수에는 림프조직(→)이 발달되어 있다.

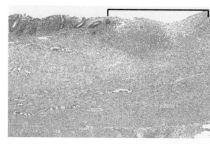

D.급성 충수염
점막의 일부가 미란(얕은 궤양)이 되어, 염증반응
을 일으키고 있다.

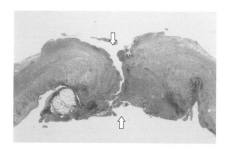

E.괴저성충수염에 의한 천공
심한 염증으로, 벽이 괴사되고, 천공을 일으킨 예.
위가 내강쪽, 아래가 바깥쪽(장막측)으로, 구멍이
연결되어 있다.

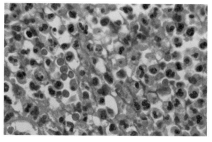

F.농양부의 강확대
천공 주위의 흐린 보라색 영역이 궤양. 괴사조직
속에 많은 호중구가 보인다. 이 호중구가 괴사된
것이 '고름'이다.

8

대부분의 병은 '염증' 이다

만성 충수염이라는 것이 있나?

만성 편도선의 예에서 생각하면, 만성 충수염이란 '급성 충수염 증상이 반복되는 것'이라고 할 수 있겠습니다. 하지만 병리에서는 만성 충수염이라는 진단명을 거의 사용하지 않습니다. 그것은 왜일까요?

일반적으로, 조직에 림프구나 형질구가 증가하면, 만성염증을 의심합니다. 그런데 충수에는 정상이라도 림프구나 형질구가 많이 있습니다. 그 때문에, 림프구나 형질구가 있어도, 그것들이 염증 때문인지 판단을 내리기가 어렵습니다. 충수는 림프조직이 발달되어 있어서, 편도와 유사한 활동을 하기도 합니다. 만성 편도염에서는 편도조직 속에 세균이 정착하고, 편도가 비대되어 장애를 일으키는데, 충수염에는 세균이 살지 않아서, 장애가 될 정도의 비대도 일어나지 않습니다.

또 염증의 반복으로 형성되는 반흔조직도, 만성염증의 지표가 됩니다. 그런데 충수는 정상이라도 나이를 먹음에 따라서 위축되어, 반흔조직처럼 되는 경우가 있습니다. 그 때문에 반흔조직이 있어도, 그것이 염증결과인지 판단이 서지 않습니다.

급성염증을 반복하는 만성 충수염이라 해도, 병리에서 확실히 확인할 수 있는 것은, 절제의 계기가 된 급성염증의 소견뿐인 경우가 많습니다. 그로 인해 결과적으로는, '급성 충수염'이라는 병리진단이 됩니다. 참고로, 임상적으로 충수염이라고 진단하여 절제한 충수를 검사하면, 그 20% 정도에서는 병리조직학적으로 확실한 염증소견이 확인되지 않습니다. 병리의는 뒷전에서 appendicitis normalis(정상 충수염?)이라고 부르고 있습니다.

이거 만성 충수염? (8-6)

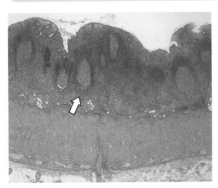

A.림프여포의 증생
림프여포(중심이 흐린 보라색, 주위가 보라색으로 보이는 림프조직 →)가 많이 보이는 10대 남성의 충수. 충수는 본래 림프조직이 발달되어 있어서, 이 소견으로 만성염증이 있다고는 할 수 없다.

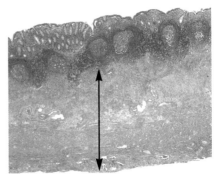

B.충수벽의 섬유화
벽이 섬유로 치환되어 있지만, 만성염증의 결과인지, 가령성 변화인지 판별이 어렵다. 본 증례는 20대 여성으로, 만성염증이라고 생각된다.

라서 수술할 필요가 없습니다.

그런데 해마다 몇 번씩 급성 편도염이 반복되는 어린이가 있습니다. 이것은 습관성 편도염이나 반복성 편도염이라고 하며, 만성 편도염으로 분류됩니다. 만성 편도염은 대부분의 경우, 편도조직 속에 세균이 정착해 있으며, 급성 염증이 치유되어도 목에 위화감이나 가벼운 통증을 호소합니다. 이와 같은 편도는 통상보다 커져서(비대), 코골이의 원인이 되거나, 음식을 삼키는 데에 시간이 걸리기도 합니다. 게다가 1년에 몇 번씩 발열이 반복되어 생활에 지장을 초래합니다. 그 때문에, 편도를 제거하는 수술이 시행되기도 합니다.

또 하나, 문제가 되는 만성 편도염에 편도성 병소감염증이 있습니다. 이것은 편도염이 원인이 되어 다른 장기에 장애가 나타나는 것으로, 그 대표는 만성 사구체신염의 하나인 IgA신증입니다. 편도는 림프조직으로서 항체를 생산하지만, 염증을 일으키는 편도가 만들어내는 이상한 항체(IgA)가 항원(세균이나 바이러스)과 결합하여, 이것이 신장의 사구체에 표착하여 침착함으로써 신염을 일으키는 것입니다. 편도염 증상이 거의 없어도, 편도를 제거하는 수술의 적응이 됩니다.

만성 편도염을 보면, 만성염증 중에는 급성염증이 완전히 치유되지 않고 반복되는 것과, 만성적으로 병인이 계속 작용하는 것이 있는 것을 알 수 있습니다.

■ ■ 급성 방광염과 만성 방광염의 차이는? ■ ■

방광염도 일반적인 염증입니다. 급성 방광염은 여성에게 많은 병인데, 그것은 요도가 짧고 외부에서 세균(특히 대장균)이 방광으로 진입하기 쉽기 때문입니다. 방광에 균이 들어가도 통상은 요로 씻어 흘려버리지만, 작업 등의 사정으로 배뇨를 참아야 하는 상황에 놓이면, 방광 속에서 균이 배양되는 결과가 됩니다.

급성 방광염은 수분을 많이 섭취하기만 해도 요로 방광이 세정되어 낫는 경우도 있으며, 적절한 항생물질로 대부분 완전히 치유됩니다. 그러나 편도염과 마찬가지로, 급성염증을 반복하는(재발성 방광염) 동안에 만성화되기도 합니다.

만성화된 방광염에서는 대장균 이외의 약독균 감염도 흔히 볼 수 있습니다. '상해성은 약하지만, 약이 잘 듣지 않는' 균에 감염된 경우에 감염상태가 지속되어, 만성화되기 쉽습니다. 원인균에 따라서, 급성염증이 되거나, 만성염증이 되는 차이가 생기는 것입니다.

만성 방광염에는 그 밖에 복잡성 방광염이라는 것도 있습니다. 전립선비대나 방광결석, 요도협착이라는 요의 흐름을 악화시키는 원인이 있으며, 그로 인해서 감염이 지속

8

대부분의 병은 '염증'이다

되어 생기는 만성 방광염입니다. 이 예에서는 만성염증 중에, 병에 걸리는 쪽에 요인이 있어서 발증하는 경우가 있는 것을 알 수 있습니다.

■ ■ 급성위염과 만성위염의 차이는? ■ ■

급성위염의 원인으로 가장 많은 것은 폭음, 폭식입니다. 알콜이나 강한 향신료 등을 대량 섭취하면, 위의 점막에 염증이 생깁니다. 또 해열진통제나 항생물질 등의 약, 정신적·육체적 스트레스, 병원균의 감염, 음식에 대한 알레르기 등도 원인이 됩니다. 원인을 제거하고 적절한 식사요법을 하면 며칠만에 치유됩니다.

만성위염의 원인은 조금 더 복잡하며, 애당초 분류조차 정해져 있지 않습니다. 만성위염은 많은 외인과 내인이 복잡하게 얽혀 있으며, 연령 등의 요소도 관여하기 때문입니다(그림 8-7).

만성위염의 키워드의 하나는, 만성 편도염이나 만성 방광염과 마찬가지로 '염증의 반복'입니다. 위 속에는 음식물을 녹이는 위산이 분비되고 있지만, 위주머니가 녹아 버리지 않는 것은 점액을 분비하여 보호하고 있기 때문입니다. 급성위염을 일으키는 인자의 대부분은 이 점액의 분비를 약화시키는 것이지만, 이러한 인자가 반복하여 작용하면, 염증이 낫지 않는 동안에 또 염증을 일으켜서, 점차 원래대로 되돌아갈 수 없게 됩니다. 만성염증을 생각한다면, 이 '낫지 않는' 것도 중요합니다. 만성염증에서는 상해와 수복이 동시에 나타나는 것이 일반적이기 때문입니다. 만성위염에서는 결과적으로, 위의 상피가 장의 상피로 변해가는 장상피화생과 더불어, 점막의 위축에 이릅니다.

만성위염의 또 다른 키워드는 필로리균입니다(그림 9-21). 필로리균은 사이토톡신이라는 독소를 생산하여, 위의 점막을 직접 상해합니다. 또 필로리균은 우레아제라는 효소를 생산하여, 위점액 속의 요소(尿素)를 암모니아와 이산화탄소로 분해하는데, 이 암모니아가 프리라디칼 생산과 결부하여 위의 점막을 상해합니다. 이렇게 하여 점막이 상해되고, 점액에 의한 방어 시스템이 파괴되어 버립니다.

필로리균이 강산성인 위 속에서도 생식할 수 있는 것은, 암모니아에 의해서 국소적으로 위산을 중화하여, 스스로 생식환경을 유지하고 있기 때문입니다. 필로리균이 많이 있는 위의 점막상피를 현미경으로 보면, 만성염증의 지표인 림프구나 형질구에 추가하여, 호중구도 침윤되어 있습니다. 이것은 만성염증에 급성염증의 소견이 추가되어 있는 상으로 만성 활동성 위염이라고 합니다. 위산 속에서 필로리균이 계속 살아서, 지속적으로 상해를 가하고 있는 상태입니다.

급성관증후군 (7-7)

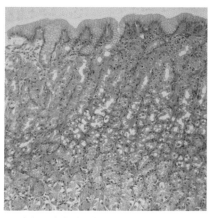

A.거의 정상인 위점막

위산이나 소화효소를 분비하는 위저선(胃底腺) 영역의 위점막.

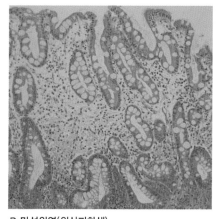

B.만성위염(위상피화생)

만성위염 결과, 위의 점막이 장의 점막으로 변하고 있다.

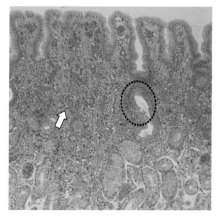

C.만성 활동성위염

점막내에 많은 염증세포(→보라색의 무수한 작은 입자로 보인다)가 침윤되어 있다.

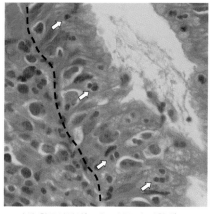

D.만성 활동성위염(C의 ○부근의 강확대)

선관을 형성하는 상피(→점선에서 오른쪽에 늘어선 세포)속에도 많은 호중구(핵이 작고 2개로 갈라져 보이는 세포)가 침윤되어 있다(→).

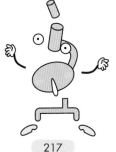

침윤이란, 일반적으로 액체가 주위로 스며드는 것을 가리키는데, 의학용어의 침윤은 '세포가 주위로 물이 스며들듯이 들어가거나 확대되는 것'을 의미합니다.

염증성세포의 침윤이란, 호중구나 림프구가 염증이 일어난 조직에 분포되어 있는 상태이며, 암의 침윤이란 암세포가 주위의 조직으로 들어가서, 확대되는 상태입니다.

> (**Column**) 아니사키스
>
> 전갱이, 고등어, 오징어 등의 생식으로, 아니사키스라는 기생충이 위나 십이지장의 점막으로 들어가는 수가 있습니다. 격렬한 복통을 발증하는데, 내시경으로 충체를 발견하여 적출하면 차도가 있습니다.
>
> 그림 8-8은 십이지장의 점막에 달라붙은 아니사키스로, 구명센터로 이송되어, 진단을 내리지 못한 채 수술을 한 증례입니다. 내시경기술이 발달한 요즈음은, 내시경으로 아니사키스를 발견하여 제거하므로, 수술하는 증례가 거의 없어졌습니다. 지금은 입수하기 어려운 귀중한 사진입니다.

아니사키스 (8-8)

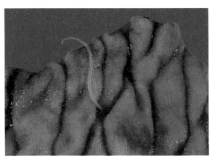

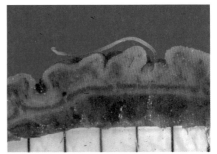

A.아니사키스의 충체
십이지장점막에 달라붙어 있다.

B.점막의 단면
충체의 머리가 점막의 표층에 달라붙어 있는 것을 알 수 있다.

■ ■ 급성 바이러스성 간염과 만성 바이러스성 간염의 관계 ■ ■

바이러스성 간염은 현재, 적어도 A~E형까지 5종류가 알려져 있는데, 여기에서는 A형, B형, C형에 관하여 설명하겠습니다.

❶ A형 간염

A형 간염은 A형 간염바이러스에 분변을 통해서 오염된 음식이나 음료수 등으로 경구 감염됩니다. 음식으로는 생굴이나 바지락이 유명합니다. 급성간염은 대부분의 경우, 증상이 가볍거나 거의 없어서, 모르는 새에 완치됩니다. 한번 걸리면 면역이 생기므로, 반복되지 않습니다. 따라서 만성간염이 되지 않습니다.

❷ B형 간염

면역상태가 정상인 성인은, B형 간염바이러스에 감염되어 급성간염이 발증해도, 항체가 만들어져서 바이러스가 제거되므로 완전히 치유됩니다. 그런데, 면역기능이 충분히 발달되지 않은 유소아는, 감염되어도 항체를 만들 수 없어서, 지속적으로 감염되는 캐리어라는 상태가 됩니다.

캐리어인 유소아가 성인이 되면, 항체가 만들어져서 바이러스를 공격하기 시작합니다. 즉, 간염이 발증하는 것입니다. 단, 대부분의 사람은 그 증상이 가벼워서, 간장애가 진행되는 경우가 적으므로, 증상이 없는 캐리어인 채 평생을 보냅니다. 만성간염이 되는 것은 10% 정도로, 성인에게 감염되었을 때처럼 충분한 항체량을 만들지 못하여, 바이러스가 제거되지 않아서, 염증이 지속되는 만성간염이 됩니다.

캐리어인 모친에게서 태어난 아기는 태반을 통해서, 또는 출산시에 산도의 혈액을 통해서, B형 간염바이러스에 감염되어 캐리어가 됩니다. 현재는 아기에게 바이러스를 해치우는 항체나 왁찐을 접종하는 모자감염방지책이 채택되어서, 새로운 모자감염은 거의 없어졌습니다.

❸ C형 간염

C형 간염은 난치성으로, 자연치유는 1% 이하입니다. C형 급성간염은 증상이 가벼워서 자각하지 못하는 경우도 많은데, 70~75%가 만성화됩니다. 즉, 자각했을 때는, C형 만성간염 상태입니다.

C형 만성간염이 계속되면, 10~20년에 높은 비율로 간경변에서 간암으로 진행되고 있습니다. 몇 년에 걸친 분쟁 중에, 돌연 에이리언 같은 이단아가 나타나서, 전장을 다 파괴해 버리는 듯한 상황이라고 할 수 있습니다.

급성 바이러스성 간염과 만성 바이러스성 간염의 관계로서, ① '바이러스의 종류에 따라서 급성염증만 생기는 경우가 있다', ② '급성간염의 증상이 나타나지 않으면(가볍다), 처음부터 만성간염으로 발견되는 경우가 있다', ③ '바이러스의 종류가 같아도, 숙주측 조건에 따라서 급성간염이 되거나 만성간염이 되는 경우가 있다'는 것을 알 수 있습니다.

■■ 급성 갑상선염과 만성 갑상선염, 아급성 갑상선염의 차이는? ■■

갑상선은 후두융기의 약간 아래에 있는 장기로, 전신의 대사를 조절하는 갑상선호르

8

대부분의 병은 '염증'이다

몬을 분비하고 있습니다. 갑상선호르몬이 많아지면, 대사가 항진하여 맥이 빨라지거나 손끝이 떨립니다. 간단히 말하면, 몸이 흥분상태가 되는 것입니다.

급성갑상선염은 거의 일어나지 않습니다. 갑상선은 편도처럼 외부와 접하고 있는 것이 아니며, 또 외부의 것을 직접 받아들이지도 않으므로, 세균이 들어오는 루트가 거의 없기 때문입니다.

한편, 만성갑상선염(일명 '하시모토병(橋本病)')은 중년여성에게 많은 병으로 유명합니다. 간단히 병원체가 들어올 리 없는 갑상선에, 왜 만성염증이 일어나는지 이상합니다. 이유는 자신의 면역이 갑상선을 손상시키기 때문입니다. 이것은 자가면역질환이라고 하며, 자기 몸의 일부인 장기나 조직성분을 외부에서 침입한 적으로 간주하고, 항체를 만들어 파괴해 버리는 까다로운 병입니다(8-5절). 면역에 관여하는 림프구가 갑상선에 모여서, 만성염증반응이 지속됩니다. 만성염증 중에는 자가면역이 원인인 경우도 있는 것입니다.

갑상선 염증에는, 그 밖에 아급성 갑상선염이라는 것이 있습니다. 아급성이란 급성에 버금가는, '급성만큼 경과가 빠르지 않지만, 만성처럼 느린 것도 아닌' 것을 가리키는 말입니다. 원인은 불분명하지만, 바이러스가 고려되고 있으며, 일반적으로 일과성으로 자연 치유됩니다. 급성도 만성도 아니며, 원인도 다른 염증이 있는 것입니다(그림 8-9).

Column 염증의 병리판정

병리의는 환자를 만나거나, 증상도 듣지 않고, 조직을 현미경으로 보는 것만으로, 급성염증인지 만성염증인지 판정할 수 있습니다. 조직에 모인 세포의 종류를 보면 알 수 있는 것입니다.

자극에 바로 반응하여 국소에 모이는 것은, 백혈구 속의 호중구입니다. 히스타민이나 프로스타글란딘 같은 화학물질이 호중구를 불러 모아서, 자극에 대처하는 것입니다. 따라서 조직에 호중구가 많으면, 급성염증이 생겼다고 판정할 수 있습니다.

염증이 지속되거나 반복되었을 때에 반응하는 것은, 백혈구 속의 림프구나 형질구입니다. 이것들은 후술하겠지만 면역반응을 담당하는 세포입니다. 조직에 림프구나 형질구가 많이 침윤되어 있으면, 만성염증이 일어나고 있다고 판정합니다. 또 알레르기반응 시에 출현하는 것은, 백혈구 속의 호산구입니다. 호산구가 많은 경우는 알레르기성 염증을 생각합니다.

▪▪ 특이성염이 뭐지? ▪▪

　병원체의 독성(상해성)이 약하여, 급성염증이 일어나지 않고, 만성염증이 되는 일련의 병이 있습니다. 특이성염 또는 육아종성염이라고 하며, 결핵, 한센병, 매독이 그 대표입니다. 몸은 이러한 병원균을 제거하지 못하면, 감옥을 만들어 가두려고 합니다. 이감옥이 육아종이라 불리는 구조물입니다. 육아종을 형성하는 만성염증은, 특이성염으

갑상선의 병 (8-9)

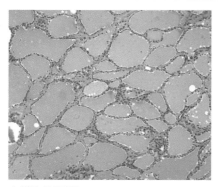

A.정상 갑상선염
보라색입자(갑상선세포의 핵이 그렇게 보인다)로 가장자리를 두른 주머니가 갑상선여포이며, 안에 들어 있는 핑크색 액체가 갑상선호르몬의 재료가 되는 콜로이드라는 물질이다.

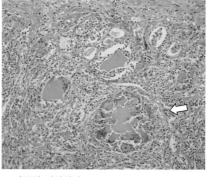

B.아급성 갑상선염
정상 여포구조는 보이지 않고, 전체적으로 보이는 작은 보라색 입자가 염증세포. 남은 콜로이드(→) 주위를 큰 세포(보라색 핵이 보인다) 가 둘러싸고 있다. 이것은 파괴된 여포의 코로이드를 탐식하는 이물거세포라는 대식세포의 일종.

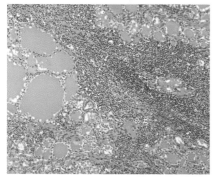

C.하시모토병(橋本病)
오른쪽에서 왼쪽 위로 보라색 과립의 집합체에 보이는 것이 침윤하는 림프구. 자가면역성 만성갑상선염 소견으로, 대부분의 부위에서 갑상선여포가 소실되어서, 갑상선기능이 저하된다.

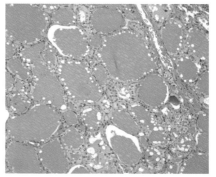

D.바세도우병
크기가 일정하지 않은 갑상선여포가 증생하고 있다. 변연부 세포를 따라서 보이는 작은 포말상의 누출은 여포내의 콜로이드가 흡수된 소견(흡수공포). 많은호르몬이 만들어진 결과, 갑상선기능항진증이 된다.

로 다른 염증과 구별할 수 있습니다(그림 5-26).

　단 결핵의 경우, 몸의 저항력이 떨어지면 급성염증을 일으켜서 죽음에 이르는 경우도 있으므로, 반드시 만성염증이라고는 할 수 없습니다.

■■ 만성염증이 되는 요인을 정리하면 ■■

　여러 장기나 조직에 관해서, 급성염증과 만성염증의 차이를 살펴봤습니다. 급성염증은 자극에 바로 반응이 일어났을 때의 상태였지만, 만성염증에는 여러 가지 요인이 있었습니다. 여기에서 정리해 두겠습니다.

❶ 급성염증을 반복하는 경우

급성염증의 치유과정에서 다시 급성염증이 일어나서, 점차 조직이 개축되어 가는 상태입니다. 조직에는 만성염증상과 급성염증상이 혼재하여 관찰됩니다.

❷ 상해성은 약하지만, 염증자극이 지속되는 경우

급성염증을 일으킬 정도의 독성은 없지만, 지속감염으로 상해를 일으키는 상태입니다. 특이성염이 대표적입니다.

❸ 바이러스감염의 천연화

천연(遷延)이란, 늦어지는 것, 지연되는 것을 가리킵니다. 바이러스가 몸에서 없어지지 않고 염증이 계속되는 상태로, ❷로 분류할 수도 있습니다. 급성간염에서 만성간염으로 이행되는 경우 등을 들 수 있습니다.

❹ 자가면역질환

만성갑상선염의 원인으로서 언급했습니다. 자가면역에 관해서는 본 장의 후반에서 좀 더 자세히 설명하겠습니다.

❺ 잠재적으로 독성이 있는 물질로의 폭로

예를 들어 진폐증처럼, 체내에서 분해할 수 없는 금속 등을 흡입하면, 그것이 자극이 되어 만성염증을 일으킵니다. 염증은 자극에 대한 반응이므로, 세균이나 바이러스라는 병원미생물뿐 아니라, 방사선·온열·전기 등의 물리적인 자극이나 유기용제·무기물 등의 화학적 자극 등, 여러 가지가 원인이 됩니다.

8-3 면역은 몸의 방어 기구

몸은 유해한 염증을 일으키는 자극으로부터 스스로를 지켜야 합니다. 그 시스템이야말로 면역, 즉 '전염병에서 벗어나는 구조' 입니다.

■■ 면역 시스템은 몸의 '방위군' 이다 ■■

몸은 항상 여러 가지 자극으로부터 자신을 방위하고 있습니다. 외적으로부터 몸을 지키는 전쟁입니다. 이것을 담당하는 구조는, 흔히 '방위군' 에 비유됩니다. 이 전쟁에서는 신체의 외부를 공격할 필요가 없습니다. 전장도 몸 안으로 정해져 있습니다. 하지만, 효과적인 방위를 전개하려면 어떤 부대가 필요할까요?

우선, 외벽을 단단히 하여, 적이 공격하기 어렵게 합니다. 그 다음에, 파수꾼을 두어, 빨리 적을 발견할 수 있도록 합니다. 외벽의 안쪽은 항상 병비(兵備)하고, 만일 벽이 무너졌을 때에도 바로 반응할 수 있도록 해야 합니다. 강한 적이 나타나서 전선이 돌파되지 않도록, 항상 패트롤하고 있는 정예의 병사가 있으면 이상적입니다. 전장이 시작되면, 적이 오는 것을 본부에 연락하고, 요청한 기동부대가 파견됩니다. 이 때, 기동부대의 보급로의 확보도 중요합니다. 전장이 끝나면, 전지는 청소하고 본래대로 해야 합니다. 이것들은 어떤 적에게나 같은 기구로 방위하는 시스템이며, 자연면역이라고 합니다.

또 전쟁이 시작되면, 적에 관한 정보도 전달해야 합니다. 교전 중에는 후방에 작전지령본부를 설치하고, 전투의 개시부터 종결까지, 사령관 하에 통솔되는 작전을 생각해야 합니다. 적의 성격에 맞추어 훈련된 특수부대를 편제하여 파견하거나, 특정한 적에게만 표준을 맞출 수 있는 소형 미사일을 제조하여 투입하면, 상당히 고도의 전략이 이루어집니다. 특정한 적에 대한 부대나 무기는, 같은 적이 나타났을 때에 바로 사용할 수 있도록 기록을 보관해 둡니다. 이것은 적의 성격을 알고, 그 적에 대해서 전문적인 무기로 방어에 임하는 시스템이며, 획득면역이라고 합니다.

■■ 초기 방어 시스템과 후기 방어 시스템 ■■

어떤 적에 대해서나 신속히 반응하여 해치우는 자연면역은, 이른바 초기 방위 시스템이며, 우리들이 태어나면서부터 갖추고 있는 것입니다. 그에 반해서, 이전의 적을 기억해 두었다가, 같은 적이 다시 나타났을 때에 전용 무기를 사용하여 해치우는 획득면

몸의 방위군 (8-10)

자연면역

획득면역

발견

신호

helper T세포

공격명령

대식세포

killer T세포

B세포

호중구

Natural killer
NK세포

독자적인 공격

공격

항체를 생산

공격

공격

공격

항원 (세균, 바이러스)
암세포

일반적으로 '어느 병에 대해서 면역을 가지고 있다'는 것은, 몸 속에 그 병에 대응하는 메모리·killer T세포나 메모리 B세포가 존재하고 있다는 것입니다.

T세포가 적과 직접 대결하는 시스템을 세포성면역이라고 하며, B세포가 만드는 항체에 의해서 적과 대결하는 시스템을 체액성면역(항체는 물에 녹아 있다)이라고 합니다.

역은, 주로 초기 방위 시스템으로 공격할 수 없었을 때에 활동하는, 후기 방위 시스템이라고 할 수 있습니다. 획득면역 중에는 적(항원)에 대해서 전용 항체라는 무기를 만들어 대응하는 체액성면역과, 적을 기억하고 있는 림프구가 공격 살상을 담당하는 세포성면역이 있습니다. 어느 쪽도 경험과 교육, 육성이 필요한 시스템이라고 할 수 있습니다.

　자연면역과 획득면역이라는 2가지 면역계가 상황에 따라서 정확히 활동하여 외적으로부터 몸을 지키는 것이, 사람이 가지고 있는 면역시스템입니다.

■■ 방위군의 멤버를 소개합니다 ■■

❶ 피부나 점막의 장벽

피부나 점막은 외부에서 들어오는 적에 대한 강한 장벽이 되어 있습니다. 게다가 단지 벽뿐 아니라, 땀이나 콧물, 눈물, 점액 등에 의해서, 적을 씻어내거나, 타액이나 위산 등과 같이 살균하는 기구도 갖추어져 있습니다. 또 균이 증식하기 어려운 환경도 정비되어 있습니다.

❷ 대식세포

대식세포는 지금까지 본서의 여기저기에 등장했습니다. 이것은 면역 시스템 속에서도, 특히 여러 가지 역할을 하는 다기능 세포이기 때문입니다. 대식세포의 기능을 대강 살펴보면, '망을 보고 외적을 발견한다(비자기의 인식)' '발견하면 먹어서 녹여버린다(탐식)' '외적침입의 정보를 본부에 알린다(helper T세포에게 정보전달, 사이토카인의 방출, NK세포의 활성화)' '먹은 상대의 정보를 빼내고, 어떤 적인가를 밝힌다 (항원제시)' '전장이 된 장소의 시체나 잔해를 먹어서 정리(청소)' 합니다.

❸ 호중구

호중구는 외적진입의 연락(사이토카인)을 받으면, 바로 달려들어, 상대를 먹어서 없애는 역할을 합니다. 대식세포는 효소로 녹이지만, 호중구는 활성산소도 사용합니다.

호중구는 골수로 만들어져서, 혈관으로 운반되며, 혈관에서 조직 사이로 나와서 활동합니다. 그 때문에 수송로가 확보되는 것입니다. 대군으로 몰려들어 전투를 벌이며, 상대를 먹어서 죽인 후에는 자신도 죽어버립니다. 원래 혈액내에서의 수명이 10시간 정도밖에 없습니다. 전장은 세균과 호중구의 시체더미가 되는데, 이것이 고름성분입니다. 전장의 뒷정리는 대식세포의 임무입니다.

호중구와 같은 과립구라 불리는 동료에, 호산구와 호염기구가 있습니다. 호산구는 알레르기에서 큰 역할을 하는 외에, 기생충에도 반응합니다. 호염기구도 알레르기와 관련이 있지만, 자세한 역할에 관해서는 아직 알려지지 않았습니다.

❹ Natural killer세포

림프구에는 후술하는 T세포와 B세포 외에, Natural killer세포(NK세포)라는 멤버가 있습니다. NK세포는 그 이름대로 타고난 살인 청부업자입니다. 몸을 순환하고 적을 발견하는 대로 죽이는, 자연면역시스템 중에서 최강의 전사라고 할 수 있습니다. 살상력이 높아서, 세균뿐 아니라, 바이러스에 감염되어 있는 세포나, 암세포도 단독으로 직접 파괴해 버립니다.

❺ 수지상세포(樹枝狀細胞)

수지상세포는 귀에 익숙하지 않은 이름일 수도 있지만, 자연면역과 획득면역 사이를 중개하는 중요한 세포입니다. 통상은 대식세포처럼 전선에서 망을 보다가, 적이 침입하면 붙잡습니다. 그리고 적(항원)의 정보를 해독하고, 작전본부(비장 등)로 나가서, 획득면역팀에게 전달합니다(항원제시). 즉, "교육계"라고도 할 수 있습니다.

참고로, 수지상세포에 암세포가 갖는 특별한 항원을 기억하게 하여, 그 항원을 가진 암세포를 공격하는 특별면역팀을 조직하려는 것이, 수지상세포를 이용한 암의 면역요법입니다.

❻ T세포

림프구의 하나인 T세포는 감염된 세포를 발견하여 제거하는 일을 합니다. T세포 속에는 helper T세포, killer T세포, 서프레서(suppressor) T세포의 3종류가 있습니다.

helper T세포는 면역시스템의 사령관입니다. 대식세포로부터 외적침입의 알림과 함께, 적의 정보(항원제시)도 받고, 특수부대로서 killer T세포를 전투로 향하게 합니다. 한편, B세포에 특수미사일(항체)의 생산을 명합니다.

killer T세포는 훈련된 살인을 전문으로 하는 특수부대입니다. helper T세포로부터 지령을 받고 증원하며, 활성이 증가된 상태에서 동원됩니다. 항체에 붙잡힌 적을 파괴할 뿐 아니라, 적에게 점령당한 세포도 외적과 함께 파괴합니다. 한편, 그 일부는 memory killer T세포가 되어 적을 기억했다가, 다음에 같은 적이 나타났을 때에 대비합니다.

서프레서(suppressor) T세포는 지령본부의 멤버입니다. killer T세포와 B세포에게 공격 중지 명령을 하여, 과잉 공격이나 무기의 생산을 억제하거나, 전투를 동결시킵니다.

Column   질 속에 사는 세균

'질 속에는 되틸라인간균이라는 세균이 우글우글하다'고 하면, 얼굴을 찡그리는 사람도 있을 것입니다. 하지만, 그것이 정상 상태입니다.

세균이라고 하면 감염증이나 병이 떠오르지만, 세균 속에는 유산균과 같은 착한 균도 있다는 것을 상기해 주십시오. 실은 되틸라인간균도 착한 균으로, 질점막에서 만들어진 글리코겐을 분해하여 유산을 만듭니다. 이 유산에 의해서 질내는 산성으로 유지되고, 그밖의 유해한 나쁜 균의 증식이 억제되는 것입니다. 이것을 '질의 자정작용'이라고 합니다.

질점막의 글리코겐 생산은 여성호르몬의 작용에 의해서 촉진되고 있으므로, 갱년기 이후에는 감소합니다. 또 수면부족, 과로, 영양균형의 붕괴, 흡연, 다량의 음주 등의 건강하지 못한 상태에서는 되틸라인간균의 작용이 약해집니다. 지나친 항생물질의 복용에서는, 되틸라인간균이 사멸해 버리기도 합니다.

질의 자정작용이 잘 작용하지 않게 되면, 칸디다 등에 의한 질염이 쉽게 생기게 됩니다. 인간의 몸 속에도 '환경파괴'가 문제가 되는 셈이지요.

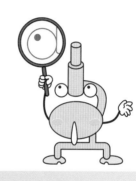

질 속에 사는 세균 (8-11)

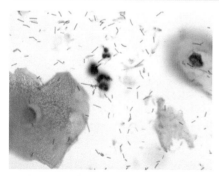

A.되틸라인간균(질경부의 세포진표본)
가는 실모양으로 많이 보이는 것이, 되틸라인(가늘고 긴 세균)으로, 이 균이 질내를 깨끗하게 유지하고 있다. 좌우에 보이는 이 세포의 설명은 B를 참조. (파파니코로염색)

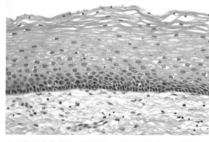

B.세포진검체를 채취하는 자궁경부의 조직소견
위가 표면이며, 이와 같은 중층편평상피에서 세포를 긁어낸다. 표층에 가까운 세포는 A왼쪽과 같이 오렌지처럼 물들고, 다소 깊은 곳에서 채취한 세포는 A오른쪽 끝에 보이는 것처럼 그린으로 염색된다.

❼ B세포

B세포는 항체라는 특수한 무기를 생산하는 세포입니다. 항체는 특정한 적만을 무력화시키는 "화살" 또는 "미사일" 같은 것입니다. 특정한 상대에게만 작용하고, 주위를 끌어들이지 않으므로, 이상적인 공격이라고도 할 수 있습니다.

B세포 속의 일부는, memory B세포가 되어 적의 형태를 기억했다가, 같은 적이 나타나면 바로 같은 항체를 생산할 수 있도록 체제를 정비합니다.

Column   기회감염

기회주의는 날씨를 보고 나서 행동을 결정하듯이, 정세를 보고 유리한 쪽으로 붙으려는 생각입니다. 기회감염의 '기회' 도 같은 어원이지만, 의미가 조금 다릅니다. 기회감염은 건강인에게는 병이 되지 않는 약한 세균이나 바이러스가 원인으로 발증하는 감염증을 말합니다.

기회감염을 일으키는 것은 균이 강하기 때문이 아니라 면역력이 약해졌기 때문입니다. 예를 들어, AIDS처럼 면역력이 저하되는 병에 걸렸을 때나, 장기이식 때문에 면역을 억제하는 약을 복용했을 때, 가령이나 중증 병으로 인해서 면역력이 저하되었을 때 등에 발증합니다.

기회감염은 피부나 점막에 상재하는 균이 원인인 경우도 있습니다. 건강할 때에는 전혀 문제가 되지 않는 균에 걸리게 되는 것입니다. 상재균은 평소 사용하는 항생물질이나 소독약에 견디어 살아남으므로, 일반적으로 약에 대한 내성이 있습니다. 그러니까, 상재균을 모두 사멸시키는 항생물질은 상당히 강력한 것이어야 합니다. 즉, 기회감염은 일단 발병하면, 유효한 약제가 한정되어 있다는 것이 큰 문제입니다.

또 기회감염을 일으키는 것은 입원환자에게 많은 것도 중요합니다. 원인균은 의료종사자의 신체에 붙어 있는 상재균이거나, 병원 안에서 살아남은 내성균입니다. 한 사람의 환자에게 감염된 균이, 같은 병실 밖의 환자에게 감염되거나, 모르는 사이에 의료종사자에 의해 다른 환자에게 옮기는, 이른바 원내감염이 문제가 되고 있습니다.

참고로, 1960년대 대학투쟁에서는 본래 주의주장을 바꾸어 기회주의에 빠진 것을 '형세를 관망하여 타협했다' 고 경멸했습니다. 여기에서 느껴지는 '약해져서, 본래는 귀를 기울이지 않던 상대의 주장에 말려들었다' 는 뉘앙스에서, 기회감염이 붙여졌을지도 모릅니다. 학생분쟁의 투사 중에서 의학계의 리더적인 존재가 된 사람이 많이 생겨서, 어쩌면 그런 사람이 이름을 지어 준 사람일지도 모르겠습니다.

8-4 면역이 부질없는 알레르기

면역은 외적에 대한 방어기구이지만, 그 시스템이 완벽하지 않습니다. 면역이 부질없는 병으로서, 여기에서는 알레르기와 자기면역질환을 예로 들겠습니다. 처음에 설명하는 알레르기는 면역반응이 과잉으로 일어나게 된 장애입니다.

■■ 화분증으로 곤란한 사람은? ■■

많은 사람이 시달리고 있는 화분증은 주로 삼나무나 노송나무 등의 꽃가루로, 재채기, 콧물·코막힘, 눈의 충혈·가려움증 등이 나타나는 알레르기질환의 하나입니다. 하지만, 여기에서 본 장의 처음을 생각해 보십시오. 코막힘(종창), 눈의 충혈(발적), 가려움증(동통)은 염증의 증상이 아닙니까? 화분증 증상은 비만세포에서 방출되는 히스타민 등의 화학물질에 의해서 일으키는 염증반응입니다.

화분증의 기서는 전절에서 소개한 면역의 구조 그대로입니다. 눈이나 코의 점막에 꽃가루가 붙으면, 꽃가루가 가지는 특유의 단백질(알레르겐)이 흡수됩니다. 그러면 대식세포가 이것을 먹고, 외적(이물)이라고 인식하여, helper T세포에 정보를 전달합니다. 정보를 받은 helper T세포는, B세포에게 항체(IgE)를 만들게 합니다. 이 항체가 방

(**Column**) 미국으로 유학가면, 화분증에서 해방될 수 있을까?

나는 워싱턴 DC에 유학을 가서 처음 맞은 봄, 따뜻한 양지에서, 꽃향기를 만끽할 수 있는 행복감에 젖었습니다. 일본에서 매년 시달리던 화분증에서 해방된 것입니다. 같은 병을 가진 친구도 '정말 행복하다, 이대로 평생 미국에서 살까' 라고 할 정도였습니다.

그런데 다음 해, 기침, 콧물, 코막힘의 봄이 돌아왔습니다. 친구도 마찬가지였습니다. 원인은 감기가 아니라 화분증······. 일본의 삼나무꽃가루와는 달라도, 미국에도 돼지풀을 비롯하여

많은 꽃가루가 있었습니다. 1년째는 미국의 꽃가루알레르겐에 대한 항체가 없어서 발증하지 않았던 것인데, 제대로 감작이 성립되어, 2년째에 만난 꽃가루로 증상이 발현한 것입니다. 화분증인 사람은 다른 꽃가루에도 과민체질이 되는 것 같습니다.

참고로 감작이 일단 성립되면, 원칙적으로 그 알레르겐에 의한 알레르기는 자연 치유되지 않습니다. 몸이 그 알레르겐을 "적"으로 인식하고, 면역 시스템에 기억되기 때문입니다.

위전선에 있는 비만세포의 표면에 결합합니다. 비만세포에 화학물질을 방출하는 반응을 일으키게 할 만큼의 충분한 양의 IgE가 결합하는 것을 '감작이 성립한다'고 합니다. 감작이 성립하면, 비만세포는 히스타민을 방출합니다(그림 8-3).

히스타민은 꽃가루를 씻어내기 위해서 콧물이나 눈물을 흘리는 작용을 하는 것이지만, 화분증에서는 이 작용이 과잉으로 일어나서 콧물이나 눈물이 멈추지 않는 것입니다. 그렇지만, 중요한 '왜 과잉반응이 일어나는 것일까'에 관해서는 아직 밝혀지지 않았습니다.

■■ 그 밖의 알레르기 타입 ■■

알레르기는 I형에서 V형까지 분류되어 있습니다. 간단히 차이를 설명하겠습니다.

❶ I형

화분증은 점막에 상재하는 비만세포가 일으키므로, 항원이 들어왔을 때에 바로 발증하는 즉시형 반응입니다. 이와 같은 것을 I형 알레르기라고 합니다.

화분증의 원인이 되는 히스타민은 혈관투과성 항진이나 평활근의 수축도 일어납니다. 즉, 두드러기, 기관지천식, 음식알레르기도 이 I형 알레르기에 의한 증상입니다. 알레르기반응이 심하게 일어나는 것은 아나필락시스 쇼크라고 하며, 쇼크상태에서 죽음에 이르기도 합니다.

❷ II형

II형 알레르기는 주로 IgG나 IgM이라는 종류의 항체가 자기 몸 속의 세포를 항원으로 결합함으로써 일어납니다. 이 항체에 결합하여 활성화한 보체(면역반응을 매개하는 혈중 단백질)가 세포막에 구멍을 뚫거나, 항체를 안표로 모은 대식세포나 NK세포가 세포를 탐식하거나 파괴하여 장애가 일어나므로, 세포상해형이라고 합니다.

예로는, ABO형 부적합수혈을 들 수 있습니다. 혈액형이 A형인 사람은 A항원을 가지고, 동시에 B형에 대한 항체를 가집니다. 따라서 A형인 사람에게 B형 혈액을 수혈하면, B형에 대한 항체가 결합하여, 적혈구가 파괴되어 버립니다.

❸ III형

III형 알레르기는 혈중 항원에 항체와 보체가 결합한 면역복합체가, 혈류를 타고 표착한 곳에서 주위조직을 상해하는 것으로, 면역 복합형이라고도 합니다. III형 중, 면역복합체에 의한 상해가 한정된 장기나 조직에 머무는 것을 아르투스반응이라고 하며, 전신에 미치는 것을 혈청병이라고 합니다.

예로는 용혈균감염후사구체신염을 들 수 있습니다. 용혈성연쇄구균에 감염되면, 균체의 일부를 항원으로 하는 항체가 만들어져서, 이 항체와 항원, 보체가 엮인 면역복합체가 생깁니다. 그리고 이 면역복합체가 신장에 표착하고, 혈액에서 요를 여과하는 사구체에 침착하여 염증을 일으키는 것입니다.

❹ IV형

I ~III형 알레르기는 액성면역, 즉 항체가 주체가 되어 일으키는 과잉 면역반응이지만, IV형 알레르기는 세포성면역, 즉 T세포가 일어나는 과잉 면역반응입니다. 항체가 관여하는 반응에 비해서 시간이 걸리므로, 지연형 알레르기반응이라고도 합니다.

결핵검사인 트베르쿨린반응은 IV형 알레르기반응을 이용한 검사입니다. 결핵에서 만든 항원(투베르쿨린)을 주사하면, 결핵에 걸린 적이 있는 사람은 그것을 기억하고 있으므로, 반응하는 T세포의 면역계가 작용하여 염증반응이 일어나는 것입니다. 또 접촉성피부염은 그 원인이 되는 물질의 대부분이 통상, 항체가 만들어지는 것이 아니라, T세포가 반응하는 것으로, IV형 알레르기반응으로 분류됩니다.

❺ V형

V형 알레르기는 자기 세포에 대한 항체가 만들어지는 곳은 II형과 같지만, 조금 특수합니다. 만들어진 항체에 세포막에 있는 수용체가 반응하여, 세포의 기능이 이상하게 진행되거나 저하됩니다.

예로는 바세도우병이라는 갑상선기능항진증을 들 수 있습니다(그림 8-9D). 갑상선호르몬의 분비량은 통상, 뇌하수체에서 분비되는 TSH라는 자극호르몬에 의해서 조정되고 있습니다. 그런데 갑상선의 세포표면에 있는 TSH수용체에 자기항체가 멋대로 달라붙어서, 이 수용체를 자극하게 되어, 갑상선호르몬이 이상하게 생산되는 것입니다.

8

대부분의 병은 '염증'이다

여러 가지 알레르기 (8-12)

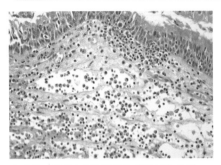

A.Ⅰ형 : 알레르기성 비염에 의한 코의 폴립
현저한 수의 호산구(짙은 홍색으로 물들어 있는 세포)가 비점막에 침윤해 있다.

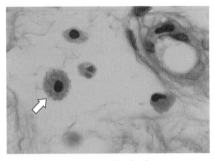

B.Ⅰ형 : 알레르기성 비염(강확대)
포체가 흐린 보라색의 과립상으로 보이는 비만세포(→)에서 히스타민이 방출되어, Ⅰ형알레르기반응이 일어난다. 오른쪽에는 호산구가 보인다.

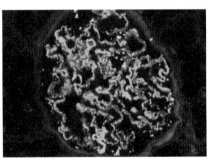

C.Ⅲ형 : 막성신증
IgG에 대한 형광항체법으로, 녹색 형광을 띠고 있는 것이, 사구체혈관기저막에 침착한 IgG를 포함한 면역복합체

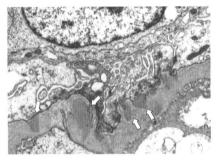

D.Ⅲ형 : 사구체의 전자현미경사진
혈관의 기저막에서 진한 흑색 침착물(→)이 확인된다. 이 면역복합물의 침착으로, 신증후군이라는 병태가 생긴다.

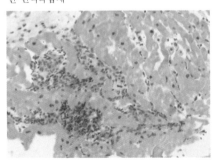

E.Ⅳ형 : 심장이식 후의 거절반응
심근세포 사이에 보이는 작은 보라색 핵이, 이식심장을 외적으로 간주하여 공격하는 T세포.

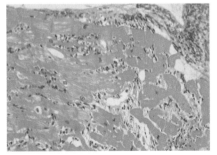

F.Ⅳ형 : 대조 : 바이러스성 심근염
E와 마찬가지로 소형 림프구의 침윤을 확인한다. 임상정보가 없으면, 표본만 보아서는 구별이 불가능.

8-5 면역의 구조로 생기는 자가면역질환

면역이라는 방어시스템의 첫 번째 임무는, 상대가 적(비자기)인지 아군(자기)인지를 인식하는 것입니다. 자가면역질환은 이 가장 기초적 단계에서 실수로, 자기 몸의 일부를 적으로 착각하여, 면역의 구조로 공격하는 병입니다.

■■ 자가면역질환, 교원병, 난치병, 특정 질환의 차이는? ■■

자가면역질환과 관련하여, '교원병' '난치병' '특정 질환' 이라는 말을 흔히 듣습니다. 우선 각각의 차이를 정리해 봅시다.

자가면역질환은 자신의 몸에 면역반응을 일으키는 병입니다. 전신에 영향이 미치는 전신성 자가면역질환과, 특정한 장기만 영향을 받는 장기특이성 자가면역질환의 2종류로 나뉩니다. 면역반응의 상대가 전신에 널리 분포하는 조직인 경우는 전신성이 되고, 특정한 장기에만 있는 세포인 경우는 그 장기만 장애를 받는 장기특이성이 되는 것입니다.

교원병은 병 이름이 아니라, 전신성 자가면역질환에 포함되는 질환군의 이름입니다. 원래 클렘페러(Klemperer)라는 병리학자가, 다수의 장기가 동시에 장애를 받아서, 어느 장기가 병변의 중심인지 특정할 수 없는 병이 있다는 것을 알게 된 것이 동기였습니다. '심장병' 이나 '간장병' 이라는, 특정장기와 관련된 병리학에서는 해결할 수 없는 병입니다. 그는 이러한 병의 증례를 자세히 조사한 결과, 전신에 분포하는 교원섬유(결합조직)에 피브리노이드변성이라는 병리조직학적 변화가 공통적으로 나타나는 것을 발견하고, 이와 같은 질환군을 교원병(collagen disease)이라고 명명했습니다. 교원병은 전신에 염증증상이 나타나서 여러 장기가 장애를 받는 만성질환이며, 아직까지 병이 생기는 원인이 불분명하고, 그 대부분이 난치병 속에 포함되어 있습니다.

난치병도 병 이름이 아니라, 일반적으로 '불치병' 을 가리키는 말로 사용되었습니다. 결핵처럼, 현재는 포함되지 않는 것도 있지만, 대부분은 아직까지 "난치병" 입니다. 후생노동성은 환자나 가족에게 손길을 뻗치기 위해서, 1972년에 난치병대책요강을 정했는데, 그 중에서 난치병은 다음과 같이 정의되어 있습니다. '원인불명, 치료방침 미확정이며, 후유증을 남길 우려가 많은 질병' '경과가 만성이며, 단순히 경제적인 문제뿐 아니라 간호 등에 현저히 도움을 필요로 하므로 가족의 부담이 무겁고, 또 정신적으로도 부담이 큰 질병'.

난치병 중, 진단기준이 일단 확립되고, 난치도, 중증도가 높으며, 환자수가 비교적 적기 때문에 공비 부담의 방법을 취하지 않으면 원인 구명이나 치료법의 개발 등으로 어려움에 처할 우려가 있는 질환을 특정 질환이라고 정하고, 의료비의 자기부담의 경감 대책이 채택되고 있습니다. 2009년말 현재 56질환이 대상이 되고 있습니다. 자가면역질환의 대부분이 이 특정 질환이 되고 있다는 점에서 보더라도, 이 질환군의 어려움이나, 하루라도 빠른 병의 해명이 기다려지는 것을 잘 알 수 있습니다.

■ ■ 자가면역질환의 '진단 기준'이란 무엇인가? ■ ■

일반적으로, 미열이나 나른함 등으로 '감기라고 생각했는데, 몸 상태가 좋지 않다'고 하며 병원을 찾는 사람 중에 자가면역질환인 사람이 섞여 있습니다. 그 때문에 '감기약으로도 낫지 않는다' '안 좋은 상태가 계속된다'는 외래환자에 관해서는, 감별 대상으로 만일을 위해서 자가면역질환을 포함하여 생각합니다. 또 피진이나 관절통 등, 다

Column   교원병(膠原病)? 고원병(高原病)? 항원병(抗原病)?

의사에게 있어서 교원병은, 학생시절에 질릴 정도로 시험에 출제되어, 설사 환자를 만난 적이 없더라도 의외로 친근하게 느껴집니다. '열이 난다'든가 '마디마디가 아프다'라는 일반적으로 흔히 볼 수 있는 증상을 나타내는 사람 중에, 교원병인 사람이 섞여 있는 경우도 있으며, 간과하거나 좀처럼 진단을 내리지 못했던 경우에도, 대부분의 교원병은 진단기준이 정해져 있어서, 그것을 기억하여 체크함으로써 진단이 확정되는 점 등에서, 의사로서 '몰랐었다'로는 끝낼 수 없는 중요한 질환군이며, 시험에 흔히 출제되는 것입니다.

그래서 환자에게 '교원병이 의심스러우니, 자세히 검사합시다'라고 하지만, '교원병(膠原病)'이라는 이름을 듣고, '고원(高原)(일본어 발음이 고엔으로 같음)'을 떠올리거나, 면역이상의 설명에서 '항원(抗原)(일본어 발음이 고엔으로 같음)'을 떠올리는 분도 있을 것 같습니다. 교원병의 '교원(膠原)'은 교원섬유라는 섬유조직의 이름에서 유래하고 있습니다. 교(膠)는 동물의 피혁이나 골수로 만드는 강력한 풀로, 주성분은 콜라겐입니다. 교원섬유는 이 콜라겐섬유로, 세포와 세포, 조직과 조직을 붙이는 결합조직의 주성분입니다.

교원병은 콜라겐의 피브리노이드변성에 의한 병으로, 영어로도 collagen disease라고 명명되었습니다. 그러나 그 후, 병의 본질은 자기면역에 의한 결합조직을 주체로 한 조직이나 세포의 상해라는 것이 밝혀져서, 구미에서는 결합조직질환(connective tissue disease)이라는 명칭이 일반적이 되었습니다.

른 원인으로도 생긴 적이 있는 증상이 주인 경우도, 감별 대상으로 몇 가지 자가면역질환을 머리에 떠올립니다. 또 신장이나 폐 등의 장기에 장애가 나타나면, 환자는 그 장기를 전문으로 하는 임상과를 수진하게 되는데, 그 때도 자가면역질환의 가능성을 생각해야 합니다. 즉, 다른 과 의사라도, 자가면역질환은 항상 마음에 새겨 두어야 하는 병입니다.

자가면역질환의 진단이 어려운 것은, 이와 같이 특징적인 증상이 적고, 어느 병에서나 볼 수 있는 증상이나 소견이 얽혀 있기 때문입니다. 그래서 일찍 진단하여 치료를 시작할 수 있도록, 각종 자가면역질환에 진단 기준이 정해져 있습니다. 이 진단 기준은 그 병으로 그 밖에 일어날 수 있는 증상이나 장애, 검사 소견 등을 체크하는 데에도 도움이 됩니다.

그림 8-13은 전신성 홍반루푸스(SLE)의 진단 기준입니다. 전신성 홍반루푸스는 대표적인 자가면역질환의 하나로, 자가항체(특히 항DNA 항체)가 과잉 생산되어, 이것이 항원(DNA)과 결합한 면역복합체가 조직에 침착하고, 보체의 활성화가 추가되어, 전신

전신성 홍반루푸스의 진단 기준(미국류마티스협회) (8-13)

①협부홍반	
②원판상피진	
③광선과민증	
④구강내궤양	무통성으로 구강 또는 비인후에 출현
⑤관절염	2관절이상으로 비파괴성
⑥장막염	a · 흉막염, b · 심막염 : a, b 중 어느 것인가
⑦신병변	a · 지속적 단백뇨(0.5g/일이상 또는+ + +이상) b · 세포성원주의 출현 : a, b 중 어느 것인가
⑧신경학적 병변	a · 경련발작, b · 신경장애 : a, b 중 어느 것인가
⑨혈액학적 병변	a · 용혈성빈혈, b · 4,000/㎣ 이하의 백혈구감소 c · 1,500/㎣ 이하의 림프구감소 d · 10만/㎣ 이하의 혈소판감소 : a-d 중 어느 것인가
⑩면역학적 이상	a · 항DNA항체 양성, b · 항Sm항체양성 c · 항인지질항체양성(1.항카르디오리핀항체, 　　2.루프스항응고인자, 3.매독반응위양성) : a-c 중 어느 것인가
⑪항핵항체 양성	

상기 항목 중 4항목 이상을 충족시키는 경우, 전신성 에리홍반루푸스라고 진단합니다.

에 염증성 병변이 생기는 병입니다. SLE는 systemic lupus eryhtematosus의 약어이지만, lupus는 라틴어로 늑대를 의미합니다. 늑대에게 물린 흔적처럼 붉은 발진이 피부에 나타난다는 점에서 이와 같이 명명되었습니다. 전신성이라는 병명대로, 전신의 여러 장기나 조직에 다채로운 증상을 일으킵니다. 발열이나 전신권태감 외에, 관절, 피부·점막, 신장, 심혈관, 폐, 소화기, 조혈기, 중추신경 등의 여러 증상이 중복되거나, 또는 점차 일으키게 되며, 치료로 낫더라도 다시 악화되는 만성 경과를 취하는 질환입니다.

진단 기준으로는, 많은 증상이나 검사의 이상 중 4가지 이상이 해당되는 것으로 되어 있습니다. 그러나 4가지 조합에 따라서는 '이 병의 진단 기준에 해당하는 것일까?' 라고 생각하기 어려운 경우도 있지 않습니까? 예를 들면, '⑤ 관절이 아프다' 라고 호소하는 사람이 건강진단에서 '⑨ 백혈구수가 다소 적다' 라는 지적을 받았다 해도, '③ 햇볕에 약한지' 아닌지는 이 병을 의심하여 질문하지 않으면 말하지 않을 것이고, '⑪ 항핵항체 양성' 도 이 병을 의심하여 검사하지 않으면 알 수 없습니다. 진단기준이 정해져 있다 해도, 실제로 진단하는 것이 결코 쉽지 않습니다.

■■ 자가면역으로 침습된 조직을 현미경으로 보면? ■■

자가면역질환에서는 면역반응으로 상해되므로, 장기에 나타나는 소견은 염증과 조직 파괴입니다. 여러 가지 자가면역질환에 관하여, 구체적인 상을 살펴보겠습니다.

❶ 교원병(膠原病)

만성 갑상선염은 갑상선에 자가면역이 작용하는 병으로, 갑상선성분에 대한 여러 가지 자가항체가 검출됩니다. 조직에서는 갑상선내에 림프여포가 많이 보이는 외에, 림프구가 갑상선상피를 상해하는 상이 확인됩니다(그림 8-9C).

❷ 대동맥염 증후군

대동맥염 증후군(다카야스병 : 高安病)은 대동맥이나 대동맥으로 나누어져 있는 큰 혈관에 염증이 생기고, 혈관이 협착되거나 폐색되어, 뇌나 심장, 신장의 중요 장기에 손상을 일으키는 원인불명의 혈관염입니다. 감기증상 후에 발병하는 경우가 많으므로, 어느 바이러스감염이 발단이 될 가능성이 있는 점과, 주로 젊은 여성에게 발증하므로, 여성호르몬이 병의 진전과 관련되어 있는 점이 추정되고 있습니다. 조직에서는 동맥의 중막이 만성염증에 의해 섬유화에 빠지고, 내강이 협착되어 있는 것

대동맥염 증후군 (8-14)

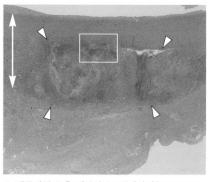

A.대동맥염 증후군(다카야스병:高安病)의 조기상
대동맥의 중막(⇔) 외측근처로 보이는 영역(△)에,
염증성세포(림프구·형질구)가 침윤되어 있다(사
진의 약확대에서는 모인 무수한 세포의 핵이 보라
색으로 보인다). 위가 동맥내강측.

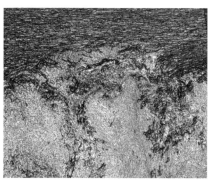

B.중막탄성판의 파괴(왼쪽사진의 □부근의 강확대)
검게 물든 탄성판이 단열되고, 소실되어 있다. (초
기상)이 후에 섬유화가 진행되고, 대동맥이 협착된
다. (EMG염색)

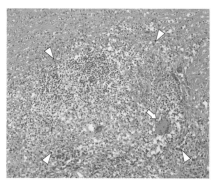

C.중막의 육아종(강확대)
확대하면, 염증세포 외에 다핵거세포(→)나 대식세
포 및 섬유모세포의 집합(육아종△)이 형성되어 있
는 것을 알 수 있다.

본래는 젊은 여성에
게 흔한 질환이지만,
이 사진은 30대 남
성증례입니다.

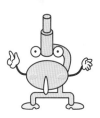

이 확인됩니다. 그림 8-14는 그 초기상으로, 중막에 육아종을 형성하는 염증이 확
인됩니다.

❸ 원발성 담즙성 간경변

세담관은 간장 속에 있으며, 간장에서 만들어진 담즙이 흐르는 가는 관입니다. 원발
성 담즙성 간경변은 이 세담관이 만성염증으로 파괴되어 담즙이 잘 흐르지 못하게 됨

원발성 담즙성 간경변증 (8-15)

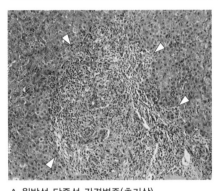
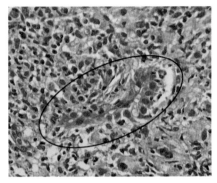

A.원발성 담즙성 간경변증(초기상)
△가 침윤된 많은 림프구나 형질구를 포함하는 글리슨초에서, 정상보다 면적이 확대되어 있다. (EMG염색)

B.글리슨초의 강확대
림프구의 침윤으로 파괴된 세담관(○)으로, 본래는 세포가 관처럼 정렬되어야 할 구조가 파괴되어 있다. 주위에 많이 보이는 갈색~흑색 원은 염증성세포의 핵. (EMG염색)

만성 류마티스관절염 (8-16)

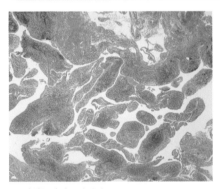
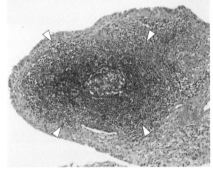

A.만성류마티스관절염
보라색 타원형에서 가늘고 긴 막대모양으로 보이는 것이, 섬모상(털 같은 가는 돌기)으로 증생하고 있는 활막. 본래의 활막은 관절의 내면을 덮고 있는 평평한 막으로, 이와 같은 보풀은 없다.

B.증생하는 활막의 강확대
중심이 흐린 보라색, 주위가 진한 보라색으로 보이는 것이 림프구가 모여서 형성되는 림프여포(△). A에서 보이는 보라색은 현저한 림프구 침윤이라는 것을 알 수 있다. 이와 같은 만성염증으로, 관절이 파괴되어 간다.

으로써, 간장내에 담즙이 정체하는 질환입니다(그림 8-15). 상태가 오랫동안 계속됨으로써 간경변에 이릅니다. 병의 원인은 불분명하지만, 항미토콘드리아항체라는 자가항체가 양성이며, 다른 자가면역질환의 합병도 많은 점 등에서, 자가면역질환의 하나라고 보고 있습니다.

❹ 류마티스관절염

류마티스관절염은 주로 관절을 포함하는 주머니(활막)가 자가면역의 구조로 손상되기 때문에 일어나는 질환입니다(그림 8-16). 활막염으로 관절의 통증이나 부종이 생기고(다발성관절염), 점차 관절 전체가 파괴, 변형되며, 결국에는 굳어서 움직이지 못하는(관절파괴)것이 주요 증상입니다. 또 다른 장기(혈액, 피부, 눈, 폐, 신장, 신경 등)에 염증이 생기기도 합니다.

면역글로불린인 IgG에 대한 자가항체(류마티스인자)가 양성이 되는 것으로 알려져 있는데, 류마티스인자는 다른 자기면역질환이나 만성감염증, 간경변, 악성종양 등에서도 양성이 되므로, '류마티스인자 양성=류마티스관절염' 이라고는 할 수 없습니다.

❺ 결절성 다발동맥염

결절성 다발동맥염은 중등 크기의 동맥에 염증이 생기는 것으로, 자가면역질환의 하나입니다. 단, 특이한 검사소견은 발견되지 않습니다. 증상으로는 염증에 의한 전신증상과 혈관 장애에 의한 여러 장기나 조직의 혈류장애(허혈이나 경색)가 보입니다.

결절성 다발동맥염(PN : Polyarteritis nodosa)은 periarteritis(동맥주위염)이며, polyarteritis(다발동맥염)이며, panarteritis(동맥전층염)인 것이 병리학적 특징이며, 침습된 혈관에는 피브리노이드괴사라는 소견이 보입니다.

▪▪ 자신의 몸을 면역시스템이 공격하는 이유는? ▪▪

자가면역질환이 왜 일어나는가는 현재까지 아직 밝혀지지 않았습니다. 그러나 조금씩 해명되는 부분도 있습니다.

지금까지 기술한 대로, 병의 원인은 내인과 외인으로 나누어지지만, 많은 병은 그 양쪽이 서로 얽혀서 발증합니다. 자가면역질환에 관해서도 이것에 걸리기 쉬운 유전자의 이상이 있으며, 이상이 일어나기 쉬운 사람(감수성이 높은 사람)에게 특정한 외인이 가해지면 발증하는 경향이 있습니다. 같은 사람에게 복수의 자가면역질환이 합병하여 발병되는 것은, 이와 같은 내인에 원인이 있다고 생각됩니다. 가족에게 같은 자가면역질환이 발증하는 보고도 적지 않은 것을 보면, 내인은 유전 가능성이 있습니다.

또 자가면역질환은 질환에 따라서 '젊은 여성에게 많다' '중년남성에게 많다' 등 연령이나 성별에 특징적인 발증경향이 있습니다. 그 때문에, 내인으로서 호르몬도 영향을 미친다고 생각되고 있습니다. 한편, 외인으로는 세균이나 바이러스 등의 감염 외에, 자외선이나 방사선 등 여러 가지를 들 수 있습니다.

8

대부분의 병은 '염증' 이다

그럼, 자신의 몸에 대해서 면역시스템이 형성되는 구조를 구체적으로 살펴보겠습니다.

❶ 조직이 무너져서, 몸의 일부가 이물로 인식된다

조직이 무너져서 그 일부가 혈액 속으로 흘러들어오면, 그것이 "이물"로 판단되어 면역반응이 일어나는 수가 있습니다. 예를 들어, 안구에는 포도막이라는 색소가 풍부한 조직이 있습니다. 이 조직이 상처로 손상을 입으면, 색소를 포함한 세포가 혈액 속으로 들어가고, 이것에 대한 면역반응이 일어나며, 또 한쪽의 상처가 나지 않은 눈에 염증이 생기는 것입니다. 이것은 교감성안염이라는 눈에 생기는 자가면역에 의한 병입니다.

그 밖에도, 폐와 신장의 기저막(상피와 간질 사이에 있는 막)에 공통되는 항원에 대해서 항체가 생기며, 면역반응(II형알레르기)에 의해서, 객혈과 사구체신염을 일으키는 Goodpasture증후군이 있습니다. 이것은 흡연이나 바이러스감염 등에 의해서 폐포의 기저막이 노출되는 것이 계기가 되어, 유전적으로 감수성이 심한 사람에게 발증하는 자가면역질환입니다.

❷ 몸의 단백구조가 이물과 비슷하여 면역반응으로 공격받는다

면역기구 그 자체는 정상이더라도, 종종 몸의 일부가 외적(항원)의 단백구조와 유사하므로, 항체가 그 몸의 일부를 공격하는 것입니다.

류마티스열(류마티스관절염과는 다른 병)은 심장의 판막에 류마티스성 판막증이라는 장해를 미치는 것으로, 30년전까지는 심장외과에서 취급하는 판막질환의 대부분이 이것이었다고 할 정도로 유명한 병이었습니다. 어린시절에 류마티스열에 걸린 사람에게 만성 판막염이 생겨서, 중년이 지나서는 판막이 움직이지 않게 되는 것입니다(그림 8-17).

류마티스성 판막증은 A군β용혈균의 균체성분과 심근이나 심장판막, 관절활막 등에 있는 단백질에 공통된 항원성이 있어서, A군β용혈균에 감염되면, 후에 관절염이나 심근염, 심장판막증 등의 장애를 일으키는 자가면역질환이라는 것을 알았습니다. 그래서 용혈균감염증을 일으킨 사람을 일찍 항생물질로 치료함으로써, 일본에서는 새로운 발생이 거의 없어졌습니다. 근본원인이 해명됨으로써 예방이 가능해진, 몇 안되는 자가면역질환의 하나입니다.

류머티스판 (8-17)

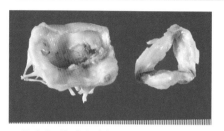

A.류마티스성 판막증(판유입로)
승모판(왼쪽), 대동맥판(오른쪽) 모두 비후되어, 단단해져 있다. 충분히 열 수도 닫을 수도 없다 (협착 겸 폐쇄부전).

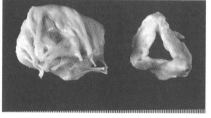

B.류마티스성 판막증(판유입로)
승모판(왼쪽)은 건삭도 두꺼워지고 유합되어 있다. 대동맥판은 물고기 입(fish mouth)과 같은 형태로 굳어 있다. (판치환수술례)

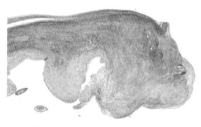

C.류마티스성 판막증(조직소견)
염증에 의한 손상과 수복의 반복 결과, 판막이 비후되어 있다. (EMG염색)

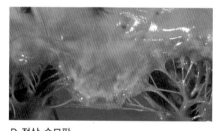

D.정상 승모판
본래의 승모판은 빛이 통과할 정도로 얇고, 낙하산처럼 판막을 잡아당기고 있는 건삭은 실처럼 가늘다. (부검례)

❸ **몸의 일부가 자외선이나 바이러스, 약 등의 영향으로 변화되어, '이물'로 인식, 면역반응이 일어난다**

강압제의 하나인 α-메틸도파(알도메트)라는 약의 부작용에 의한 자가면역질환이 알려져 있습니다. 이 약은 적혈구 표면에 있는 항원을 수식하게 되므로, 이 항원이 이물(외래항원)로 인식되어, 항체에 의해서 적혈구가 파괴되어 버립니다. 약의 부작용으로 일어나는, 특수한 자가면역성 용혈성 빈혈입니다.

❹ **면역시스템의 이상**

B세포가 멋대로 자가항체를 생산하기 시작하거나, supperessor T세포가 작용하지 않아서 면역반응의 중지명령을 내리지 못하거나, T세포가 자기 몸의 세포를 공격하도록 교육받은, 면역시스템 그 자체의 이상도 자가면역의 원인으로 생각되고 있습니다. 면역계를 혼란시키는 요인 중에는 슈퍼항원이라는, 항원제시세포와 T세포를 강제로

쉐그렌증후군 (8-18)

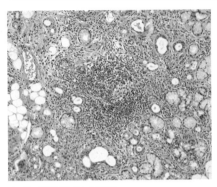 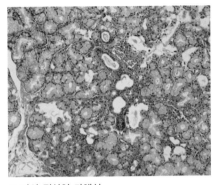

A.쉐그렌증후군의 타액선
중앙의 보라색이 림프구덩어리, 주위도 림프구 침윤으로 타액선이 파괴되어 있다. 이것으로 타액선 양이 감소되어, 구내건조가 일어난다.

B.거의 정상인 타액선
옅은 보라색 포체를 가진 세포로 이루어지는 장액선, 밝은 포체를 가진 세포로 이루어지는 점액선과, 속이 하얗게 빈 도관이 조밀하게 분포되어 있다.

결합시키는 항원이 있습니다. 이것에 의해서 많은 T세포가 일제히 활성화되어 면역계가 교란되어, 자기 성분을 공격하기 시작하는 것입니다.

쉐그렌 (Sjögren) 증후군은 누선 장애로 인한 안구 건조증, 타액선의 장애로 인한 구내건조증이 특징인 병으로 발견되었습니다. 그 후, 누선이나 타액선 이외의 외분비선에도 만성 염증이 나타나는 것을 알게 되었습니다. 이 병은 현재, 류마티스인자나 리보핵단백에 대한 자가항체가 검출되는 자가면역질환이며, 다른 자가면역질환의 합병도 매우 많습니다. 원인은 아직 불분명하지만, B세포의 과잉활성화가 관련되어 있다고 추정하고 있습니다(그림 8-18).

Column   **면역력에 의한 발암의 억제**

종양세포는 '이물' 이라고 인식되면, 면역팀이 공격하고 제거해 줄 것입니다. 그런데 종양세포는 대개 자기 세포가 변화한 것이므로, '이물' 로 인식하기 어렵습니다. 그러나 예를 들어 바이러스가 감염되어 있는 암세포는 그 표시(바이러스 유래의 단백질)가 세포표면에 발현하면, 그것이 인식되어 제거되기도 합니다.

처음에 생긴 종양세포는 T세포나 NK세포에 의해서 적잖이 제거됩니다. 그것은 면역력이 저하된 환자에게 종양이 발생하기 쉽다는 점으로 이해되며, 면역력 향상이 암예방에 중요한 이유가 되는 것입니다.

8-6 모든 병은 염증이다!?

순환장애, 대사장애, 종양과 병을 분류하는데, 그 모든 원인이 염증에 있다고 하면 놀랍습니까?

■■ '자극'에 반응하는 것은 면역팀 ■■

염증이란 자극에 대한 반응입니다. 바꿔 말하면, 병을 일으키는 자극이 가해지면, 몸은 염증반응으로 대응하는 것입니다.

인간의 몸을 구성하는 많은 세포는 각각 배정된 작업을 효율적으로 하도록, 능력도 외양도 특화되어 있습니다. 그러니까 공장에서 생산작업을 하고 있는 세포에게, 갑자기 '외적과 싸워라!' 라고 한다면 무리입니다. 몸의 이상사태에 대응하는 것은 면역시스템으로, 이것을 담당하고 있는 세포들입니다.

그렇게 생각하면, '모든 병에는 염증이 관련되어 있다. 염증반응이 일어난다'는 것을 납득할 수 있겠지요. 단, 그와 같은 넓은 의미에서 말하자면, '염증반응에 수반하여 반드시 순환장애로 분류되는 변화도 일어나고 있고, 수복이라는 구조도 작용하고 있다'라고 반론할 수 있습니다. 확실히, 병의 발생이나 진전에는 병리학총론에 나오는 여러 항목이 복잡하게 서로 얽혀 있다고 할 수 있습니다.

그래서 본 절에서는 좀 더 좁은 의미의 '염증'이 여러 가지 병의 원인이라는 사실을 알게 되었다, 라는 얘기를 하고자 합니다.

■■ 동맥경화는 염증성질환이었다! ■■

제6장 '대사장애'에서 설명한 동맥경화에 관하여, 염증의 시점에서 다시 살펴보겠습니다. 지질을 탐식하는 대식세포, 여기에서 방출되는 사이토카인. 이것은 바로 지질을 이물로 인식한 염증 반응입니다. 동맥경화는 지질의 대사장애로서 연구가 진행되었지만, 현재는 '염증'의 시점에서 재평가되고 있습니다. 염증반응을 억제함으로써, 동맥경화의 진행을 저지하게 될 수도 있습니다.

❶ 혈관벽에서의 염증반응

동맥경화의 시작은 혈관의 내피세포의 장벽기능이 장애를 받는 것입니다. 그로 인해서 지질이 혈관벽 속으로 쉽게 스며들게 됩니다. 한편, 동맥경화의 위험인자에 노출

동맥경화의 시작 (8-19)

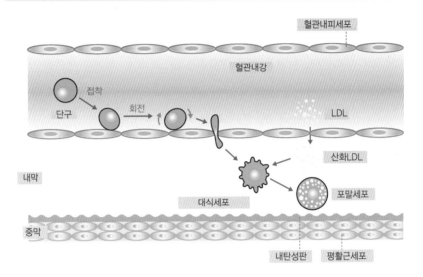

되거나, 스며든 지질(산화LDL)에 자극을 받거나, 내피세포의 접착인자가 활성화됩니다. 그러면 그곳에 백혈구의 특히 단핵구를 불러들여서, 완만하게 접착하여 내피세포 위를 굴러갑니다. 그렇게 함으로써 단핵구 자신도 활성화되어 강인하게 달라붙게 되고, 마침내 내피세포 사이를 빠져 나가서 혈관벽으로 들어갑니다. 벽으로 들어간 단핵구는 대식세포로 변하여, 혈관벽에 머무는 지질을 탐식합니다. 지질을 잔뜩 먹은 대식세포가 모인 것이, 혈관벽에 부드러운 동맥경화를 초래하는 죽종의 주요성분인 것입니다.

한편, 대식세포는 사이토카인을 분비하고, 평활근세포를 불러들여서, 섬유를 만들게 합니다. 또 혈관벽에는 T세포도 들어와서, 지질에 대한 염증반응이 진행되는 것을 면역응답에 의해서 촉진시키고 있습니다. 이렇게 보면, 동맥경화는 면역팀 멤버, 사이토카인 등의 정보전달시스템, 증식인자 등의 관여로 시작되어 진전되는 것이며, 바로 염증성질환이라고 할 수 있습니다.

❷ 동맥벽에서 발견한 클라미디아

가장 좁은 의미의 '염증'으로, 동맥경화에 감염증이 관련되어 있을 가능성이 보고되어 있습니다. 여러 가지 바이러스나 세균이 연구되고 있지만, 그 중에서도 클라미디아의 관련이 검토되고 있습니다. 클라미디아는 성감염증의 원인균으로 유명하지만,

관동맥에서 볼 수 있는 림프구 (8-20)

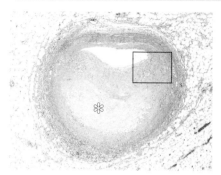

A.편심성으로 협착된 관동맥
이 증례에서는 외막측에도 림프구침윤이 보인다. *
의 밝게 빠진 부분이 지질코어(죽종).

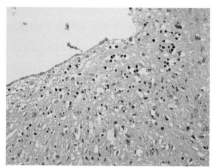

B.강확대(A'□'부분)
섬유성피막의 어깨 부분에 림프구(보라색 입자로 보
인다)가 침윤되어 있다. 이 부분의 염증반응이 섬유
성피막의 붕괴를 초래하여, 급성관증후군의 발증과
관련된 것이 아닐까 검토되고 있다.

여기에서 의심하고 있는 것은 호흡기감염증을 일으키는 폐렴클라미디아라는 종류입
니다. 폐렴클라미디아에 감염되면, 감기와 거의 같은 증상을 일으키는데, 기침이 다
소 길게 계속되는 경향이 있습니다. 면역력이 저하되었을 때에 폐렴클라미디아에 감
염되면, 클라미디아는 폐를 경유하여 혈관까지 들어가서, 그곳에서 만성염증을 일으
키고, 동맥경화를 진전시키게 됩니다. 살아남은 클라미디아가 혈관의 동맥경화부분
에서 발견된 점이나 폐렴클라미디아의 항체를 가진 사람이 갖지 않은 사람의 2~4배
나 심근경색이나 뇌졸중의 발증률이 높은 점 등에서도, 동맥경화와의 관련이 시사되
고 있습니다. 그러나 어떤 기서로, 어느 정도 관련되어 있는지, 아직 자세한 내용은
밝혀지지 않았습니다.

참고로, 클라미디아의 항체에는 감염을 방어하는 기능이 없어서, 항체가 몸에 있어도
반복해서 감염될 가능성이 있습니다. 단, 유효한 항균제(마크로라이드)가 있으므로,
폐렴클라미디아가 동맥경화와 관련이 깊다면, 류마티스열처럼 항균제로 동맥경화를
예방할 수도 있습니다.

❸ 급성관증후군의 발증과 염증

제7장 '순환장애'에서 설명한 심근경색도 염증과 관련이 있습니다. 급성심근경색은
그 원인이 죽종의 파탄에 의한 관동맥의 혈전성폐색이며, 급성관증후군이라고 불리
는 점은 이미 말씀드린 대로입니다.

죽종의 구성성분은 지질을 포함한 대식세포이지만, 죽종의 표면을 덮는 섬유성피막에서는 T세포가 확인됩니다. 이 T세포는 평활근세포에 신호를 보내어, 교원섬유의 근본이 되는 콜라겐의 생산을 억제하고, 또 대식세포에 신호를 보내어, 콜라겐을 분해하는 효소의 생산을 촉진시킵니다. 이것은 염증반응의 하나이며, 결과적으로 죽종을 덮는 섬유성피막이 얇아져서 파탄으로 연결됩니다(그림 8-20). 또 대식세포는 T세포의 지령으로 혈전형성의 방아쇠가 되는 조직인자라는 인자를 생산하고, 죽종의 파탄 후의 혈전형성에도 중요한 역할을 합니다. 동맥경화부에는 수지상세포(樹枝狀細胞)도 존재하며, 이것이 T세포를 불러 모을 가능성도 검토하고 있습니다. 급성관증후군은 바로 염증반응에 의해서 일어나고 있다고 할 수 있습니다.

■ ■ 메타볼릭신드롬과 염증 ■ ■

메타볼릭신드롬은 내장지방형 비만에 고혈당·고혈압·고지혈증 중 2가지 이상이 합병된 상태를 말하며, 동맥경화성질환이 높은 비율로 발증하는 것이 문제가 됩니다. 대사이상의 전형이라고 생각되는 메타볼릭신드롬이 염증과 어떻게 관련되어 있을까요?

❶ 지방조직은 내분비장기

지방조직은 단순한 에너지의 저장고라고 생각했지만, 실은 중요한 내분비장기라는 사실을 알게 되었습니다. 지방세포가 분비하는 단백질은 아디포사이토카인(adipocytokine)이라고 총칭되는데, 그 중에서도 특히 지방세포에 가장 높은 빈도로, 특이하게 발현하는 유전자의 산물로서 주목받고 있는 것이 아디포넥틴입니다.

아디포넥틴은 손상된 혈관벽에 모여서, 혈관벽으로의 단핵구의 접착, 대식세포의 포말화, 평활근세포의 유주 및 증식을 억제한다고 보고되어 있습니다. 즉, 동맥경화에서의 염증반응을 억제하고, 동맥경화를 예방하는 작용을 하는 것입니다. 또 골격근이나 간장에서 지방산을 완전 연소시키는 작용, 당의 흡수를 촉진시키는 작용, 인슐린의 감수성을 높이는 항당뇨병작용, 고중성지방혈증의 개선작용이 있는 점도 보고되었습니다. 연구가 진행되면, 아디포텍틴에 의해서 동맥경화의 치료나 예방을 할 수 있으리라 기대합니다.

❷ 그럼, 열심히 지방을 늘리는 편이 좋다?

지방이 분비하는 아디포넥틴이 동맥경화나 당뇨병을 억제한다면, 지방을 점점 늘리는 편이 몸에 좋으리라 생각하지 않습니까? 내장지방의 축적으로 인한 메타볼릭신드롬이, 동맥경화나 당뇨병과 밀접하게 관련되어 있는 사실과 모순되는 것 같습니다. 이 '왜'를 밝히는 것도, 병의 원리를 생각하는 것입니다. 실은 아디포넥틴은 그다지 지방을 축적하지 않는 소형지방세포가 분비합니다. 많은 지방을 저장하여 비대한 지방세포는 아디포넥틴을 생산하는 유전자가 억제되어, 그 분비가 저하된다고 보고되어 있습니다. 실제로 아디포넥틴의 혈중농도는 비만이 진행됨에 따라서 낮은 수치를 나타냅니다.

아디포넥틴의 생산이 저하되면 지방세포 자신도 스트레스가 되어, 지방세포는 대식세포를 불러 모읍니다. 이 대식세포와 비대한 지방세포가 일으키는 염증반응에 의해서, 아디포넥틴과 반대작용을 나타내는 아디포사이토카인이 증가하여, 메타볼릭신드롬에 빠지는 것입니다. 즉, 여기에서도 "염증"이 중요한 키워드가 되는 셈입니다.

◼ ◼ ◼ 염증에서 생기는 암 ◼ ◼ ◼

감염증과 발암의 관계는 C형 간염바이러스와 간세포암, 필로리균과 위암, 사람파필로마바이러스와 자궁경암 등, 일일이 셀 수가 없습니다. 염증이 발암으로 연결되는 구조를 간단히 살펴보겠습니다.

❶ 만성염증의 영향

만성염증에서는 염증으로 인한 손상과 그 수복이 반복됩니다. 수복과정에서 생기는 재생에는 세포증식이 필요하지만, 세포분열이 증가하면, DNA를 복제할 때에 에러가 생길 가능성도 증가하게 됩니다.

또 염증의 원인인 자극에 의해서 활성산소가 발생하는 외에, 백혈구가 병원체를 제거하는 무기로서 활성산소를 사용하기도 합니다. 염증반응에서는 이렇게 많은 활성산소가 생기게 되는데, 이 활성산소가 유전자를 장애하는 원인이 됩니다.

만성적으로 염증성자극에 노출되는 장소에서, 아포토시스가 점점 일어나는 것은 바람직하지 않습니다. 수복된 세포가 바로 아포토시스에 빠져버리면 곤란하기 때문입니다. 그 때문에 이와 같은 장소에서는, 필요한 세포가 아포토시스를 일으키지 않도록 억제하는 구조가 작용하고 있습니다. 한편, 몸에는 암세포가 생기면, 이것을 아포토시스로 유도하여 배제하는 구조가 갖추어져 있습니다. 이 아포토시스가 억제되면, 생긴 암세포가 살아남아서, 증식을 계속하게 됩니다.

만성 염증성 자극에 의해서, 손상된 유전자가 생길 가능성이 높아지는 것, 손상된 유

만성염증과 암의 관계 (8-21)

중복되는 식도점막장애(중동 : 뜨거운 염소젖)	식도암(뜨거운 중화요리도)
필로리균감염	위암, 위림프종
궤양성대장염	대장암
만성갑상선염(하시모토병)	갑상선악성림프종
빌하르츠 주혈흡충(방광감염)	방광암(이집트)

물리적 자극이나 활성산소에 의한 유전자손상을 통한 발암.

전자를 가진 세포를 제거하는 시스템이 작용하기 어려워지는 점이, 발암으로 연결되는 것입니다.

❷ 병원체에 의한 유전자의 수식

염증이 발암으로 연결되는 구조로서 또 하나, 바이러스나 세균 등의 미생물이 세포에 직접 작용하여, 이상증식을 일으키는 경로가 있습니다.

예를 들면, 감염세포 유전자에 바이러스 유전자가 들어가서, 돌연변이가 생기는 수가 있습니다. 그리고 돌연변이를 일으킨 유전자에 의해서 생산된 단백질이, 세포의 증식을 촉진시키거나, 암화를 억제하는 유전자가 활동할 수 없게 합니다.

바이러스가 발암으로 연결되는 예로는, B형이나 C형 간염바이러스감염에 의한 간세포암, 사람유두종바이러스감염에 의한 자궁경암, 성인형 T세포성 백혈병 바이러스감염에 의한 성인형 T세포성 백혈병 등이 흔히 알려져 있습니다.

병리진단의 주요대상은 '종양'

암은 일본에서 사망 원인의 제1위로, 해마다 환자가 증가하고 있다는 것은 이미 익숙하여 놀라운 사실은 아닙니다. 그러나 '2003년 데이터에서, 일생 암의 누적이환 위험(암에 걸릴 확률)이, 남성 54%, 여성 41%'라고 하면, 암이 얼마나 가까이에 있는지 알 수 있습니다.

9-1 도대체 종양이란 무엇인가?

암에 관해서는 많은 정보가 넘치고 있습니다. 여기에서는 암의 정보를 바르게 이해하기 위해서 필요한 기본적인 내용을 정리하고자 합니다.

■ ■ 암의 정의를 알고 있습니까? ■ ■

암은 몸 세포가 자율적으로, 몸의 제어를 받지 않고(무질서하게), 끝없이 증식을 계속하는 것입니다. 또 주위의 장기나 조직을 좀먹듯이 발육(침윤)하고, 다른 장소로 전이되어, 증식을 계속하는 성격을 가지고 있습니다. 암의 특징은 그림 9-1의 6가지를 들 수 있습니다.

암이 생명과 관련되는 이유는, 암세포의 증식에 영양을 빼앗기는 것이나, 암에 의한 압박이나 침윤, 파괴 등으로 인해서 암에 침윤된 장기의 기능이 장애를 받는 것, 암의 전이로 전이되는 곳의 장기가 기능부전에 빠지는 것(다장기부전) 등입니다.

■ ■ '암' '육종'은 무엇이 다른가? ■ ■

병리의 세계에서는 '암(일본의 히라가나 표기 암 がん)≠암(일본의 한자표기 癌)'

암의 6가지 특징 (9-1)

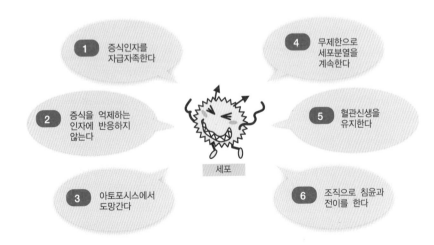

1 증식인자를 자급자족한다

2 증식을 억제하는 인자에 반응하지 않는다

3 아토포시스에서 도망간다

4 무제한으로 세포분열을 계속한다

5 혈관신생을 유지한다

6 조직으로 침윤과 전이를 한다

세포

이라고 하면 혼란스럽습니까? 백혈병은 '혈액암'이라고는 해도, '백혈구암'이라고는 하지 않습니다.

아무도 골육종을 '골암'이라고 하지 않습니다. 히라가나의 암(がん)(특히 가타카나의 암(ガン)도)은 악성종양 또는 악성신생물을 총칭하지만, 한자 암(癌)은 좀 더 좁은 것을 가리키고 있습니다.

암(がん)(악성종양, 악성신생물)은 어떤 조직이나 장기에서나 발생합니다. 이 중 상피에서 발생하는 것을 암이라고 하며, 상피 이외의 조직에서 발생하는 것을 육종이라고 합니다. 이와 같이 구별하는 이유는, 암과 육종에서는 성격이나 효과적인 치료방법이 여러 가지로 다르기 때문입니다.

여기에서는 우선 간단히, "암"은 모든 악성종양을 포함하여 가리키는 용어이며, 암 중에는 크게 나누어 "암종"과 "육종"이 있다고 생각하십시오.

■■■ '악성종양'과 '악성신생물'은 구별하여 사용하는가? ■■■

암, 악성종양, 악성신생물은 일반적으로 거의 같은 의미로 사용되지만, 용어의 유래

Column   비상피성 악성종양=육종

조혈장기 유래의 백혈병·악성림프종·다발성골수종이나, 중피(외부와 연결되지 않는 공간, 즉 흉강, 복강, 심낭의 표면을 덮고 있는 세포) 유래의 악성중피종은, 상피 이외의 조직에서 발생하지만 "육종"이라고는 하지 않습니다. 이 종양들은 '살에서 생긴 종양'이라고 할 수 없으므로, '백혈구육종'이라고 부를 수 없는 것입니다.

또 중추신경계 유래의 악성 뇌종양도 상피 이외의 조직에서 발생하지만, 역시 "육종"이라고는 하지 않습니다. 중추신경계의 신경세포나 그 사이를 메우는 글리아세포는, 본래는 피부와 같은 외배엽계 세포에서 분화하지만, 암이라고 하기 어렵고, 또 특수한 종양이고, 악성의 정의도 어려우므로, 통상

은 암종이나 육종의 분류에는 포함시키지 않고 따로 취급하는 것입니다.

또 암종과 육종이 혼재하는 악성종양(악성혼합종양이나 미숙기형종)이나, 어느 쪽으로 분류해야 할지 알 수 없는 미분화종양 등도 있습니다.

즉, '상피성 악성종양=암종'은 맞지만, '비상피성 악성종양=육종'은 맞지 않으며, 본래 '비상피성 악성종양=육종+그 밖의 종양'이라고 해야 합니다. 그런데, 일반적으로 '비상피성 악성종양=육종'이라고 되어 있으며, 교과서에도 그렇게 쓰여 있습니다. 이미 있는 병을 나중에 분류하려고 해도, 잘 적용되지 않는 경우가 생기는 것은 당연한 일이겠지요.

가 다릅니다.

　종양은 '종(腫)=붓다' '양(瘍)=종기'이니까, '부은 종기'를 의미합니다. 구미어 (tumor[영], Tumor[독])에서는 '종양'이나 '종창'이라는 의미도 포함되어 있으므로, 본래는 '외부에서 보고 알 수 있는 것'을 가리키는 용어라고 생각됩니다. 따라서 자세히 말하자면, 백혈병 등은 외부에서 보아도 알 수 없으므로(눈에 보이는 덩어리를 만들지 않는다) '종양이라고 부를 수 있는가?' 하는 문제인데, 통상 덩어리를 만들지 않는 것도 종양 속에 들어가 있습니다. 단순히 '종양'이라는 경우는 악성도 양성도 포함되므로, '장기명+종양'은 일반적으로 그 장기에 생긴 악성종양과 양성종양의 총칭이 됩니다. '악성종양인지, 양성종양인지'가 즉, '암인지, 암이 아닌지'라는 것이며, '악성종양= 암종(癌腫)+육종(+α)'인 것입니다.

　악성신생물은 영어의 malignant neoplasm (malignant : 악성의, neo : 새로, plasm : 형성된 것)의 역어입니다. 이 말은 의료현장에서 거의 사용되지 않으며, 통상은 사인통계 등의 분류에서 사용되고 있습니다. 또, "양성신생물"은 거의 사용되지 않고, 오로지 "악성신생물(=암)"로 사용됩니다.

■ ■ '암종'과 '육종'을 좀 더 자세히 살펴보면…… ■ ■

　암종의 발생 모지인 상피란, 세포끼리 서로 손을 잡고(접착하여) 표면을 덮거나, 장기를 형성하는 조직입니다. 몸 속에 있어도, 찾아보면 외부와 연결되어 있는 성분이라고 바꿔 말할 수도 있습니다. 그러니까, 몸의 표면에서 "일필휘지"로 쓸 수 있는 것은 모두 상피가 됩니다. 예를 들면, 식도, 위, 소장, 대장이라는 소화관은 표면 피부에서 그림 9-2와 같이 연결됩니다. 폐도 기관에서 공기가 출입하는 주머니(폐포)까지, 외부로 연결되어 있습니다. 간장에서 만들어지는 담즙, 췌장에서 만들어지는 췌액은 모두 십이지장으로 나오니까, 그 관은 외부에 연결되어 있는 것입니다. 실은 이 장기들은 발생과정에서, 몸의 안쪽에 잘록한 관에서 가지처럼 주머니가 나오고, 그 주머니가 더욱 가늘게 나누어져서 형성됩니다. 그러니까 복잡한 형태라 해도, 원인을 밝히자면 일필휘지로 쓸 수 있는 것입니다.

　그에 반해서, 육종의 발생 모지는 근육, 지방, 골(뼈), 섬유 등, 외부와는 절대로 연결되지 않는 조직입니다. 이 조직들은 간엽계조직이나 지지조직이라고 하며, 상피를 보강하거나, 상피와 상피를 연결하거나(결합조직), 상피조직의 사이를 메우는 조직성분이 포함되어 있습니다. 이와 같은 조직에는 상피성분이 없으므로, 예를 들면 골에는 육종(골육종)은 생겨도, 암종(골암)은 절대로 발생하지 않습니다.

상피에서 발생하는 것이 암 (9-2)

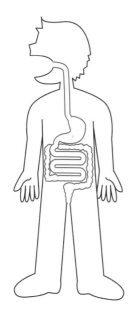

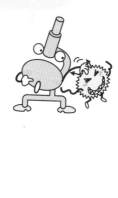

몸의 표면에서 일필 휘지로 쓸 수 있는 것이 상피, 그 상피에서 발생하는 것이 암입니다.

그럼, 위는 어떨까요? 위에는 암(위암)도 육종(위육종)도 발생하는데, 이해됩니까? 위의 점막을 덮는 상피에서 발생하는 암은 위암이며, 위의 벽에 있는 평활근이나 지방조직에서 발생하는 암은 위육종(통상은 '위의 평활근육종'이나 '위의 지방육종'이라고 한다)입니다. 또 위의 점막에는 림프 장치가 있어서, 위에서 악성림프종이 발생하기도 합니다. 조금 정리가 되었습니까?

■ ■ 암의 명명법과 분류법 ■ ■

암은 'ㅇㅇ암'처럼 '암'에 여러 가지 단어가 붙은 명칭으로, 자세히 분류됩니다. 이 분류에 근거하여, 각각 공통 원인(관련된 발암물질 등)이나 성격(발육법이나 전이되기 쉬운 장소 등), 예후 등의 특징이 밝혀지고, 유효한 치료방법 등이 연구되어, 통계자료로 축적됩니다.

암의 명칭으로 일반적인 것은, '폐암' '위암' '간암' 등, 발생한 신체 부위를 붙인 것입니다. 이것은 해부학적 분류입니다. 단, 암이 자라고 있는 장기는 반드시 그 암이 발생한 장소라고는 할 수 없습니다. 다른 장소에서 전이되었을 가능성도 있습니다. 전이된 암은 전이성 폐암이나 전이성 간암 등이라고 하며, 원발성인 경우와 구별합니다.

9

병리진단의 주요대상은 종양

참고로, 원발소(발생한 장기나 조직)를 알 수 없는 것은 원발불명암이라고 합니다.

다음에, 병리조직학적 검사로 결정되는 조직형에 근거하는 분류가 있습니다. 이 분류방법에 따르면, 암은 선세포 유래의 선암과, 중층편평상피 유래의 편평상피암으로 크게 나눌 수 있습니다. 선세포는 땀이나 소화액 등 액을 분비하는 능력을 가진 세포이며, 중층편평상피는 피부나 식도, 자궁경부 등 마찰이나 자극이 가해지는 조직을 덮는 여러 층이 겹친 세포입니다. 단, 조직형에 근거하는 분류로서 엄밀하게 또 하나, 이행상피 유래의 이행상피암(요로상피암)이 있습니다. 이행상피는 방광 등 요의 통로를 구성하는 조직입니다. 또 육종은 '골육종' '연골육종' '섬유육종' '지방육종' 등, 신체 부위보다 조직형에 근거하는 명칭이 일반적입니다.

■ ■ 외견으로 붙여지는 종양의 명칭 ■ ■

암종이나 육종 중에는 현미경으로 본 것만으로는 유래를 알 수 없는 것도 있습니다. 그러나 그것들도 어쨌든 그룹으로 분류되고, 성격을 검사하여 보다 유효한 치료법을 찾아야 합니다. 그래서 이러한 암종이나 육종을 구성하는 세포의 크기나 형태, 즉 '외견'으로 분류하는 방법이 이용됩니다. 예를 들면, '소세포암종' '다형세포암종' '방추형세포육종' '유원형세포육종' 이라는 식입니다. 이와 같은 분류 중에는 특정한 성격을 가진 세포에서 발생한 것도 있겠지요. 종종 비슷한 형태만 나타내는 것도 있습니다. 연구의 진전과 더불어, 분류나 명명도 변화합니다.

이 '외견'의 명명은, 힐끗 보는 것만으로는 알 수 없는 종양의 병리진단에 종종 사용됩니다. 표본을 앞에 두고 병리의가 아무 대답도 못하고 며칠씩 고민하고 있다가는, 진단을 의뢰한 의사도 환자도 곤란해집니다. 그래서 '진단이 어렵지만, 적어도 종양이 발생하고 있습니다' 라는 것을 전달하기 위해서, 소원형세포종양(small round cell tumor) 등이라는 진단명으로 첫 보고(또는 잠정보고)를 전달하는 것입니다. 그 후, 여러 가지 염색을 하거나, 문헌을 조사하거나, 경우에 따라서는 전문가에게 표본을 보내어 상담을 구하면서, 최종진단에 이르는 것입니다.

■ ■ 암세포가 갖는 능력을 생각해 보자 ■ ■

본 절의 처음에서 암의 기본적인 특징에 관해서 언급했습니다. 암을 잘 알기 위해서, 여기에서는 한 가지, 암세포의 입장에서, 암이 되기 위해서는 어떤 능력을 몸에 익혀야 하는지를 생각해 봅시다.

암세포도 암이 되기 전에는 다른 세포와 마찬가지로 필요에 따라서 증가하고 있습니

Column　많은 장기에 편평상피암과 선암이 발생하는 것은 왜?

암은 일반적으로, 장기를 구성하고 있는 상피에서 발생합니다. 예를 들면, 선상피로 덮여 있는 장기에서는, 선암만 발생합니다. 그런데 많은 장기에서 빈도의 차는 있어도, 편평상피암과 선암이 나타나는 것이 일반적입니다. 그 이유는 크게 나누어 3가지입니다.

❶ 본래 편평상피도 선상피도 가지고 있기 때문에

식도를 덮는 것은 중층편평상피이니까, 식도에 편평상피암이 발생하는 것은 이해할 수 있습니다. 하지만, 식도에 선암이 발생하는 것은 왜일까요? 그것은 식도에도 식도선이라는 점액을 분포하는 구조가 약간 존재하기 때문입니다. 어느 장기에 편평상피암과 선암이 발생하는 것은 이와 같이 양쪽의 구성성분이 있기 때문입니다.

❷ 어느 상피가 다른 종류의 상피로 화생(化生)하기 때문에

어느 장기에나 선상피와 중층편평상피가 존재하는 것은 아닙니다. 예를 들어, 본래는 중층편평상피가 존재하지 않는 위의 점막에서 발생하는 것은 선암이지만, 드물게 편평상피암이 생기는 경우가 있습니다. 여기에는 화생의 관여가 검토되고 있습니다. 그렇다고 해도, 위에 편평상피화생이 일어나는 경우는 드물며, 따라서 위의 편평상피암도 드뭅니다. 참고로, 일반적인 위의 선상피의 화생은 장상피화생이므로, 위암의 선암 중에는 위형 선암과 장형 선암이 있습니다.

화생을 일으키는 자극이 있어서, 그 자극이 암의 발생에 연결되는 것이 아닐까 생각하게 됩니다. 확실히, 예를 들어, 자궁경암이 발생하는 것은 선상피와 중층편평상피의 경계영역이며, 여기는 선상피가 중층편평상피화생을 일으키는 부분입니다. 그 때문에, 자궁경암의 원인에 관하여, 유두종바이러스감염과 함께, 화생도 중요한 의미를 갖는 것입니다.

❸ 암세포가 화생하기 때문에

하나의 장기에 편평상피암과 선암이 발생하는 다른 예로서, 폐암을 들어 봅시다. 폐암은 폐포(공기를 넣는 주머니)가 아니라, 기관지에서 발생하는 것이 대부분입니다. 기관지는 선모상피라고 해서, 섬모를 가진 상피로 덮여 있는데, 담배 등의 자극으로 편평상피화생을 일으킵니다. 또 기관지에는 기관지선이라는 선조직도 부속되어 있습니다. 그래서 폐에서는 편평상피암도 선암도 발생하게 됩니다. 즉, 폐에서는 위의 ❶, ❷ 모두 이유가 되어, 편평상피암과 선암이 발생합니다.

하지만, 폐암 조직을 관찰하다 보면, '어느 장소에는 선암의 용모를 하고 있는 세포의 집합이 있고, 다른 장소에는 편평상피암의 용모를 하고 있는 세포의 집합이 있는' 경우가 있습니다. 2가지 암이 동시에 발생하는(선편평상피) 경우도 있지만, 실은 암세포도 화생을 일으킨다고 알려져 있습니다. 즉, 하나의 조직형(예를 들어 선암)으로 발생한 암세포가 화생을 일으켜서, 다른 조직형(예를 들어 편평상피암)으로 변화하는 식입니다. 앞에서 기술한 위암의 예에서도, 위의 선와상피(腺窩上皮)에서 위형 선암이 발생하고, 장상피화생을 일으킨 상피에서 장형 선암이 발생하고 있는 것인가 라고 생각할 수도 있겠지만, 실은 초기 위암은 위형 선암세포를 주체로 구성되고, 발육진전에 따라서 장형 선암세포가 출현하는 것을 알게 되었습니다. 음, 확실히 암은 만만치 않습니다.

다. 그래서 우선, 보통보다 한층 더 증가하는 능력을 가져야 합니다. 몸은 세포의 보충이 필요해지면 '보충이 필요!' 라는 지령을 내리고, 보충되면 '이제 됐어!' 라는 지령을 내립니다. '보통보다 한층 더' 라는 것은 이 스톱의 지령을 무시하고 증식을 계속하는 것입니다. 자, 그 정도로 떼를 쓰는 세포는 괜찮은 것 같습니다. 너무 눈에 띄지 않으면, 허용하는 경우도 있습니다. 하지만, 더욱 더 증식하기 위해서는 스톱의 지령을 무시할 뿐 아니라, '이렇게 계속 증식해도 될까?' 하는 자제심도 억누를 필요가 있습니다. 실은 몸에는 계속 증식하는 엉뚱한 세포에는 자폭 스위치가 들어 있는 구조로 되어 있습니다. 이것을 해제하지 않으면, 살아남아서 계속 증식할 수가 없습니다.

이렇게 계속 증식하는 능력을 얻었다 해도, 증식한 세포가 단지 덩어리를 만들고 있다면, 주위로부터 갇히게 됩니다. 그래서 주위조직을 물어뜯고, 그 속으로 들어가서 성장을 계속해야 합니다. 그러기 위해서는 주위의 벽을 부수거나(녹이거나), 자신의 상황에 맞도록 새로 만드는 힘이 필요합니다. 또 영양보급을 위한 혈관을 만들거나, 주위에서 영양을 빼앗는 힘도 필요해집니다. 이런 방약무인인 녀석에게는 당연히 몸의 방위군(면역 담당 세포)이 공격해 오므로, 잘 숨거나, 쳐부수거나, 어떻게든 대처가 필요합니다.

또 만일 멀리 떨어진 장소에 가서 증생할 수 있으면, 식민지처럼 진지를 넓힐 수가 있습니다. 멀리 가기 위해서는, 통로가 되는 혈관림프관에 억지로 들어가는 능력이 필요합니다. 잘 들어가도, 흐름을 타고 이동하는 동안 살아남는 능력이나 혈관이나 림프관 속에 있는 방위군(면역 담당 세포)에 대처하는 능력이 필요합니다. 목적지에 도착하면, 통로 밖으로 나와서 주위 조직 속으로 들어가서, 새로 증식을 시작하는 능력도 필요합니다.

이렇게 암의 입장에서 보면, 암세포로서 계속 성장하는 세포는, 고도의 능력을 갖춘 엘리트 중의 엘리트……. 아니, 악당 중의 악당인 셈이지요.

■■ 조금씩 암화되어 가는 '진행암' ■■

암의 발생은 유전자의 이상 때문입니다. 이것에 관해서 내가 의학을 배우기 전에 가지고 있던 이미지는 '유전자의 돌연변이로 어느 날 갑자기 몸 속에 암세포가 하나 생기고, 그것이 배로 증가해 가는' 것이었습니다. 아마 이와 같은 이미지를 가진 사람도 많을 것입니다. 그러나 앞에서 예로 든 암에게 요구되는 수많은 능력을 생각하면, 하나의 유전자 이상에 의해서, 암세포가 짠 하고 탄생한다고는 도저히 생각할 수 없습니다.

암은 암화를 촉진시키는 유전자의 발현이나, 암화를 억제하는 유전자의 이상, 암화로 연결되는 유전자의 이상을 수복하는 시스템의 이상 등이 조합을 이루어 발생하는 것입니다. 이 이상이 일어나는 데는, 선천적 체질 외에, 발암물질이나 바이러스감염 등, 여러 가지 환경인자가 영향을 미치게 됩니다.

병리에 제출되는 대장폴립은, 몇 mm의 작은 것은, 현미경으로 보아도 주위와 외견이 그다지 차이가 없는 것이 많지만, 5mm~1cm 정도로 큰 것은 주위와는 다소 다른 형태로, 세포 밀도가 높은 영역이 보입니다. 더 큰 것은, 주위와 상당히 차이가 나는 형태의 영역이 증가하여, 대부분을 차지하고 있는 경우가 적지 않습니다(그림 9-11).

이렇게 많은 대장폴립의 증례를 관찰한 결과, 처음에 선종으로 싹 튼 종양이 점차 암으로 변해가는 다단계발암이라는 구조가 밝혀졌습니다. 즉, 어느 유전자의 이상으로 선종의 싹이 되는 세포가 생기고, 다른 유전자의 이상으로 성장이 진행되며, 또 다른 유전자의 이상으로 영원한 증식능력을 갖게 되고, 또 다른 유전자의 이상이 가해져서 침윤이나 전이의 능력을 획득하는 것입니다. 이것은 '세포가 분열하는 과정에서, 새로운 능력(유전자이상)을 가진 것이 태어난다', 또는 '작은 이상이 축적되어 가는 동안에, 조금 성질이 나쁜 세포가 증가하기 시작하더니, 나쁜 성질이 더욱 강하게 나타나는 세포가 점차 세력을 확대하여, 증식하기 시작한다'고 바꿔 말할 수 있습니다.

■ ■ 돌연 암이 발생하는 '갑작스런 암'!? ■ ■

대장폴립(선종) 중에서 대장암(선암)이 발생하는 한편, 병리에 제출되는 대장암이 폴립 형태만 있는 것은 아닙니다. 폴립이나 '돌기'와 같은 융기가 없는 것이나, 반대로 궤양을 형성하고 있는 것도 있습니다. 이러한 폴립 형태를 취하지 않는 암 중에는, 아무리 작아도 주위에 선종을 수반하지 않는 것이 있다는 것을 알게 되었습니다. 선종에서 점차 암으로 성장하는 것이 아니라, 갑자기 암으로 생기는 것입니다. 참고로 '갑작스런 암'은 의학용어에서는 de novo(라틴어로 '처음부터' '새로(이)') 암이라고 합니다.

'갑작스런 암'도 몇 가지 유전자 이상이 중복되어 발생하는 것인데, 그 이상들이 동시에 일어나는지, 아니면 매우 단시간에 차례로 일어나는 것인지, 또 유전자 이상의 조합에 특별한 것이 있는지 등, 상세한 내용은 아직 밝혀지지 않았습니다. 염증의 원인이 바이러스나 세균, 방사선, 온열 등 여러 가지인 것과 마찬가지로, 암의 원인도 여러 가지입니다. 관련된 유전자의 이상도 여러 가지이고, 발생기서도 다릅니다. 그러니까 말하자면, '어떤 하나의 설이 모든 암에 적용된다고는 할 수 없다'라고 항상 생각해야 합니다.

의외로 모르는 종양과 관련된 용어집

암의 상태를 나타내는 말에는 여러 가지가 있습니다. 일반적으로 사용되고 있는 용어도 많으므로, 막연하게 이미지는 있으리라 생각하지만, 다시 한번 각각 의미하는 바를 묻게 되면, 의외로 모르는 것이 많지 않습니까?

■■■ 전암상태와 조기암의 구별은? ■■■

'진행암'에서는 암이라고 판정되기 전의 단계는 전암상태가 됩니다. 임상적으로 그대로 관찰하고 있으면, 높은 빈도로 암이 발생하게 되는 상태입니다. 단, 전암상태는 병리학적으로 엄밀한 정의가 있는 것은 아닙니다. 유전적으로 암이 되기 쉬운 배경을 가지고 있거나, 노출되어 있는 등, '전암병변은 볼 수 없지만, 암이 발생하기 쉬운 상태'를 전암상태라고 부르는 견해도 있습니다. 통상은 암의 전단계인 전암상태라고 생각되는 병변을 전암병변이라고 합니다.

대장에서는 선종이 확인된 경우, 근원부터 절제해 버리므로, 암으로 자랄 때까지 계속 관찰하는 경우는 거의 없습니다. 그러나 자궁경부에서는, 전암병변인 이형성(異形成)(그림 9-12) 상태가 확인된 경우, 정기적으로 계속 관찰하다가, 암의 일보 전단계 또는 조기암이 된 단계에서 병변을 절제하는 것이 일반적으로 시행되고 있습니다.

전암상태가 아직 암이 아닌데 반해서, 조기암은 이미 암이 되어 있는 상태이며, 또 치료하면 거의 살 수 있는 단계를 말합니다. '암'이라는 진단이 필요한 것은 알겠지만, '치료하면 거의 살 수 있다'라는 점이 미묘합니다. 장기에 따라서 암의 발생법이나 진행법이 다르고, 선택하는 치료방법에 따라서 치유하지 못하는 경우도 있겠지요. 치료방법의 진보에 따라서는 치유율도 변할 것입니다. 따라서 조기암의 정의는 장기나 조직에 따라 다르고, 앞으로의 의학 진보에 따라서 상당히 변할 것입니다.

조기암의 정의를 좀 더 생각해 봅시다. 여러 장기에서, 암의 치료는 외과적 절제가 제일로 되어 있어서, 조기암이란, 우선은 '전부 제거하는 단계의 암'이 됩니다. 그럼 조기암이라고 진단할 때에 문제가 되는 것은, 크기, 주위로의 확대법, 전이의 유무입니다. 그러니까 다른 장기로의 전이가 고려되는 경우는, 조기암이라고 진단할 수 없게 됩니다. 단 림프절로의 전이는, 설사 있어도 확인할 수 없는 경우가 많으므로, 림프절전이의 유무는 조기암의 정의 중에는 포함되지 않는 것이 일반적입니다.

암이 전이되는 방법은 '혈관이나 림프관 속으로 들어가서, 흐름을 타고 먼 조직까지

간다(혈행성 전이·림프행성 전이), 위나 장에서는 '벽 밖으로 나와서 배 속으로 흩어진다(파종성 전이) 중의 하나입니다. 따라서 암이 혈관이나 림프관의 분포가 풍부한 영역에까지 침윤되어 있으면, 낮더라도 전이의 확률이 올라갑니다. 특히 소화관에는 점막 아래(점막하층)에 혈관이나 림프관의 집합이 있어서, 이 집합보다 깊은 곳까지 암이 침윤해 있는가의 여부가, 조기암인지를 결정하는 열쇠가 됩니다. 혈관이나 림프관이 모인 점막하층을 지나는 깊이까지 침윤해 있으면, 전이의 가능성이 높다고 생각하여, 조기암이라고는 진단하지 않습니다.

암 검진이 보급되어 있는 장기의 암이나, 증상에 의해 조기에 발견될 확률이 높은 암에 비해서, 커질 때까지 증상이 거의 나타나지 않는 암은, "조기" 상태에서 발견이 어려워서, 조기암을 정의해도 그다지 의미가 없습니다. 이와 같이, 조기암의 정의는 장기마다 다르며, 조기암의 규정이 없는 장기도 있습니다. 또 육종은 혈관이나 림프관의 분포에 편차가 없는 조직에서 발생하는 데다, 건강검진 등에서도 조기에 발견하기가 어려워서, 조기암이라는 개념이 적응되지 않습니다.

▪ ▪ 잠재암과 미소암은 다른가? ▪ ▪

잠재암은 아무 증상이 없는 암을 말합니다. 증상이 없어서 임상적으로 발견되지 않다가, 병리조직진단(부검 포함)에 의해서 비로소 발견되는 암이라고도 할 수 있습니다. 잠재암의 정의에서, 전이의 유무는 문제가 되지 않습니다.

잠재암을 가장 흔히 볼 수 있는 것은 전립선입니다. 전립선암 중에는 죽을 때까지 모르다가 부검에서 비로소 발견되는 잠재암(latent암)도 적지 않습니다. 전립선암에는 성질이 나쁜 것과 좋은 것이 있으며, 성질이 나쁜 것은 성장이 빠르고 여기저기 전이하여 생명을 위협하지만, 성질이 좋은 것은 오랫동안 전립선 속에 숨어 있으면서, 아무 증상도 일으키지 않고 죽을 때까지 얌전히 있는 것입니다.

잠재암이 증상의 유무로 규정되는데 반해서, 미소암은 발견되었을 때의 크기로 규정되는 암입니다. 장기에 따라서 다소 차이는 있지만, 대개 최대지름 1cm 이하를 기준으로 생각하면 됩니다. 예를 들어 갑상선에서는, 최대지름 1cm 이하인 갑상선암을 미소암이라고 정의하고 있습니다. 증상이 없는 상태에서 이것이 발견되면, '미소암이 잠재암으로 발견되었다' 가 되는 것입니다.

조기암이라는 진단은, 치료를 전제로 한 정의입니다. 치료 전에 조기암이라고 진단하여 큰 수술을 삼가거나, 술후 진단을 하여 예후를 예측하거나, 추가 치료의 필요성을 검토하는 데에 도움이 되는 진단이라고 할 수 있습니다.

9

병리진단의 주요대상은 '종양,

한편, 잠재암이나 미소암은 발견했을 때에 치료하면 높은 확률로 치유된다는 의미에서 조기암 속에 포함되겠지요. 그러나 잠재암이나 미소암 중에는 방치해도 장기간(경우에 따라서는 죽을 때까지) 거의 증상이 나타나지 않는 것이 포함되어 있어서, 과연 치료가 필요한가 하는 의미에서, 조기암이라고 할 수 있는지가 문제입니다. 암의 정의에 따르자면, 애당초 '암'이라고 불러야 할 것인가, 하는 문제이지요.

현재는 병리학적으로 보아 암의 외형을 하고 있으면, '잠재암'이나 '미소암'이라고 부르는데, 실은 현 상황에서는 '암의 온순함'을 간파하지 못한 것입니다.

■■ 상피내암과 미소침윤암의 구별은 의외인 곳에 영향이!? ■■

'발생하여 증식을 시작하고, 주위로 침윤하여 전이한다'는 암세포의 경과를 생각하면, 암세포의 증식이 상피내에 머물러 있는 단계가 상피내암이며, 기저막(상피와 간질 사이에 있는 막구조)을 뚫고 상피보다 약간 밖으로 침윤을 시작한 단계가 미소침윤암이 됩니다. "미소"의 범위는 장기에 따라서 다르지만, 침윤하는 범위가 대개 2~3mm 까지라고 생각하면 됩니다. 대부분의 장기에서는 일반적으로 미소침윤암까지가 조기암으로 되어 있습니다.

여기에서 '조금 이상하다'라고 생각하시는 분도 있겠지요. 암의 정의는 '자율적으로, 무질서하게, 끝없이 증식을 계속하여, 침윤이나 전이를 일으키는 것'이라고 했을 것입니다. 상피내에 머물러 있는 침윤이 없는 상태를 암이라고 해도 될까요? 실은 '침윤되어 있지 않으면 암이 아니다'라고 생각하는 견해와, '상피내에 머물러 있어도, 이미 암의 성격을 가진 세포가 증생해 있으면, 암이라고 진단해야 한다'는 2가지 견해가 있습니다. 장기에 따라서 다르지만, 구미에서는 전자가 일반적이며, 일본에서는 조기발견, 조기치료를 위해서 후자가 일반적입니다.

견해가 2가지이면 여러 가지 곤란한 경우가 생깁니다. 우선, 통계의 발생률, 발견률, 치유율 등이 변하게 됩니다. 상피내암을 조기암에 포함시키면, 조기암의 수가 증가하고, 조기암의 치료율도(상피내암 중에 치료하니까) 올라가겠지요. 실제로, 일본과 구미에서 조기암의 정의가 다른 장기에 관해서는, 논문에 쓰여진 결과를 단순히 비교할 수가 없습니다.

또 암보험에 관해서도 문제가 생깁니다. 상피내암은 이것을 암이라고 확인하면 보험료가 지불되지만, 그렇지 않으면 지불되지 않습니다. 암보험에 가입할 때는 상피내암도 보장되는지, 보험약관을 잘 읽어봐야 합니다.

Column 치료할 것인가 말 것인가, 그것이 문제로다……

전립선암은 혈액속의 PSA (prostate specific antigen : 전립선 특이항원)를 계측함으로써, 매우 조기인 것도 발견할 수 있게 되었습니다. 유방암도 맘모그라피(mammography)의 발달로 몇 mm이하의 미소한 것이라도 조기에 발견할 수 있는 시대입니다.

그러나 이와 같이 발견되는 암 중에는 진행이 느리고, 잠재암으로서 일생을 마치는 것도 포함되어 있습니다. 결과적으로 필요 없는 것에 치료를 하면, 절제하지 않아도 되는 것을 절제하거나, 방사선요법이나 화학요법으로 부작용이 나타나는 폐해가 생깁니다. 그렇게 되면, '검진은 비싼 돈을 들여서, 치료할 필요가 없는 암을 발견한 것뿐 아닌가' 하는 의견도 나오겠지요. 사실 구미에서는 PSA에 의한 전립선암의 검진 진행법에 관해서, 국가마다, 학회마다 견해가 다릅니다.

암이 확인되어도, 필요성이 낮으면 '치료하지 않는다' 는 선택사항도 있습니다. 그러나 '자신의 몸에 암이 있다'는 불안감과, 통상은 평생, 정기적인 검사를 계속 받아야 합니다. 또 모처럼 조기에 발견했는데, 결과적으로 치료가 늦어지는 경우도 생길 수 있습니다.

환자의 연령에 따라서 치료를 할 것인지의 여부는, 다른 병으로 죽을 확률(수명)과 암으로 죽을 확률 중 어느 쪽이 높은지를 비교하여 검토해야 합니다. 생활의 질(QOL : Quality of life)을 어떻게 생각하는가, 하는 것도 문제가 됩니다.

미소암을 치료할 것인가 말 것인가. 유감스럽게도 의학에는 불확실성이 따르고, 확률의 문제이지, 절대적이라는 선택은 없습니다. 예를 들자면, 100명의 환자에게 수술을 했을 때, 결과적으로 환자 30명의 생명을 구하고, 69명의 환자에게는 필요 없었던 수술이며, 1명의 환자가 수술로 사망했다(또는 장애가 남았다)는 상태입니다. 우선, 발견한 조기암 중, 치료해야 할 것과 하지 않을 것을 감별하는 방법을 찾게 되는데, 발견했다 해도 그것은 또 확률의 이야기로, 'ㅇㅇ이 있으면, △△년 동안에 진행암이 될 확률이 ㅁㅁ%' 라는 식이 됩니다.

또 그와 같은 확률을 구하기 위해서는 많은 데이터가 필요하지만, 데이터가 되는 것은 현재 병들어 있는 환자들이며, 그 환자들이 데이터 결과에 의한 은혜를 받는 경우는 거의 없습니다. 그것은 의학이나 의료가 항상 안고 있는 문제라고 할 수 있습니다.

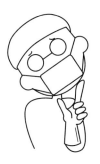

■ ■ 병기분류(Stage분류)는 통계를 위해서!? ■ ■

암의 진행상태를 단계로 나눈 것이 병기분류입니다. 기본적으로 암의 크기와 확대에 따라서 분류하는데, 조기암의 정의와 마찬가지로, 장기나 조직에 따라서 분류 방법에 차이가 있습니다.

병기분류의 대표적인 것은 국제항암연합이 정한 TNM분류입니다. TNM분류는 '암의 크기(T : tumor)' '림프절로의 전이와 확대(N : node)' '다른 장기로의 전이 유무(M : metastasis)' 의 3가지 요소를 조합하여, 0기~IV기의 5단계로 나누는 것이며, IV기에 가까울수록 진행되고 있는 암이 됩니다.

세계적으로, 일본 국내에서, 또는 개개병원에서, TNM분류에 따라서 그룹을 나눈 환자들의 여러 가지 데이터가 집계되어, 보고되고 있습니다. 이 데이터를 보면, 어느 병기에서 암이 발견된 환자에 관하여, 그대로 아무 것도 하지 않았던 경우의 예후나, 여러 가지 치료를 선택한 경우의 치료의 효과나 예후 등을 알 수 있습니다. 그렇기는 하나, 어디까지나 통계 데이터이므로, 도출되는 수치는 '○○기의 ××암으로, △△치료를 선택한 경우의 □□년 생존률은 ☆☆%' 라는 확률인데, 그 시점에서 가장 효과적이라고 생각되는 치료방법을 선택하거나, 금후의 경과나 예후를 예측하는 데에 도움이 될 수 있습니다.

병기분류는 암이 발견되고 치료를 시작하기 전에 판정됩니다. 그러나 수술로 잘라낸 장기를 검사한 결과, 영상진단에서는 확인할 수 없었던 현미경 레벨의 림프절전이 발견되어, 판정이 바뀌기도 합니다. 이와 같은 경우, 임상적인(수술 전의) 병기를 cTNM (clinical TNM)이라고 하고, 병리결과에 의한 분류를 pTNM (pathological TNM)으로 구별합니다. 이 양쪽이 술후 치료법의 선택 등에 도움이 되는 것은 물론, 통계 데이터로 축적되어, 차세대의 환자 진단이나 치료에도 도움이 될 것입니다.

Column

분류 중의 애매한 부분
– 분류의 목적을 생각하자

병리 세계에서의 분류에는, 아무래도 애매함을 피할 수가 없습니다. 외견상의 '판정'은 물론, 객관적으로 생각되는 '수치 데이터'에도 애매함이 들어있기 때문입니다.

예를 들어, 조기유방암은 2cm 이하라고 정해져 있지만, 1.9cm인 것과 2.1cm인 것에 차이가 있을까요? 또 울퉁불퉁한 형태인 종양은 당연히, 재는 장소에 따라서 오차가 생깁니다. 촉진에 의한 계측이 애매함을 벗어날 수 없는 것은 물론, 확실한 이미지인 수술재료의 병리진단도, 계측은 "잘라낸 단면"으로 하는 것으로, 잘라낸 면이 변하면 직경도 간단히 변하게 됩니다.

병리뿐 아니라, 실은 인간으로부터 얻은 데이터에도 절대적인 것이 많지 않습니다. 예를 들면, 백혈구수는 4000~8000/μl을 기준치로 하지만, 9000/μl에서도 정상인 사람이 있습니다. 그러니까, 검체검사결과의 판독에서는, '결과가 퍼지(fuzzy)하다'는 점을 항상 의식해야 합니다.

이와 같이 기술하면, '분류는 믿을 수 있는가?'라고 불안하게 느끼는 사람도 있겠지요. 분류의 대부분은 치료방침을 선택하거나, 예후를 계측하는 것이 목적이므로, 이 때 의사는 누구나 분류를 절대적이라고 생각하지 않고, 참고 데이터로 삼을 뿐입니다. 그 데이터가 어느 정도 적용되는가에 관해서는, 환자마다 고려해야 할 점이나, 치료의 선택 방법이 flow chart처럼 제시되어 있어도, 간단히 적용시킬 수 없다는 것을 이해하고 있습니다. 반대로, 그와 같은 이해가 없으면, 병리의는 애매함이 남아있는 분류를 안심하고 담당의에게 제시할 수 없습니다.

이와 같이 참고데이터로 사용되는 한편, 분류에 기준한 집계에 의해서, 중요한 통계의 데이터가 나타나게 됩니다. 통계의 데이터로 하는 경우에는, 애매함이 있어도 반드시 '어느 쪽인가에 들어갈' 필요가 있습니다. '에잇!' 하고 분류한 것이 많이 들어가면, 무책임한 결과가 도출되는 것이 아닐까 걱정이 되지만, 총수가 증가하면, 통계상의 유의차검정(우연히 생긴 차가 아니라는 확인)에는 문제가 없으리라 생각합니다.

'애매'하다는 말을 사용하면, '예외가 있으니까 믿을 수 없다'는 사람도 나옵니다. 자신이 암이라고 믿고 싶지 않은 마음이니까, '분류도 사실 틀릴 수 있다'는 희망을 갖고 싶어하는 것은 이해합니다. 그러나 2단계 건너뛰어 분류가 틀리는 경우는, 거의 있을 수 없습니다. 자신이 믿고 싶은 결과를 찾아서 병원을 돌아다니거나, 민간요법에 의지하는 환자가 생기는 것은 불행한 일입니다. 의료종사자는 분류의 의미를 충분히 이해할 수 있도록, 환자에게 설명하는 것이 중요합니다.

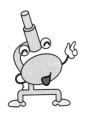

■ ■ 암세포와 정상세포의 친자관계!? ■ ■

암세포는 정상세포에 유전자의 이상이 몇 가지 일어난 결과, 탄생한 것입니다. 따라서 암세포의 부모는 정상세포라고 해도 되겠지요. 그림 9-3, 9-4, 9-5의 사진을 보십시오. 각각 오른쪽 아래 □속은, 세포의 강화대를 나타내고 있습니다. 그림 9-3의 4장은 정상조직, 그림 9-4의 4장과 그림 9-5의 2장은 암조직입니다. 그림 9-4의 4가지 암의 부모는, 각각 그림 9-3의 어느 것인지 알겠습니까? 그림 9-5의 암의 부모는 어느 것일까요?

정상조직-그룹① (9-3)

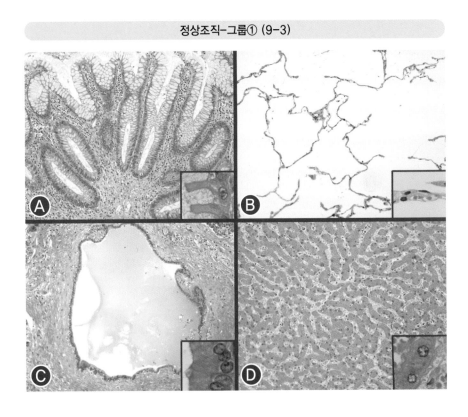

여러 가지 암-그룹② (9-4)

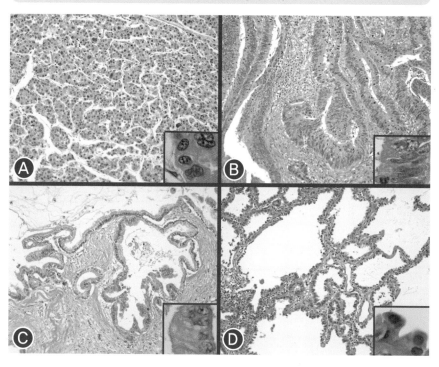

2가지 암-그룹③ (9-5)

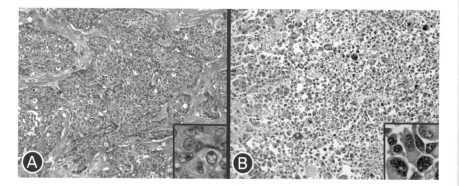

9

병리진단의 주요대상은 '종양'

정답은 다음과 같습니다.

그룹②　　A → 그룹①　D　간세포암
　　　　　B →　　　　　A　대장암
　　　　　C →　　　　　C　췌장점액낭포암
　　　　　D →　　　　　B　폐의 기관지상피암
그룹③　　A →　　　　　A　대장의 저분화선암
　　　　　B →　　　　　B　폐의 다형암

②그룹의 암의 부모는 비교적 간단히 찾지 않았습니까? 그에 반해서, ③그룹의 암의 부모는 짐작도 가지 않습니다.

암은 형상이 부모(정상조직)와 많이 닮았을 때는 성격도 비슷합니다. 즉, 일반적으로 증식하는 힘이 그다지 강하지 않으며, 예를 들어 뭔가를 분비하는 능력을 계승한 경우라도, 무제한으로 계속 분비하는 유별난 짓은 하지 않습니다. 이에 반해서, 부모를 조금도 닮지 않은 암은 대개 상당한 악질이 되어 있습니다. 주위를 아랑곳 하지 않고, 남의 것을 빼앗아 점점 증식하며, 침윤·전이하는 힘도 강해져 있습니다.

이 '어느 정도 부모와 닮았는가'를, 병리에서는 '어느 정도 분화되어 있는가'라고 합니다. 암의 분화도가 높다는 것은, 부모를 닮아서(정상에 가깝다) 성격이 온순한 것을 의미합니다. 분화도가 높다는 것은 성숙해 있다는 것이며, 분화도가 낮다는 것은 미숙하다는 말로 바꿀 수도 있습니다.

인간의 발생에서는 수정란으로 탄생한 1개의 세포가 세포분열을 반복하는 중에 피부나 신경, 간장이나 신장 등, 고유의 형태와 기능을 가진 세포로 변화해 갑니다. 이것을 세포분화라고 합니다. 최종적으로 완성된 것은, 분화를 마친 세포입니다. 분화한 세포는 재생이 필요하지 않으면 세포분열을 하지 않으며, 그 중에는 세포분열의 능력 그 자체를 상실한 것도 있습니다.

이에 반해서, 분화를 마치기 전의, 아직 장기나 조직을 만들고 있는 미분화단계에서는, 많은 세포분열을 반복해야 합니다. 미숙한 단계의 세포일수록, 세포분열하는 능력이 뛰어납니다. 그러니까, 암세포가 부모가 아니라, 그 전의 미숙한 세포와 닮을수록(저분화, 미분화일수록), 증식하여 살아남는 힘이 강한 것입니다.

9-3 암은 어떻게 병리진단되는가?

혈액의 종양마커나, CT, MRI, PET 등을 사용한 영상소견에서 암의 존재가 의심스러워도, 최종적인 진단은 조직의 병리소견에 의해서 내려집니다. 병리진단이 '암의 최종진단'이라고 할 수 있는 이유입니다. 본 절에서는 암의 병리진단이 어떻게 내려지는지를 소개하겠습니다.

■■ 병리의는 암의 무엇을 보고 있는가? ■■

병리진단은 기본적으로, 병리의가 조직구조의 혼란이나 세포의 용모를 현미경으로 관찰한 후에 내려집니다. 따라서 병리진단은 혈액검사의 수치가 얼마 이상이라든가, 영상에서 정상으로 보이지 않는 그림자가 있는 것과는 달리, 어느 의미에서는 객관성을 찾기가 어렵습니다. 암 진단에서는 흔히 '이형(성)이 강하다(약하다)'는 표현을 하는데, 이것은 형태가 정상조직과 어느 정도 동떨어져 있는가를 의미하고 있습니다. 구조의 이형성(구조이형)과 세포의 이형성(세포이형, 핵이형)을 기준으로 암진단을 하는 것입니다.

여기에서 다시 한번, 그림 9-3~5의 암과 정상조직의 친자관계의 사진을 보십시오. 여러분은 이 친자관계를 유추할 때에, 우선 "세포의 나열법"이나 "세포와 간질의 관계"에 따라서 형성되는 구조 패턴을 체크한 것은 아닐까요?

②그룹에서 폐암, 간암, 대장암에 관해서, 각각의 친자는 세포의 정렬법이나 전체의 구축이 닮았습니다. 그런데, ③그룹에서는 기본적인 구조를 알 수 없을 정도로 세포가 단지 집합되어 있거나, 또는 뿔뿔이 분포되어 있습니다. 이와 같은 '구축의 혼란'이 구조이형입니다. ②그룹은 구조는 닮았어도 정상과는 차이가 있으므로 암이라고 진단할 수 있고, ③그룹은 구조이형이 강한 미분화암이 됩니다.

또 하나, 친자관계를 결정하는 기준이 된 것은, 세포의 형태나 핵의 형태가 아닐까요? ②그룹에서는 세포나 핵의 크기와 형태, 핵의 위치 등이 닮은 점, 즉 세포단위의 이목구비가 닮은 것이 단서가 되었습니다. 그러나 ③ 중 특히 ③B의 세포나 핵의 형태는 ①의 장기의 어느 것과도 전혀 닮지 않았습니다. 이것이 세포이형, 핵이형입니다.

단, ②그룹은 각각 ①과 비슷해도, 자세히 보면 세포나 핵의 크기가 제각각이거나, 핵이 겹쳐 보이거나, 세포 속의 핵의 위치가 다른 점 등의 용모가 다른 세포이형이나 핵이형이 확인되므로, 암이라고 판정되는 것입니다.

■ ■ 암에도 있는 악당 얼굴의 형사나 착한 얼굴의 사기꾼!? ■ ■

대부분의 악성종양은 악성도가 증가할수록, 본래의 조직과 전혀 닮지 않은 형태가 됩니다. 즉, 이형성이 강하면, 누가 보아도 '암'이라고 할 수 있습니다.

그런데, 무슨 일에나 함정은 있는 법으로, 양성종양에도 용모가 흉악해 보이는, 즉 이형성이 강한 것이 있습니다. 예를 들면, 신경계종양에서는 매우 기묘한(bizarre) 형태의 세포가 출현하기도 하는데, 성격이 온순하여, 양성으로 판정되는 경우가 드물지 않습니다. 만일 이것을 오인하면, 양성 종양인데 큰 수술을 하게 됩니다.

반대 경우는 더욱 어렵습니다. 유방암 중에는 악성이 세포의 크기가 일정하고, 온순해 보이는 것이 있습니다. 다른 장기에서는 세포의 크기나 배열이 각각이며, 혼란이 심하면 거의 악성이라고 생각합니다. 그러나 유방암에서는 크기도 배열도 일정한 경우에, 악성을 의심해야 하는 타입이 있는 것입니다(그림 9-6).

형태에 속는 것은, 양성인지 악성인지의 판정뿐이 아닙니다. 암(악성)의 악성도 판정도 마찬가지입니다. 한마디로 '암'이라고 해도 여러 가지 종류가 있으며, 성격(악성도)도 다르므로, 용모에서 성격을 판단하기가 매우 어렵습니다. 온순하게 보여도, 악성도가 높은 경우가 있습니다. 그 때문에 암의 진단은 많은 증례의 소견을 근거로, '이와 같

Column | **일반인에게는 익숙하지 않은, 그레이드분류란 무엇인가?**

"Ⅳ기암"이라는 말은 일반인에게도 익숙하리라 생각합니다. 이것은 암의 stage분류(병기분류)를 나타내고 있습니다. 그러나 "grade 3의 암"이라는 말은 일반인에게는 익숙하지 않지요?

Grade분류는 '병리학적 악성도분류'라고 바꿔 말할 수 있습니다. 즉, 현미경으로 본 암세포의 악성입니다. '악성'은 다음 항목으로 판단합니다.

❶ 어느 정도 분화되어 있는가?
발생모지가 된 조직이나 장기와 어느 정도 닮았는가?

❷ 어느 정도 이형성이 강한가?
세포끼리의 연결로 형성되는 구조패턴의 혼란(구조이형)과, 세포나 핵의 형태의 다양성(세포이형·핵이형), 각각의 정도.

❸ 어느 정도 증식하는 능력이 있는가?
핵분열상의 많음.

각각을 점수화하여 합계점으로 결정하는 등, 장기에 따라서 평가방법이 결정되며, 예를 들어 유방암에서는 저악성도(Grade1), 중등도악성도(Grade2), 고악성도(Grade3)의 3단계로 평가됩니다. Grade분류도 암의 예후를 예측하기 위한 중요한 정보의 하나입니다.

은 형태의 종양은 이런 성격이 있다' 라는 데이터를 정리하여, 그것을 바탕으로 판단합니다. 전형적이라고 할 수 있는 형태상과 통합하여, 어디까지 닮았는지 판정하는 것입니다.

현재는 컴퓨터 기술이 발달하여, 조직의 영상을 컴퓨터에 저장하여, 개개의 세포나 핵의 형태·크기를 계측할 수 있게 되어 있습니다. 이것으로 객관적인 판정을 할 수 있을 것 같지만, 유감스럽게도 그렇게 간단하지 않은 것은 다음 이유 때문입니다. 결국, 병리진단은 병리의의 눈과 경험에 의지하는 부분이 크다고 할 수 있겠습니다.

Column 어느 쪽이 악성일까요?

그림 9-6은 유선에 생긴 종양의 조직사진인데, 어느 쪽이 악성일까요?

통상은 세포의 크고 작음이 일정하지 않거나(세포의 대소부동) 배열의 혼란이 심한 것이 '이형성이 강하다'고 판정되어, 암이라고 진단하는 기준이 됩니다. A는 원형핵의 크기가 모두 고르고, 선강(세포가 만드는 주머니 같은 구조)에 대해서 가지런히 정렬된 배열을 하고 있습니다. 그에 반해서 B는 세포나 핵의 형태나 크기가 제각각이며, 배열도 제멋대로 늘어선 듯이 보입니다. 따라서 통상의 판단기준에서 보면, A가 양성, B가 악성일 것입니다.

그러나 유선종양 중에는 이 기준이 완전히 반대인 경우가 있습니다. 이 사진에서는 A가 유선관암이라는 악성 유방암이며, B는 유관내유두종이라는 양성 종양입니다.

유선종양 (9-6)

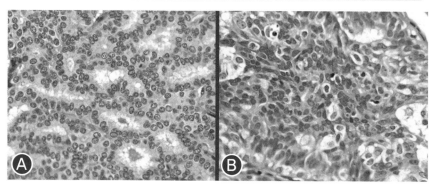

■ ■ ■ 현미경표본으로 관찰하는 장소에 따라서 소견이 다르다! ■ ■

'암은 본래 하나의 세포에서 생기는 것이니까, 암의 어디를 보아도 같을 것' 이라고 생각하지 않습니까? 다단계발암의 구조를 생각해 보십시오. 몇 개의 유전자 이상이 점차 중복되어 암이 된다고 하면, 증식하고 있는 세포 속에는 여러 단계가 포함되어 있을 것입니다. 종양이라는 덩어리 속에서, 장소에 따라서 소견이 다르다고 해도, 조금도 이상하지 않습니다. 대장폴립이 암이 되었을 때, 모든 영역이 일제히 암화되어 있다고는 할 수 없습니다. 이 '장소에 따라서 소견이 다르다' 는 것이, 때로 매우 중대한 의미를 가지게 됩니다. 그 예를 소개하겠습니다.

난소는 몸 속에서 가장 여러 종류의 종양이 발생하는 장기의 하나입니다. 그것은 난소를 구성하는 세포에는, 난소의 표면을 덮는 세포, 기질을 만드는 간질세포, 난자를 포함한 난포를 만드는 세포, 난자와 여러 가지 종류가 있어서, 각각에서 종양이 발생하는 경우가 있기 때문입니다. 난소암 취급 규약에는 양성, 경계악성, 악성을 합하여, 대강 30종류의 종양을 들 수 있습니다.

난소에 종양이 있는 것이 의심스러워도, 난소는 배속에 있으므로, 외부에서 간단히 조직을 채취하여 검사할 수가 없습니다. 그래서 수술로 배를 열고 종양이라고 생각되는 조직의 일부를 채취하여, 즉시 병리진단을 내리고, 그 결과로 수술 방침을 결정하는 방법을 취하는 경우가 적지 않습니다. 이 수술 중에 병리진단을 내리는 것이 술중 신속 진단입니다. 술중 신속 진단에서는 상세한 분류는 둘째 치고, 양성인지 악성인지의 판정이 중요합니다. 양성이면, 그대로 배를 덮거나, 또는 양성종양만을 적출하기도 하고, 만일 성질이 나쁜 암이라면, 암이 발생한 난소는 물론, 침윤이나 전이를 생각하여, 반대측 난소와 자궁을 모두 적출하는 수술을 해야 하기 때문입니다.

그런데 곤란하게도, 난소암에서는 한 개의 종양 속에 양성에서 악성까지 여러 가지 영역을 포함하는 경우가 있습니다(그림 9-7). 그 때문에, 처음 표본에서는 양성이라고 판정되어도, 추가로 검사하면 악성인 부분이 있는 경우가 생길 수 있습니다. 현미경표본에 관한 진단에 잘못이 없어도, 진단명이 양성종양에서 암으로 완전히 변해 버리는 것입니다. 진단이 변한 것은 '오진했기 때문이다' 라고 불신감을 갖게 되는 경우도 있는데, 결코 오진이 아니라 충분히 일어날 수 있는 일입니다.

이러한 사태가 일어나지 않도록 하기 위해서는, 가능한 많은 부분에서 현미경표본을 만들어야 합니다. 그런데, 술중 신속 진단에서는 결과가 나오기까지 수술을 중단하고 기다려야 하므로, 10분 정도에 답해야 합니다. 500g이나 되는 큰 종양을 적출하여, 양악성의 판정을 하는 경우에도, 고작 2~3곳 정도를 절편으로 정해야 합니다. 물론 수술

난소종양–장소에 따라서 소견이 다르다 (9-7)

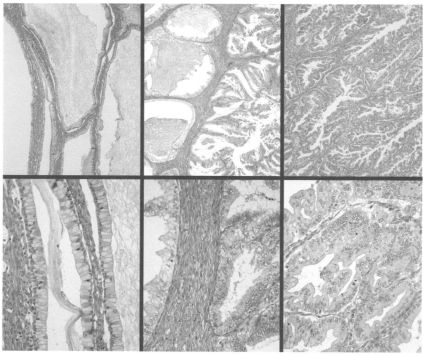

40대 여성에게서 적출한 난소종양의 조직소견
상단이 약확대, 하단이 각각의 강확대로, 왼쪽에서 오른쪽으로 '양성' '중간군' '악성' 의 소견이다. 한 가지 난소종양에서도 장소에 따라서 이만큼 다른 조직상을 나타낸다.

이 끝난 후에 많은 부위에서 표본을 만들어 진단을 확인하지만, 신속 진단에서 악성부분을 간과하지 않기 위해서는, 큰 종양의 어디에서 조직을 채취하여 현미경표본으로 하는가가 가장 중요한 포인트가 됩니다. 그러기 위해서는 적출된 종양을 육안적으로 보고 어디가 이상한지를 간파해야 하며, 그것은 오로지 병리의의 안력(眼力)에 달려 있습니다.

　이와 같은 관찰안은 교과서를 읽는 것만으로는 키울 수가 없습니다. 병리의는 1례마다 육안소견과 현미경소견을 비교하는 경험을 쌓으면서, 육안으로도 현미경의 소견을 간파하는 '현미경의 눈' 을 갖는 훈련을 해야 합니다.

Column   술중 신속 진단

술중 신속 진단은 문자 그대로 수술 중에 병리진단을 내리는 것입니다. 수술하는 중에 잘라낸 조직이나 세포를 검사하여, 수술 방침을 결정합니다.

예를 들어, 췌장암이나 난소암이 의심스러운 경우는, 췌장이나 난소는 몸속 깊은 곳에 있어서, 외부에서 바늘 등으로 조직이나 세포를 채취할 수 없으므로, 양성인지 악성인지 최종판정을 수술 중에 하게 됩니다. 또 수술로 잘라낸 절단 끝에 암이 있으면, 더 크게 잘라내야 하므로, 절단 끝에 암이 미쳐 있는지를 수술 중에 검사할 목적으로 술중 신속 진단을 하는 경우도 적지 않습니다. 이전의 암 수술은, 남지 않도록 가능한 넓은 범위를 잘라내는 것이 기본이었지만, 최근에는 장기의 기능을 보존하기 위해서 필요 최소한의 범위를 잘라내는 축소수술이 주체가 되었습니다. 유방암에서 가능한 유방을 남기는 것도 축소수술이며, 그와 같은 수술에서는 절단 끝의 확인이 중요합니다.

같은 축소수술이라는 견해에서, 림프절의 곽청범위를 결정하기 위해서, 암수술 중에 센티넬 림프절의 전이검사도 흔히 행해지게 되었습니다. 센티넬 림프절은 암이 림프관을 지나서 전이되어 갈 때에 처음 도달하는 림프절입니다. 그 때문에, 여기에 전이가 없으면 그 앞으로 암이 가지 않았다고 판단하여, 광범위한 림프절곽청으로 환자에게 부담을 주지 않을 수 있습니다.

지금까지는 술중 신속 진단은 조직에 대한 것이 주체였지만, 최근에는 복수나 흉수에 암세포가 없는지 등을 검사하는 신속세포진도 행해지게 되었습니다. 복수나 흉수 속에서 암세포가 발견되면, 육안적으로 보이지 않아도 복막이나 흉막에 암세포가 흩뿌려져 있을 가능성이 높아져서, 근치수술(암을 모두 잘라내는 수술)은 어려우리라 판단됩니다. 무리하게 광범위하게 절제하여 환자의 몸에 부담을 주는 것을 피할 수 있고, 수술 중에 복강이나 흉강 내에 항암제를 넣어서, 효율적으로 암세포를 제거하는 방법을 선택할 수도 있습니다.

술중 신속 진단에서는 검체를 제출한 후 10분 정도면 답을 얻을 수 있습니다. 그 동안, 수술실에서는 수술을 중단하고 결과를 기다립니다. 잘라낸 조직은 특수한 겔을 채우고 순간동결한 후, 얇게 잘라서 염색합니다. 단, 보통표본처럼 형태를 유지할 수는 없고, 말하자면 '질이 나쁜 표본'으로밖에 얻을 수 없습니다. 또 많은 표본을 만들어 검토하는 것도 어렵습니다.

이와 같은 표본으로, 한정된 시간내에 진단을 내려야 하므로, 병리의에게는 큰 압박이 가해집니다. 암이 발견되면 바로 보고할 수 있지만, 음성, 즉 '암이 아니다' '암이 전이되지 않았다'라는, 환자에게 있어서 기뻐할 판정을 내리는 것이 특히 큰일입니다. 전문가가 모인 시설에서도, 술중 신속 진단의 정진률(나중에 검사해도, 바른 결과를 얻었다고 생각되는 확률)은 85% 정도입니다.

술중 신속 진단은 외과의로서는 큰 무기가 되지만, 병리의로서는 무기라고 하기 어려운 것입니다.

■ ■ 생검에서 진단된 암이 수술 표본에서 확인되지 않는다!? ■ ■

생검에서 암이라고 진단되어 수술하는 경우, 수술에서 적출된 장기를 자세히 검사하여, 암의 진전 상태를 체크합니다. 그런데 적출된 장기에서 암이 확인되지 않는 경우가 가끔 있습니다. 이와 같은 경우, '처음 생검진단이 오진!?' 이라고 생각하겠지요? 하지만 생검 표본에서는 틀림없이 암이 보입니다. 물론 검체의 바뀜 등은 없습니다. 그런 수수께끼 같은 일이 왜 일어났을까요?

현미경표본을 제작할 때는 유리 슬라이드에 얹기 위해서 조직을 적당한 크기로 잘라야 합니다. 가로세로는 유리 슬라이드의 크기에 맞추고, 두께는 대략 5mm 정도로 합니다. 병변이 작아서 어디에 있는지 알기 어려울 때는 이상한 곳을 모두 연속적으로 잘라냅니다. 다음에, 잘라낸 조직을 파라핀(납)으로 채워서 파라핀·블록을 만듭니다. 이 파라핀 블록을 $3\mu m$ (3/1000mm)의 두께로 얇게 자른 후, 파라핀을 제거하고 염색한 것을 현미경으로 관찰하는 것입니다.

하지만, 이제 알겠지요. 암이 5mm보다 작은 경우, 파라핀 블록으로 채운 조직의 한가운데에 암부분이 묻혀 있으면, 블록의 표면에서 얇게 자른 절편 속에는 나타나지 않습니다. 암이 표본 사이에 숨어 버렸다고 생각되는 경우는, 물론 가능한 찾으려는 노력을 해야 합니다. 그러나 5mm 조직의 파라핀 블록을 하나 골라서, 그 전부를 두께 $3\mu m$의 표본으로 하면 1600장 이상이 됩니다. 1장의 표본을 구석구석 빠짐없이 관찰하는 데에 1분 걸린다고 하면, 모든 표본을 다 끝내는 데에 26시간 이상 걸린다는 계산이 됩니다. 단 한 개의 블록으로 이 양입니다. 이상한 것이 2개로 배가 된다고 생각하면, 암이 확인되기까지 철저히 탐색하는 것이 거의 불가능하다는 것을 알 수 있겠지요.

이 밖에, 표본에서 암이 확인되지 않을 때의 가능성으로, 암이 미소하여 생검으로 운 좋게 채취된 경우를 생각할 수 있습니다. 또 표본을 제작할 때, 블록내의 조직의 전면이 표본이 되도록 울퉁불퉁한 면을 조금 깎아내는 동안에, 미소한 병변이 소실되어 버린 경우 등도 생각할 수 있습니다.

그러한 이유로, 표본에서 암이 확인되지 않는 경우라도, 생검 표본에서 암의 진단이 확인되면, '수술 검체에서는 발견되지 않는 병변에서, 수술로 남겨 두지 않았다' 는 결론을 내립니다.

위암수술 시에 적출된 림프절 (9-8)

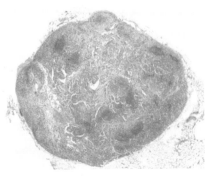

A.림프절①(약확대)
림프절의 여포구조가 확실하지 않고, 다소 흐리게
염색된 영역이 많다.

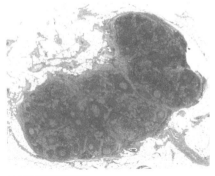

B.림프절②(약확대)
여포구조가 명료하여, 거의 정상으로 보인다.

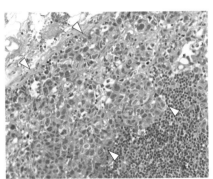

C.림프절①(강확대)
많은 암세포가 확인된다(△ 사이).

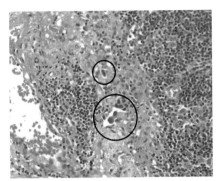

D.림프절②(강확대)
○으로 둘러싸인 부분에서, 여러 개의 암세포의 전
이가 확인된다.

표본에 나타난 범위에 한정된다고는 할 수 없다 (9-9)

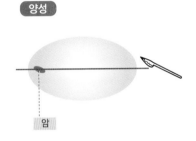

양성

암

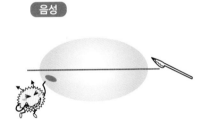

음성

■ ■ 병리의는 표본에 나타난 범위에 한정된다고는
할 수 없습니다 ■ ■

병리의가 항상 명심해야 할 것은, '우리들은 표본 속에 포함되어 있는, 관찰할 수 있는 범위내의 소견에 관해서만 말할 수 있다'는 점입니다. 암이라도, 내시경의 생검 조직에서 암을 포함하지 않는 주변영역을 채취하면, 병리진단은 '양성'이 됩니다. 이 보고를 듣고, '뭐야, 암이라고 생각했는데, 양성이었어?'라고 임상의가 판단해 버리면, 암을 간과하게 됩니다. 그러니까, 병리의와 임상의의 의사소통이 매우 중요합니다. '임상적으로는 암이 의심스럽습니까?' '그럼, 암부분이 채취되지 않았을 가능성이 있으니까 재검해 주십시오. 이번에는 의심스러운 곳과 그 주변의 가능한 많은 장소에서 조직을 채취해 주십시오'라는 대화를 교환하면, 간과를 예방할 수 있습니다.

전항에서 '수술 표본에서 암이 발견되지 않는다'는 말을 했지만, 표본 사이에 숨어버린 병변의 예를 또 하나 들고자 합니다. 그림 9-8은 암의 림프절전이입니다. A의 림프절은 대부분이 암세포로 치환될 정도로 전이된 암세포의 증식이 눈에 띄는데, B의 림프절은 저배율 사진에서는 거의 정상으로 보입니다. 그러나 B의 림프절을 높은 배율로 주의깊게 보니, 몇 개의 암세포가 발견되었습니다. 이와 같은 미소전이는 그림 9-9처럼 표본에 나타나지 않을 확률이 높다고 할 수 있습니다.

세포단위의 미소전이를 찾는 것이 임상적으로 어느 정도 의미가 있는지, 각 장기에 관하여 검토가 이루어지고 있습니다. 그러나 '수술로 곽청한 림프절에는 전이 없음'이라며, 암 전부를 잘라 냈다고 판정된 증례 중에서, 경과를 관찰하는 동안에 재발이나 전이가 발견되는 것은, 아마 이와 같은 '확인할 수 없는 전이가 있었다'는 예가 적지 않으리라 생각됩니다.

참고로, 림프절의 곽청은 암이 있는 영역에서 림프절의 흐름을 따라서, 그 앞에 있는 (암이 전이되어 있거나, 또는 전이되어 있을 가능성이 있는) 림프절을 계통적으로 절제하는 것을 말합니다. 암의 진행도에 따라서 절제범위가 정해집니다. 병리에서는 제출된 림프절을 모두 표본으로 하여, 어느 영역의 림프절에서 몇 개 중 몇 개의 전이가 있었는지를 보고합니다.

9

병리진단의 주요대상은 '종양'

대장폴립 : 어디부터가 암? (9-10)

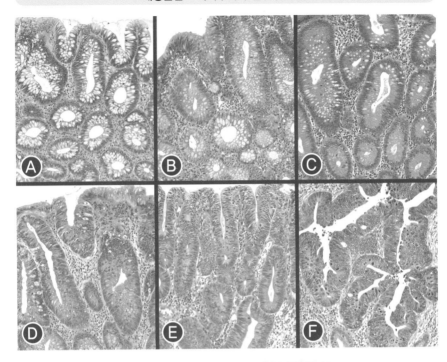

A~F까지, 정상에 가까운 것에서 악성이라고 생각되는 것까지 나열되어 있습니다. 하지만, 몇 번부터가 암일까요?

단계적으로 악성에 접근하는 것은 흰색에서 흑색으로 점점 회색이 짙어져 갑니다. 이것을 5단계로 분류하는 것은, 하단의 집단에 적용시켜서 넣는다는 것입니다. 경계영역에서는, 어느 쪽 집단에 넣어야 할지 혼란스러운 색조가 있는 것은 당연하다고 할 수 있습니다.

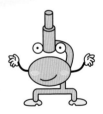

양성 ━━━━━━━━━━━━━━━━━━ 악성

대장폴립 : 미크로단위의 암진단 (9-11)

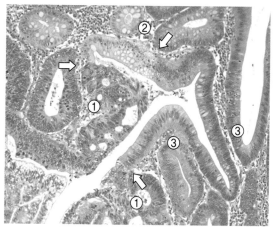

A.내시경적으로 절제된 대장폴립
나즈카의 지상그림과 같은 선관이 보이는데, 화살표를 경계로 이웃끼리 경계가 명료하게 소견이 다르다.

B, C의 결과에서, ①은 암, ②는 정상에 가까운 상피영역, ③은 선종 (양성종양)이라고 판정됩니다.

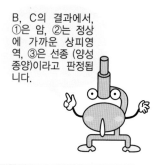

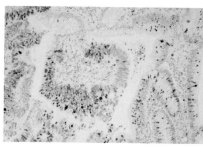

B.면역조직화학(Ki-67)
증식기에 있는 세포의 핵을, Ki-67이라는 항체로 염색한 것. ①에는 양성세포가 많고, ②에서는 발견되지 않으며, ③에는 뿔뿔이 산재해 있다.

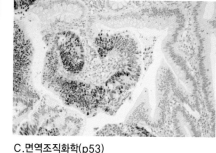

C.면역조직화학(p53)
p53이라는 암억제유전자에 이상을 일으킨 것을, 그 항체로 염색한 것. ①만 양성핵이 보이고, ②, ③은 음성이다.

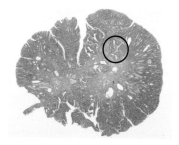

D.폴립의 전체상
선관의 사진은 ○의 주위를 강확대한 것.

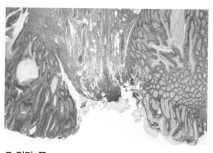

E.절단 끝
절제절단 끝은 정상점막이며, 선종도 암도 확인되지 않는다. 즉 암이 있어도, 폴립을 떼어내는 것만으로 전부 잘라낸 것이 된다.

일본에서는 장기별 또는 종양별로 암 취급 규약이 정해져 있습니다. 이 규약은 각 암을 전문으로 취급하는 학회 중에서, 그 암이 발생하는 장기를 전문으로 하는 임상의(암전문의), 방사선진단의, 병리의 등이 그룹을 만들어 검토하고, 'TNM분류 등의 임상병기의 결정법' '영상진단의 기재방법' '생검재료나 수술재료의 표준적 검색방법이나 소견의 기재방법' '병리조직학적 분류' '치료효과의 판정방법' 등을 정한 것입니다. 전국통일로 암의 취급 방법이 정해져 있어서, 통계데이터가 쉽고, 반대로 환자를 분류에 적용시키면, 모여 있는 데이터를 참고로 예후나 치료의 유용성에 관하여 얘기할 수 있습니다.

따라서 당연한 일이지만, 병리의는 각 과의 임상의로부터 이 취급 규약에 따른 진단 보고서의 기재를 구할 수 있습니다. 출판되어 있는 취급 규약에는 분류의 약정과 자세한 설명, 각각의 전형적인 소견의 사진이 실려 있으니까, 그것을 참고로 하면 큰 실수는 없을 것입니다. 그리고 기본적인 병리소견은 문장으로 기재하지 않아도 약정에 따른 기호를 기입하는 것만으로, 정확하게 전달할 수 있습니다.

이와 같이 언뜻 보기에 좋은 것 같지만, 실은 현재 출판되어 있는 암 취급 규약이 표처럼 25권이나 됩니다. 그리고 각각의 장기·조직마다, 취급 방법이나 임상소견 및 병리소견을 기재하는 경우의 약어, 그 약어의 정의가 다릅니다. 게다가, 몇 년마다 개정이 되는데, 새로운 분류가 추가될 뿐 아니라, 약어가 바뀌거나, 분류가 바뀌면, 내용이 싹 변하는 경우도 적지 않습니다. 전문가끼리 데이터의 집적을 근거로 서로 얘기하며 변경을 정하지만, 경우에 따라서는 '이 점에 관해서 데이터를 모으려고 한다'며 의도적으로 항목을 추가하기도 합니다.

표를 보면, 암 환자를 담당하는 임상과는 뇌외과부터 정형외과, 부인과, 비뇨기과까지 여러 갈래에 걸쳐 있는 것을 알 수 있습니다. 그런데 병리의는 혼자서 이 모든 것에 대응해야 하는 것입니다. '취급 규약에 따른 기재를 부탁합니다'라고 해도, 거의 보지 못한 종양 등을 기억할리도 없고, 규약서를 뒤져서 기재방법을 검사하는 처지가 됩니다. 게다가, 규약을 만든 그 장기를 전문으로 하는 병리의가 분류한 것은, 전공이 아닌 병리의에게는 '어느 쪽에 넣어야 할지' 혼란스러운 예가 적지 않습니다. '관찰한 것을 그대로 기술하는 편이 상당히 빠르고 편해!'라고 생각하는 경우도 종종 있어서, 병리의로서는 '고민거리'이기도 합니다.

참고로, 일본의 취급규약 외에도 WHO가 발표한 각 장기의 병리조직분류가 있는데, 내용이 같은 점과 다른 점이 있어서 복잡합니다. 게다가 WHO분류도 암기했을 무렵에는(?) 대폭 개정이 추가되었습니다. '일본의 취급규약과 WHO분류의 병기(倂記)를 부탁합니다'라는 소리에 오싹해지는 병리의가 나 혼자만은 아니리라 생각합니다.

● 현재 출판되어 있는 암취급규약

1.식도암, 2.위암, 3.대장암, 4.원발성 간암, 5.담도암, 6.췌장암, 7.뇌종양,
8.두경부암, 9.폐암, 10.종격종양, 11.유방암, 12.갑상선암, 13.피부악성종양,
14.악성 골종양, 15.악성 연부종양, 16.자궁경암, 17.자궁체암, 18.융모성질환,
19.난소종양, 20.신장암, 21.부신종양, 22.신우·요관암, 23.방광암,
24.전립선암, 25.정소종

● 현재 출판되어 있는 WHO분류

1.신경계(중추신경·말초신경)의 종양,
2.소화기계(식도~직장항문, 간·담·췌장)의 종양,
3.조혈기, 림프망내계 종양,
4.골·연부조직의 종양,
5.유선, 여성생식기계(자궁, 난소, 난관, 태반)의 종양,
6.요로계(신장, 요관, 방광, 요도), 남성생식기계(전립선, 고환)의 종양,
7.폐, 흉막, 흉선, 심장의 종양,
8.내분비계(하수체, 갑상선, 부갑상선, 부신)의 종양,
9.두경부장기 전반의 종양
10.피부의 종양

● 규약은 병리의 울리기

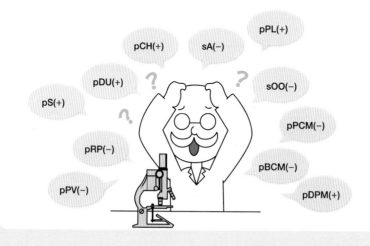

■ ■ '나는 이것을 암이라고 합니다'
'아니 나는 암이라고 하지 않습니다' ■ ■

이것은 병리학회 총회의 대장암에 관한 심포지움에서 실제로 주고받은 대화입니다. 대장폴립에 보이는 '진행암'에서는 어디부터 '암'이라고 할지 의견이 갈리는 예입니다. 진단을 위해서 많은 기준이 세워져 있지만, 사람의 얼굴이 모두 다르듯이, 암의 형태도 완전히 같지는 않습니다. 그 중의 작은 소견에서 판정하므로, 근거로 하는 것이 다르면 진단도 달라집니다. 이 심포지움에서는 대장암의 병리진단에 관한 전문가 10인에게 같은 표본을 보고 진단하게 했더니, 몇 가지 증례에 관해서 '양성'부터 '악성'까지 의견이 나뉘었다는 보고가 있었습니다.

대장암의 진단 기준이 구미와 일본에서 달라서, 일본에서는 상피내암이라고 진단하는 것에 관해서, 구미에서는 '암의 전단계'라고 판정하는 것은 9-2절에서 설명한 대로입니다. 일본에서는 '폴립 속의 암'이라고 생각하는 것이라도, 구미에서는 암이라고 판정하지 않는 것은, 구미에서 '암'이라고 진단한 경우에는 모든 예에서 외과의가 폴립 부분뿐 아니라 장을 절제해 버리는 시대가 있었기 때문이라고 합니다.

이와 같이, '누가 보아도 암'인 경우가 아닌 경계영역에서는, 진단이 나뉘는 경우가 적지 않습니다. 대장의 폴립인 경우, 실제로는 폴립을 근원부터 모두 적출해 버리면, 설사 폴립 속에 암이 있든 없든, 예후에 변함이 없습니다. 그러나 여기에서 문제가 되는 것은, 환자의 예후가 아니라 '암의 정의'입니다. 이 '학문적 논쟁'에 종지부를 찍는 날이 올까요.

■ ■ 경도, 중등도, 고도라는 애매한 표현 ■ ■

병리소견을 '경도' '중등도' '고도'라고 하는 표현이 일반적이며, 병리진단의 리포트에서도 흔히 볼 수 있습니다. 그러나 무엇을 기준으로 분류하는지 애매하며, 판정하는 사람에 따라서 차이가 있습니다.

나는 예전에 학위논문을 쓰기 위해서 100장 이상의 표본을 관찰하면서, 여러 가지 소견에 관해서 '없음' '경도' '중등도' '고도'라고 체크했습니다. 지도의와 둘이서 각 소견의 정도를 판정해 가는데, 증례를 구별하지 않고 블라인드로 이것을 반복해 보니, 매일 판정에 약간의 차이가 있었습니다. 결국, 몇 달이나 걸려서, 둘이서 모든 표본에 관하여 3회 재평가를 하여 최종적인 데이터를 만들었는데, '없음=0점, 경도=1점, 중등도=2점, 고도=3점'이라는 수치로 변환해 봤더니, 원래 객관성이 없는 데이터인 점에 변함이 없어서 초조했습니다. 과학논문은 '누가 검증해도 같은 결과가 나오는 것'이 아

자궁경부의 이형성 (9-12)

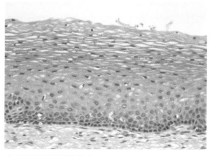

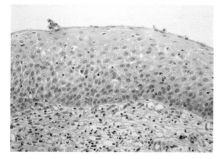

A.정상 중층편평상피
거저층(심부측)에서는 작은 핵세포가 깨끗히 일층으로 배열되어 있다. 중층에서는 핵도 세포질도 약간 커지고, 표층(위)으로 감에 따라서 편평화되고 있다.

B.경도 이형성
기저층의 세포핵이 약간 커지고, 배열도 흩어져 있다. 그러나 중층부터 표층에 걸쳐서 편평화되어 가는 상은 정상과 큰차는 없다.

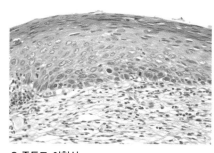

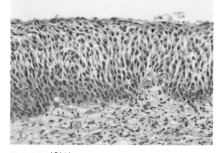

C.중등도 이형성
기저측 2/3 정도의 세포에서, 핵의 종대나 세포배열의 혼란이 보인다. 표층측이 편평화되어 있다.

D.고도 이형성
거의 전층에서, 세포질에서 차지하는 핵의 비율이 높아지고, 세포의 배열도 흩어져 있다. 가장 위층만 약간 편평화되어 있다.

> **Column**) 이형성(異型性)과 이형성(異形成)의 차이

　이형성(異型性 : atypia) 은 조직의 구조나 세포의 형태가 정상과 다른(정상과 차이가 있는) 것을 말합니다. 이형성(異型性)이 심하면 종양이 의심스럽습니다. 재생이나 화생에서도 원래의 형태와는 다른 경도의 이형성이 보이는데, 양성이형이라고 판정합니다.
　이형성(異形成 : dysplasia)은 구조이형이나 세포이형이 있는 병변으로 암에는 이르지 않은 것, 즉 전암병변을 가리키는 말로 사용됩니다(그림 9-12). 또 종양성병변 이외에서는, 발생과정에서 조직의 형성이상(形成異常)에도 이형성(異形成)이라는 말이 사용되기도 합니다.

니면 의미가 없으므로, 판정의 기준을 명확히 나타내야 하는데, 이것이 어렵습니다.

대장폴립의 암화와 마찬가지로, 자궁경부에 발생하는 암도, 사람유두종바이러스의 감염에 의해서 점차 암으로 진전되어 가는 종류입니다(그림 9-12). 이 단계가 '경도 이형성'에서 '중등도 이형성' '고도 이형성' '상피내암'으로 분류됩니다. 그러나 경계영역의 병변은 판정자에 따라서 분류가 다를 수 있고, 실제로 '경도로 할 것인가, 중등도에 넣을 것인가' 판정하기 혼란스러운 경우도 적지 않습니다. 판정 기준은 취급 규약에 정해져 있지만, 게재된 문장을 읽으면 분류할 것 같이 생각되어도, 실제 표본을 보면 혼란스러워집니다. 또 훌륭한 병리의가 'ㅇㅇ이다!' 라고 단정하면 아무도 반론할 수 없다는 것도, 병리소견의 미묘한 점이라고도 할 수 있습니다.

Column   '자네들, 이것이 보이지 않는가!'

이것은 나의 은사이신 고 矢島權八교수님이 병리학 교실의 증례 검토회에서 자주 하셨던 말씀입니다. 슬라이드로 투영되는 어려운 현미경사진의 소견에, 교실의 전원이 머리를 쥐어짜며 '저것도 아니야, 이것도 아닌데……' 라고 의논하고 있으면, 터벅터벅 벽에 비친 사진 앞에 가서, 구석의 일부를 가리키며, '자네들, 이것이 보이지 않는가!' 라고 소리치셨습니다. 거기 소견에서 진단이 일목요연하지 않은가, 라고 말씀하시는 것이었습니다. 대학원생이었던 나는, '거기 있는 것이 보이지 않았다' 라는 딜레마보다도, '보이는 사람에게는 보이는구나……' 라는 대단함에 매료되었습니다.

연수시절, 표본을 가지고 선배 병리의에게 가르침을 요청하러 가면, 선배는 함께 현미경을 들여다보면서, 우선 '왠지 이상하다' '전체적인 분위기가 이상한 느낌이 든다' 라는 표현을 합니다. '무슨 비과학적인 말을 하는 거야?' 라고 당황하겠지만, 자신이 지도하는 입장이 되면, 같은 말을 하게 된다는 것을 깨닫게 될 것입니다.

쓱 표본을 보았을 때에, 첫인상으로 '느끼는' 것이, 올바른 진단을 내리는 중요한 포인트가 되는 것입니다. 그러나 어디가 어떻게 이상한지, 그 시점에서는 말로 설명할 수가 없습니다. 또 특히 '분명히 뭐가 있을 것' 이라고 찾는 것이 아니더라도, 현미경을 들여다 봤을 때에, 표본 속에서 세포가 부르는 (이상한 세포가 눈에 들어오는) 경험도 때로는 합니다. 矢島선생님이 '자네들, 이것이 보이지 않는가?' 라고 말씀하신 의미도, 경험을 쌓으면 알게 될 때가 있을 것입니다.

단 한편으로, 병리의는 누구나, 진단을 함에 있어서, 상태가 좋은 날과 나쁜 날이 있을 것입니다. 상태가 좋을 때는 중요한 소견이 눈에 꽂혀서 망설임 없이 진단할 수 있는데, 상태가 나쁠 때는 좀처럼 판단을 내리지 못하고 시간만 흘러갑니다. '밤중까지 열심히 현미경을 봤는데도 결론을 내리지 못했는데, 한잠 자고 나서 다음날 아침에 보니 일목요연하게 소견이 보였다' 라는 경험을, 병리의 모두, 적잖이 가지고 있을 것입니다.

병리진단과 틀린 그림 찾기의 공통점

병리진단은 틀린 그림 찾기와 비슷합니다. '비교대상이 되는 정상상이 병리의의 머리 속에 있는 것' '틀린 그림의 유무와 개수를 알 수 없는 것'의 차이는 있지만, 현미경으로 상을 보고 정상과 다른 소견을 찾는다는 의미에서는 매우 비슷하다고 생각합니다.

■ ■ 틀린 그림 찾기를 해 봅시다 ■ ■

왼쪽 그림과 비교하여, 오른쪽 그림은 어디가 다를까요? 너무 간단합니까? "틀린 그림 찾기"가 병리진단과 어떤 관계가 있는지, 지금부터 설명하겠습니다.

■ ■ 이것은 누가 보아도 '틀린다!' ■ ■

- 관객 속에 우주인이 있다
- 타자가 테니스 라켓을 들고 있다
- 심판이 없다

틀린 그림 찾기 (9-13)

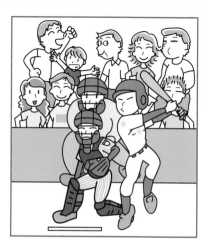
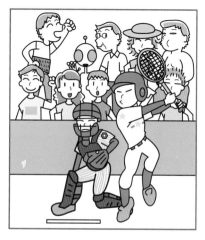

이것은 바로 알겠지요. 통상은 있을 수 없는 일로, 완전히 틀렸다고 할 수 있습니다. 암 진단에서는 '누가 보더라도 암'인 셈입니다.

❶ 있어서는 안되는 것이 있다

그림 9-14는 수술로 절제된 폐암입니다. 사진A의 화살표 부분에 큰 흰색 종양이 있습니다. 사진 B는 종양과 정상폐의 경계부를 현미경으로 본 것입니다. 왼쪽 아래의 폐포영역(정상 폐)과 경계가 명료하고, 종양 부분(오른쪽 위)에서는 세포가 충실성으로 밀접하게 증식되어 있습니다. 이것은 관객석의 우주인이나 타자의 테니스 라켓과 마찬가지로, 누가 보더라도 틀린 것을 알 수 있습니다.

폐암-있어서는 안되는 것이 있다 (9-14)

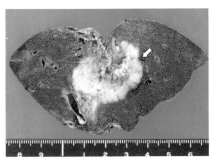

A.폐암(육안소견)
중앙의 흰 부분이 폐암. (50대 남성)

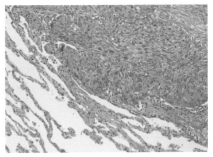

B.경도 이형성
오른쪽 상반부가 충실성으로 증식하는 폐암.

❷ 있어야 할 것이 없다

그림 9-15A는 유방암과 정상 부분의 경계를 찍은 현미경 사진입니다. 오른쪽 위와 왼쪽 아래에 세포가 둥글게 관을 만들듯이 배열되어 있습니다. 한쪽이 암이고, 다른 한쪽은 정상인데, 이것을 한눈에 감별해야 합니다. 포인트는 암 부분에는 근상피세포가 없는 점입니다.

젖이 나오는 관은 그 주위를 근상피세포라는 세포가 둘러싸고 있습니다. 근상피세포는 수축력이 있어서, 아기가 젖을 빨면 그 자극으로 수축되어 젖을 짜내는 활동을 합니다. 그런데 암인 경우는 내측의 관을 만드는 세포만 증식하여, 관의 구조는 만들어도 근상피세포를 수반하지 못하는 것입니다.

사진B는 이 근상피세포가 가지고 있는 액틴이라는 단백질을 갈색으로 염색한 것입니다. 오른쪽 위는 관 주위를 갈색세포가 테두리를 두르고 있는 것이 보이는데, 왼쪽 아래는 보이지 않습니다. 즉, 왼쪽 아래가 암인 것입니다. 이것은 심판이 없는 것과 마찬가지로, 있어야 할 것이 없는 예입니다. 또 병리의는 특수한 염색을 하지 않아도, 사진 A의 H-E염색의 표본으로 근상피세포의 유무를 분별하여, 바른 진단을 하고 있습니다.

유방암에는 있어야 할 것이 없다 (9-15)

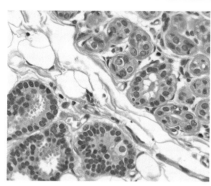

A.유방암(H-E염색)

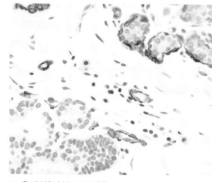

B.유방암(면역조직화학)

아래 2장의 사진은 대장 폴립으로, 모두 마주 보는 왼쪽이 표면입니다. 한쪽은 과형성이며, 다른 한쪽은 종양(양성)인데, 분별할 수 있겠습니까?

대장폴립-어느 쪽이 종양? (9-16)

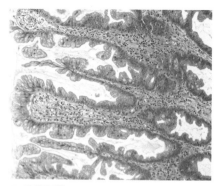

A.대장폴립①

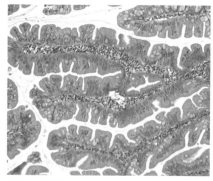

B.대장폴립②

사진 A, B는 모두 가는 관(음와)의 안쪽이 톱니처럼 들쭉날쭉합니다. 단 잘 보면, 사진 A에서는 표면(왼쪽) 쪽이 세포가 크고 포체가 밝게 보이며, 심부(오른쪽) 쪽이 핵이 밀집하여 보라색이 진하게 보입니다. 이에 반해서, 사진 B에서는 표면도 심부도 그다지 변함이 없습니다.

심부의 핵이 밀집한 영역을 증식대(增殖帶)라고 하며, 세포분열이 이 주변에서 일어납니다. 새로 생긴 세포는 순서대로 표면으로 밀어 올려지고, 성숙하여 점액을 분비하게 됩니다('표층으로의 분화'). 그로 인해서, 세포질에 점액을 포함한 표면측 세포가 밝게 보이는 것입니다. 그런데 종양이 되면, 세포가 어디에서나 증생하므로, 본래 있어야 할 증식대가 보이지 않고, 표층으로의 분화도 확인되지 않습니다. 즉, 사진 A가 과형성이며, 사진 B가 선종입니다.

대장암은 선종으로 이루어진 폴립에서 발생하므로, 양성이라도 종양을 발견하는 것이 중요합니다. 여기에서도 '있어야 할 것이 없는' 것이, 과형성과 선종을 감별하는 중요한 포인트가 됩니다.

■ ■ 좀 이상하네? ■ ■

- 관객 중에 상반신이 나체인 남자가 있다
- 관객 중에 복띠를 하고 있는 사람이 있다

이것은 확실히 그림이 틀립니다. 그럼, 이 틀린 그림은 '있어서는 안되는 것'일까요? 야구장에서 상반신이 나체인 경우 빈축을 사겠지만, 우주인처럼 '절대로 틀렸다'고는 할 수 없습니다. 또 다른 관객이 반소매를 입은 더운 날씨에 복띠를 하고 있는 것도 이상하지만, 그런 사람도 있을 수 있으므로, '틀렸다'고는 할 수 없습니다.

암의 진단에서 말하자면, 이것들은 '전암상태일지도 모른다……'는 경우와 비슷합니다. 이와 같이 '좀 이상한' 경우는 판정자에 따라서 의견이 달라지기도 하고, 정도에 따라서는 경과를 보거나 다른 소견과 함께 생각해야 합니다. 그림 9-10의 대장폴립의 사진을 보십시오. 대장암 진단을 전문으로 하는 병리의라도, 이와 같이 양성에서 악성으로 연속적으로 변하는 병변은 어디부터 암(틀린 그림)이라고 판정하는지가 어렵습니다.

■ ■ 달라졌어도 '틀린 것'은 아니다! ■ ■

- 관객의 남녀의 위치가 바뀌었다
- 관객 중에서 모자를 쓴 사람이 있다

이것도, 확실히 그림에 '차이'는 있지만, '틀렸다'고는 할 수 없지요. 정상적으로 있을 수 있는 차이의 범위내라고 할 수 있습니다.

현미경으로 관찰하면, 병변 조직에는 통상, 정상 조직과 비교하여 뭔가 '차이'가 나타나고 있습니다. 이 '차이'를 '염증'이나 '종양' 등과 분류하여 병명을 짓는 것이 병리진단학입니다. 그 중에서, '차이'가 절대적이면, '암'이라고 판정하게 됩니다. 이 그림의 차이는, '있을 수 있으니까, 틀린 것이 아니다'라고 간단히 판정할 수 있지만, 실은 암의 진단에서는 '있을 수 있다'거나 '절대적으로 틀린 것이 아니다'라는 판정이 어려운 경우가 적지 않습니다.

그림 9-17A는 정상 위점막이며, 사진 B는 장상피화생을 일으킨 위점막입니다. 세포의 형태는 전혀 다릅니다. 그러나 사진 B는 장의 점막과 비슷하며, 세포이형이나 구조이형이 없습니다. 즉, '차이'는 있어도 '틀린 것'이 아니므로, 암이 아닙니다.

화생-다르긴 해도 '틀린 것'은 아니다 ! (9-17)

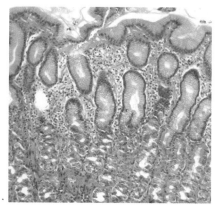 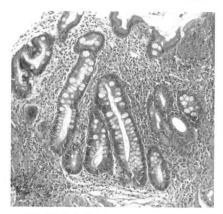

A.정상 위점막
위저선영역의 위점막으로, 만성염증이 보이지만 상피의 상태는 거의 정상.

B.장상피화생의 위점막
만성염증에 가해지며, 상피가 술잔세포(세포질이 둥글고 밝게 비어 보이는 세포)를 많이 포함하는 장의 상피로 변화되고 있지만, 악성소견이 아니다. (같은 증례의 다른 부위)

9

병리진단의 주요대상은 '종양'

■■ 다르지만 '틀린 것'인지의 여부를 알 수 없다? ■■

- 관객 한 사람(어린이)이 없어졌다
- 심판 뒤에 있었던 관객이 보인다
- 포수의 유니폼 로고가 다르다

이것도 그림에 '차이'는 있어도, '틀린 것'이라고는 할 수 없습니다. 단, 어린이가 없어진 것은 대단한 '잘못'(행방불명!?)일 수도 있습니다. 또 심판 뒤에 있었던 관객은 '틀린 것'인지의 판정도 어려워집니다. 포수의 유니폼 로고가 다른 것은 찾았습니까? 이 그림에서는 '차이'는 있어도 '틀린 것'이라고는 할 수 없는데, 실은 다른 팀의 로고를 붙인 것이라면 명백한 '잘못'이겠지요.

이와 같이 '다르지만, 틀린 것인지의 여부를 알 수 없는' 상태가 병리진단에서도 일어날 수 있습니다. 그러나 '모르겠다'는 답을 하는 것은 매우 용기 있는 일입니다. 그것은 '혹시 나만 모르는 것이 아닐까?'라고 불안해지기 때문입니다. 특히 연수 중인 병리의는, 공부 부족을 항상 자각하고 있으니까, 보고서에 '모르겠습니다'라고는 쓰지 못하고, 우왕좌왕하는 경우도 적지 않습니다. 나이를 먹은 병리의라도, '이것은 누가 보아도 결론을 내릴 수 없어!'라고 자신 있게 말할 수 있는 사람이 거의 없습니다. 나이를 먹어서 뻔뻔스러워지면 모르겠지만?!

실제로, 현미경으로 관찰해도 알 수 없는 경우, 특수한 염색을 하거나 문헌을 조사하여 알 수 있는 경우도 많지만, 그래도 알 수 없는 경우가 있을 수 있습니다. 전문가에게 상담해도, 전문가 사이에서도 의견이 갈리는 경우가 드물지 않습니다. 그와 같은 경우는 무턱대고 시간을 보낼 것이 아니라, '이것은 어려워서 결론을 내리기가 힘들다'라는 정보를 빨리 환자에게 전달하고, 앞으로 어떻게 할 것인지를 임상의와 함께 생각해 보는 것이 매우 중요합니다.

그림 9-18A는 정상 위점막표층입니다. 선와상피라는 타입의 세포가 관을 만들어 내강(위쪽)으로 개구되어 있는 것을 알 수 있습니다. 이 관을 통해서, 점액이나 소화액이 분비되고 있습니다. 관의 안쪽에 핑크색 세포질이 있으며, 핵은 일층에서 바깥쪽으로 배열되어 있는 것을 알 수 있습니다.

사진 C, D는 마찬가지로 위의 점막의 표층이지만, 약간 상태가 다릅니다. 그 중 한쪽은 양성 변화이며, 다른 한쪽은 암인데, 알겠습니까? 사진 C는 세포질의 색이 다소 진한 것에 추가하여, 핵의 위치가 뿔뿔이 흩어져 있으며, 안쪽 라인도 들쑥날쑥해 보입니다. 사진 D는 세포질은 다소 밝지만, 정상 색과의 차이는 사진의 촬영 조건에 의한 색조의 차이 때문일 수도 있습니다. 핵은 관의 바깥쪽에 거의 일렬로 배열되어 있는 것처럼 보입니다. '정상인 형태의 차이'에서 보면, 사진 C가 암이고, 사진 D는 정상 범위내겠지요?

판정이 어려운 예(강확대상) (9-18)

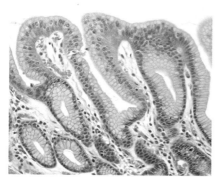

A.정상
위의 표면을 덮는 선와상피.

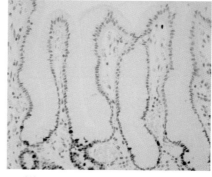

B.정상
증식기에 있는 세포의 핵을 염색해 보면, 심부측 (증식대)에 국한되어 있는 것을 알 수 있다. (Ki-67 면역조직화학)

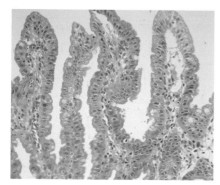

C.증례①
위점막의 표층의 확대사진. 정상에 비해 세포의 색이 다소 진하고, 핵의 위치도 뿔뿔이 흩어져 보인다.

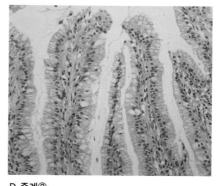

D.증례②
마찬가지로, 위점막의 표층의 확대사진. 정상보다 세포의 색이 밝지만, 핵은 관의 바깥쪽에 일렬로 배열되어 있다.

9

병리진단의 주요대상은 '종양'

그림 9-19는 이 2례를 좀 더 저배율로 촬영한 것으로, 각각 □로 둘러싸인 곳이, 앞에서 나타낸 사진입니다. 사진 A는 왼쪽 위에 보이는 정상에 가까운 영역에서 □의 영역을 향해서, 연속적으로 병소로 이행하고 있어서, 궤양의 치유과정에 있는 재생상피의 소견이라고 판정했습니다. 이에 반해서 사진 B는 선관이 아래쪽으로 깊게 침윤성 증식을 나타내고 있어서, 고분화선암이라는 것이 확인되었습니다. 실은 양쪽 모두 판정이 어렵고, 특히 사진 오른쪽의 예는 처음 생검에서 진단을 결정하지 못하고, 재검에서 사진과 같은 침윤이 확인되어, 겨우 암이라고 진단할 수 있었습니다.

판정이 어려운 예 (약확대) (9-19)

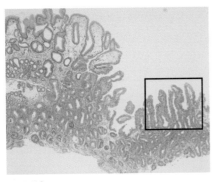 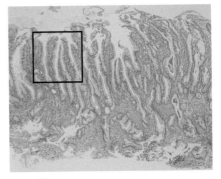

A.증례①
그림 9-18은 □영역의 강확대. 왼쪽의 정상 점막에서 연속적으로 이행하고 있어서, 재생성 변화라고 판정하였다.

B.증례②
선관이 아래쪽까지 침윤성으로 증식되어 있어서, 선암이라는 것을 알 수 있다.

그림 9-20은 증식기에 있는 세포의 핵을 갈색으로 염색한 것입니다. 왼쪽 사진에서는 양성(갈색) 핵은 심부측(증식대)에 많고, 표층에는 보이지 않습니다. 이에 반해서 오른쪽 사진에서, 양성 핵은 표층에서 심부까지 전체적으로 분포되어 있는 것을 알 수 있습니다. 정상 구조에서 세포증식은 증식대라는 영역에서 일어나며, 생긴 세포는 순서대로 표면으로 밀어 올려집니다. 그러나 암에서는 어느 영역에서나 세포증식이 일어나므로, 염색으로 양성을 나타내는 세포의 분포가 다른 것입니다. 이와 같은 특수 염색도 차이를 감별하는 한 가지 방법입니다.

판단이 어려운 예-면역조직화학의 소견 (9-20)

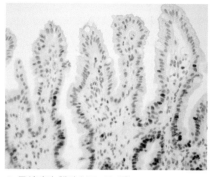

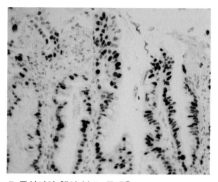

A.증식기의 핵의 분포-증례①
재생을 위한 증식으로, 양성 핵이 정상보다도 표층
근처까지 분포되어 있지만, 최표층에는 양성 핵이
보이지 않는다. (Ki-67 면역조직화학)

B.증식기의 핵의 분포-증례②
양성 핵이 많고, 최표층까지 넓게 분포되어 있어서,
암의 소견이라고 판정된다. (Ki-67 면역조직화학)

Column 병리진단과 올림픽

4년에 1번 열리는 스포츠 제전 중에는 온 세계가 떠들썩합니다. 육상경기에서는 1/100초까지 정확한 시간이 계측되고, 골에서는 사진판정까지 사용하여 승패가 결정됩니다. 한편, 체조 등의 채점 경기에서는 여러 명의 심판이 주는 점수에 의해서 승패가 결정됩니다. 물론, 기술의 난이도나 완성도에 따라서, 기본점수, 가점, 감점 등의 상세한 채점방법이 정해지며, 공평성을 유지하게 되어 있습니다. 그러나 심판에 따라서 점수가 달라지는 것을 보면, 평가에 심판의 주관이 들어가는 것을 부정할 수 없습니다.

돌아가서 병리진단을 생각하면, 이것도 역시 병리의에 의한 '판정'입니다. 또 자세한 판정 기준이 정해져 있어도, 경기처럼 같은 연기의 완성을 겨루는 것이 아닙니다. 자유로운 생체의 소견을, 어떤 기준에 적용하여 채점하려는 것이므로, 까다롭다고도 할 수 있겠습니다.

많은 임상의(와 그 환자)는 병리진단결과만을 듣고 싶어합니다. 그러나 병리의는 보고서에 '판정에 이른 이유나 문제점' '감별진단으로 열거된 것 중에서 완전히 부정할 수 없는 것' '경과관찰의 부탁' 등, 여러 가지 정보나 의견을 기재하고 있습니다. 이것은 결코 변명이 아니라, 판정을 내린 이유로서 반드시 알아두어야 하는 것입니다.

환자나 가족은 '경우에 따라서는 병리의로부터 직접 얘기를 듣는' 자세가 매우 중요합니다. 병원이나 병리의는 그 희망에 부응하는 제도를 만들어 가야 합니다.

■■ 이것은 틀린 것인가? ■■

● 그림의 배경에 작은 얼룩이 있다

그림의 얼룩을 '틀린 그림' 이라고 지적할 수 있을까요? 게임의 틀린 그림 찾기는 보통, 인쇄의 긁힘 등은 무시한다는 암묵의 양해가 있습니다. 그 때문에, 얼룩은 틀린 그림에는 들어가지 않는다고 생각하는 분도 많을 것입니다. 실은, 이것은 '보이는데 보이지 않는다?!' 라는 패턴과 비슷합니다.

필로리균(그림 9-21)은 옛날부터 사람의 위점막에 부착되어 있었습니다. 그러나 일본에서는 연간 몇 만건이라는 위생검이 행해져 왔음에도 불구하고, 균의 존재를 지적한 사람은 아무도 없었습니다. '위산 속에 살아 있는 세균이 있을 리 없다' 라는 상식에 사로잡혀서, 보여야 할 것이 눈에 들어오지 않았던 것입니다.

그림 9-22는 위점막의 조직의 생검에서, 같은 환자의 다른 부위에서 채취한 것입니다. 모두 점막고유층 영역에 검은 입자처럼 림프구가 충만되어 있습니다. 사진 B에는 표면을 덮는 상피에 장상피화생이 보이지만, 강한 이형은 없는 것 같습니다. 그럼, 2장의 사진에서 가장 큰 차이는 무엇일까요?

그림 9-23A, B는 그림 9-22와 같은 조직에 대하여, 상피가 갖는 케라틴이라는 단백질을 염색한 것입니다. 사진 A는 선관구조를 취하는 상피부분이 갈색으로 염색되어 있습니다. 한편, 사진 B는 표면을 덮는 상피가 어렴풋이 염색되어 있을 뿐이지만, 위의

누구에게도 보이지 않았던 필로리균 (9-21)

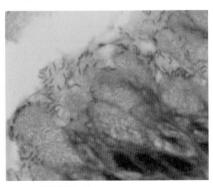

A.H-E염색(강확대)
보라색 실보풀처럼 보이는 것이 필로리균. 점막의 상피에 무수히 부착되어 있는 것을 알 수 있다.

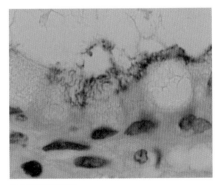

B.면역조직화학
필로리균에 대한 항체를 사용하여 염색하면, 균이 갈색으로 염색되어 확인할 수 있다.

좌우 사진의 차이는? (9-22)

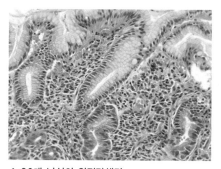

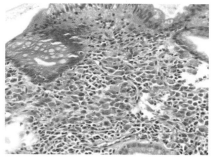

A.60대 남성의 위점막생검
간질에서 럼프구 침윤이 눈에 띈다.

B.같은 증례의 다른 부위
상피에서 장상피화생이 보이지만, 이형은 심하지
않다. 그 밖에 차이는?

무서운 간과-인환세포암 (9-23)

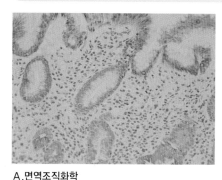

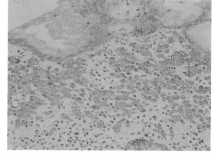

A.면역조직화학
상피가 갖는 케라틴이라는 단백질에 대한 항체로
염색한 것. 상피가 양성(갈색)으로 물들어 있다.

B.면역조직화학
상피 이외에, 간질내에서 뿔뿔이 흩어진 양성 세포
가 확인된다. 이것이 인환세포

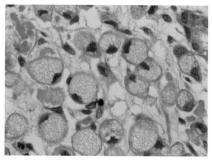

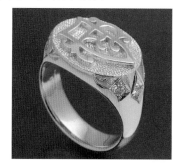

C.인환세포암(강확대)
40대 남성의 수술표본. 암세포는 오른쪽 사진의
'인환' 과 똑같은 형태를 하고 있다.

D.인환
서양에서 사용하고 있는 인감용 반지.

사진에서 림프구의 덩어리로 보인 영역에, 갈색으로 물든 세포가 분포되어 있는 것을 알 수 있습니다. 이것이 인환세포암이라는 종류의 암세포입니다. 선관구조 등은 형성되지 않고, 서양의 인감용 반지(인환 : 그림 9-23D)와 같은 형태의 세포가, 간질 속에서 뿔뿔이 흩어져 증생하는 것이 특징입니다. 다시 한번, 그림 9 -22로 돌아가 보면, 이 세포들이 보이지 않을까요?

이와 같이 세포가 한 덩어리가 되어 증식하고 있는 장소가 채취된 조직에 포함되어 있으면, 병리의는 바로 암이라고 알 수 있습니다. 그러나 경우에 따라서는, 채취된 조직 끝에 여러 개의 암세포가 여기저기 보이기도 합니다. 틀린 그림 찾기라면, '못 찾겠다' 로 끝나겠지만, 병리진단에서의 간과는 환자의 생명과 관련됩니다. 병리의는 전송대(傳送帶) 작업처럼 차례로 표본을 바라보고 진단해 가는 동안에도, 이와 같은 세포의 간과가 없도록 세심한 주의를 기울여야 합니다.

■ ■ 정보에 따라서 판정이 달라진다!? ■ ■

지금까지는 상식적인 범위내에서 '다른 것' 인지 '틀린 것' 인지를 판정했지만, 여기에서는 다른 정보가 주어지면 판정이 어떻게 달라지는지를 생각해 봅시다.

❶ '이 야구팀에서는 우주인이 마스코트여서, 이 의상을 입은 응원단이 유명합니다'

⇒ 그렇게 되면, '절대적으로 틀렸다' 고 했던 관객 속의 우주인이 단지 다른 그림이 되어 버립니다.

❷ '이 후, 어린이가 한명 행방불명이 되었습니다'

⇒ 이 정보가 있으면, 관객 속에 어린이가 없는 것이 간과해서는 안되는 중요한 포인트가 됩니다.

❸ '인쇄의 얼룩도 체크하십시오'

⇒ 이와 같은 의뢰가 붙어 있으면, 그림의 배경에 있는 얼룩은 '틀린 그림' 으로 물론 체크하고, 그것에 주의를 기울이면, 간과하는 일도 없을 것입니다.

이러한 정보가 병리진단에서 말하는 임상정보입니다. 병리를 모르는 의사 중에는

'병리는 임상정보에 헷갈리지 않도록, 표본으로만 진단해야 한다' 라는 사람이 있습니다. 확실히, '임상적으로는 양성 위궤양' 이라는 진단으로 조직이 보내진 경우, 그 생각으로 관찰하여 암을 간과할 가능성이 없는 것은 아닙니다. 그 때문에 많은 병리의는 우선 임상정보를 읽지 않고 표본을 관찰한 후, 제대로 임상정보를 읽습니다.

그러나 병리의는 잠자코 앉아 있다가 딱 맞추는 점장이가 아닙니다. 앞에서 기술하였듯이, '병변을 채취할 생각이었으나 채취하지 않았다' 는 것을 간과하지 않았다면, '양성' 이라는 진단만 보냈을 것입니다. 본 것만을 알리고 싶다면 병리진단은 필요 없습니다. 보이는 소견만을 적는다면, 표본을 사진으로 찍어 보내면 됩니다.

질환 중에는, 다른 질환끼리 병리조직상에서 같은 소견을 나타내는 것도 적지 않습니다. 임상정보가 추가되면, 예를 들어 그 질환 중의 하나는 임상적으로 부정되므로, 처음부터 감별대상으로 고려할 필요가 없는 것을 알 수 있습니다. 병리조직에서는 비슷한 상을 나타내는 질환이 많은 경우에도, 임상정보에서 감별해야 할 질환을 좁히는 경우도 적지 않습니다. 병리진단의 프로로서, 임상정보도 가미한 '종합관정' 을 하는 것이 병리의의 역할이라고, 표본을 제출하는 입장의 임상의가 알아주기를 바랍니다.

■ ■ 어느 쪽이 악성일까요? ■ ■

그림 9-24는 소화관의 점막하종양의 현미경사진입니다. 어느 쪽이 악성이라고 생각합니까?

어느 쪽이 악성? 현미경소견 (9-24)

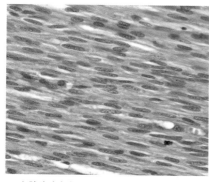

A.소화관점막하종양-증례①
크기가 일정한 방추형 핵이 비교적 규칙적으로 배열되어 있다.

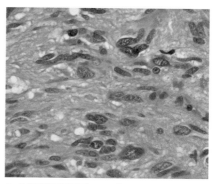

B.소화관점막하종양-증례②
핵의 크기도 형태도 일정하지 않은 핵이 불규칙하게 분포되어 있다.

사진 B의 증례가 세포의 형태나 크기, 세포의 분포나 배열법이 훨씬 뿔뿔이 흩어져 있습니다. 솔직히 B쪽이 성질이 나쁜 듯합니다. 그럼 다음에, 이 2례의 수술검체의 육안상의 사진(그림 9-25)을 보십시오.

사진 A는 적출된 위를 바깥쪽(점막의 반대쪽)에서 촬영한 것이며, 사진 B는 종양만을 적출한 것입니다. 사진 아래에 찍혀 있는 자로, 크기를 짐작하십시오. 언뜻 보기에, 양성으로 보이는 사진 A의 종양은 위벽의 바깥쪽에 다수의 결절을 만든 악성이었습니다. 한편, 사진 B의 종양은 다른 수술시에, 십이지장의 점막 아래에서 발견된 3cm가 되지 않는 양성이었습니다. 어느 쪽도 조직상에서는, 이와 같은 육안 소견을 도저히 상상할 수 없습니다. 만일 임상정보 없이 종양의 극히 일부에서 작은 조직을 채취하여 제출하였다면, 정확한 진단을 하지 못했을 수도 있습니다.

참고로, 왼쪽 사진에서는 세포분열상(다른 핵보다 작고, 검은 먼지처럼 보이는 부분)이 하나 오른쪽 아래에 찍혀 있어서, 프로 병리의가 보이면 '어!?' 라고 생각할 수도 있습니다. 여러분 눈에는 보이십니까?

어느 쪽이 악성? 육안소견 (9-25)

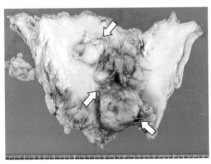 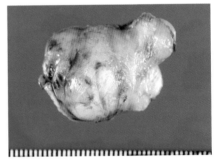

A.소화관 점막하종양-증례①
위의 장막면(바깥쪽)에 최대 5cm 크기의 종양이 다발하고 있다. (악성 위점막하종양)

B.소화관 점막하종양-증례② (육안소견)
십이지장의 점막하에 있던 3cm 크기의 결절로, 다른 수술시에 함께 적출하였다.

chapter

10

병리의가 사용하는 무기

병리학에서는 '병의 원리'를 해명하기 위해서, 여러 가지 수법을 사용합니다. 본서의 각장에서 사용한 사진은 이 수법들을 사용하여 소견을 나타낸 것입니다. 본 장에서는 병리의가 진단이나 연구에서 사용하고 있는 '무기'를 소개 하겠습니다.

10-1 병을 간파하는 병리의의 눈

병리학(인체병리학)에서는 정상과 병을 비교하여, 무엇이 다른지를 검사합니다. 동물실험(실험병리학)에서는 동물에게 인간의 병과 같은 상태를 만들어, 병의 메커니즘을 해명합니다. 어느 쪽이나 같은 '무기'를 사용합니다.

■ ■ 오늘부터 시작하자 육안관찰 ■ ■

병리의 이미지는 현미경이라고 생각하지만, 첫째는 육안적으로 관찰하는 것입니다. 물론, 단지 막연하게 바라보는 것이 아니라, '성상을 관찰하고 기록하는 것에 머물지만', 그 훈련은 일상생활 속에서도 실천할 수 있습니다.

눈으로 보는 것 뿐이라면 어린이도 할 수 있습니다. 중요한 점은, 관찰한 것을 정확하게 파악하여 표현하는 힘입니다. 예를 들어, 사진의 눈깔사탕을 표현해 봅시다(그림 10-1).

크기는 엄지손가락의 머리정도(직경 약 1.5cm 크기)로, 거의 구형. 표면은 매끄럽다(미끈미끈하다). 황갈색(호박색)으로, 거의 균일한 색. 광택과 투명감이 있다. 더 자세히 말하자면, 적도선을 따라서 선상의 작은 융기가 있다. 공의 몸체에 모양이 비쳐 보인다. 모양은 몇 mm 길이의 가는 선상으로, 불규칙하지만 거의 가로로 뻗어 있으며, 주위에 비해서 다소 색조가 흐리다(담갈색)…… 등이지요?

실제로 만질 수 있으면, 다음과 같은 내용이 추가되겠지요. 유리처럼 단단하고, 경도는 균일. 손가락으로 만져 보면, 표면이 조금 끈적거린다. 무게는 유리구슬과 같은 정

눈깔사탕 (10-1)

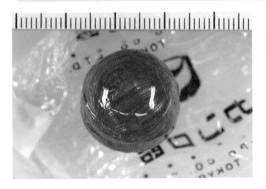

이 눈깔사탕이 어떻게 보이는지, 표현해 보십시오.

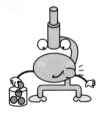

육안소견, 관찰의 포인트 (10-2)

크기 / 형(입체) / 주위와의 경계(윤곽의 선명함) / 표면의 울퉁불퉁, 거침 /
표면의 색조(색, 균일성, 모양의 유무) / 투명감의 유무(혼탁) / 무게(중량의 치우침의
유무) / 경도(균일성, 손가락으로 눌러서 움푹 패이는가, 탄력성의 유무)

도 (7g 정도)……. 그 예를 바탕으로, 뭔가를 육안적으로 관찰할 때의 체크포인트를 생
각해 보면, 표처럼 됩니다(그림 10-2).

또 나눌 수 있으면(적당한 두께로 자른다), 할면의 성상도 표현에 추가할 수 있습니
다. 이 때, 할면 그 자체의 정보뿐 아니라, 나이프로 자를 때의 경도의 느낌이나 균일성,
점장성(粘張性), 유출물의 유무, 할면의 융기나 패임 상태 외에, 냄새 등의 정보도 얻을
수 있습니다.

병변부를 표현하는 경우는 이와 같은 육안소견 전에, 병변부위 또는 위치, 주위와의
관계 정보가 추가됩니다. 그리고 표면 및 할면의 소견이 '정상과 비교하여 어떤가?' 하
는 점이 중요한 포인트가 됩니다.

소견을 파악하는 힘은 병리뿐 아니라, 일반 의료에서 진찰할 때에 환자의 상태를 관
찰하기 위해서도, 매우 중요한 것은 말할 것도 없습니다.

■ ■ ■ 육안으로 보고 알 수 있는 병, 하지만 그 원인은? ■ ■

현미경으로 보는 것보다 육안소견이 중요한 병이 몇 가지 있습니다. 예로서, 대동맥
류를 살펴보겠습니다.

동맥류는 동맥의 벽이 혹처럼 부풀어 오르는 병으로, 특히 대동맥에 생긴 혹이 커져
서 파열되면, 순식간에 생명을 잃게 됩니다. 대동맥류에는 방추형으로 부푸는 타입(그
림 10-3A)과, 주머니처럼 부푸는 타입(그림 10-3B)이 있습니다. 생긴 장소, 크기나 주
머니의 내용물, 파열된 경우의 장소나 주위의 출혈량 등을 육안으로 정확하게 파악하
는 것이 병의 진단에 연결됩니다.

대동맥류의 기본은 육안적 관찰로 진단할 수 있지만, 그럼 원래 대동맥이 혹처럼 부
풀게 된 원인은 무엇일까요? 사진을 보면 동맥경화가 심한 것을 알 수 있는데, 확실히
혹은 동맥경화에 의해서 형성됩니다. 그럼, 단단해진 혈관이 왜 부푸는 것일까요? 그것
을 알기 위해서는 역시 현미경에 의한 자세한 검색이 필요합니다.

참고로, 왜 경화된 혈관이 부푸는가 하는 답은 6-2절을 참조하십시오.

동맥류 (10-3)

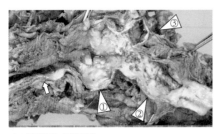

A.대동맥류 (방추형)
→가 복부대동맥, ①이 복부대동맥류, ②가 우총장
골동맥의 동맥류, ③이 좌총장골동맥의 동맥류.

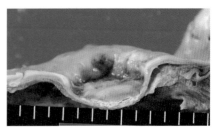

B.대동맥류(낭상, 단면도)
대동맥의 일부가 주머니처럼 밖으로 튀어나와 있
다. 안에는 기질화된 혈전이 부착되어 있다.

칼의 사용법 (10-4)

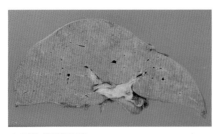

A.좋은 할면(간장)
간장은 20~25cm 정도의 가로폭이 있다. 한 칼에
자르면, 거울처럼 평평한 할면이 된다.

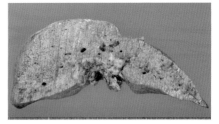

B.나쁜 할면(간장)
칼을 누르거나 당기면서 자르면, 할면이 들쑥날쑥
하게 된다.

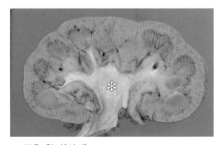

A.좋은 할면(신장)
신장은 누에콩 같은 형태를 하고 있으며, 후복막의
지방조직 속에 있다. 여과된 요는 신우(*)에서 요
관으로 나간다.

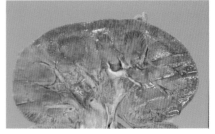

B.나쁜 할면(신장)
주위에 지방이 붙은 상태에서, 신우를 포함하여 한
변에서 반으로 나누는 것은 약간의 요령이 필요하
다. 지방은 나눈 후에 피막과 함께 제거하므로, 사
진에는 찍히지 않았다.

Column 병리를 하면 요리를 잘하게 된다!?

병리에서는 흔히 '나눈다…' 거나 '할면의 성상은…' 이라는 표현을 사용합니다. 나눔(割)이란, 간장이나 신장 등의 실질장기 * 의 내용을 관찰하기 위해서, 칼로 잘라서 나누는 것을 말합니다. 수술로 적출된 장기나, 해부로 잘라낸 장기에서도 합니다.

이와 같이 나누기 위해서, 이전에는 다코히키회칼(蛸引包丁)이라는, 끝이 사각인 회칼이 사용되었습니다. 현재는 교체식이 일반적이 되었지만, 옛날 병리해부실에는 제조공의 이름이 들어간, 칼날길이가 30cm 이상인 회칼이 30자루 정도 준비되어 있었습니다. 한 구의 해부에 1자루를 사용하고, 잘 들지 않게 되면 도중에 작업을 멈추고, 숫돌에 갈아서 사용했습니다. 사용 후에는 전문 가게에서 갈아 오므로, 1년 정도 된 칼은 칼날의 폭이 반정도로 줄어 있습니다.

왜 회칼과 같은 것을 사용했는가 하면, 간장과 같이 큰 장기라도 한 칼에 자르지 않으면 할면이 매끈하게 잘리지 않기 때문입니다. 누르거나 잡아당겨서 자르면, 그림 10-4처럼 할면이 들쭉날쭉하게 되어, 인공적인 소견(artifact)이 추가됩니다. 거울처럼 평평하게 나눔으로써, 할면의 상세한 관찰이 가능해집니다.

또 현미경표본을 제작하는 부위를 적당한 크기로 잘라내는 작업에서는, 3~5mm 간격으로 평행하게 조직을 자르고, 가장 중요한 소견의 부위를 선택합니다. 이것은 회의 평썰기(보통 회 써는 법)와 같은 기술입니다. 현미경표본은 최종적으로 조직의 할면을 3/1000mm의 얇기로 잘라내어 만드는데, 할면이 들쭉날쭉한 경우는, 평평해질 때까지 다시 잘라야 합니다. 1mm 이하의 조직을 잘라내는 것만으로도, 육안으로 본 작은 병변이 잘라져 나갈 수가 있으므로, 거울과 같은 할면을 만드는 것이 중요합니다.

또 잘라낸 조직을 반의 두께로 자르거나, 또는 조금만 표면을 잘라낼 때에는, 회의 '깎아 썰기'와 비슷한 기법도 사용됩니다. 바로 회칼이 필요한 이유입니다.

외과의가 메스의 사용법을 배우듯이, 병리의는 회칼의 사용법을 배웁니다. 물론, 해부하는 동안에 일일이 친절하게 가르쳐 주는 것이 아니니까, 선배의 방법을 보고 체득해 가는 것입니다. 옛날 병리의 중에는 생선 3마리정도의 손질은 누워서 떡먹기로, 회를 잘라도 초밥집의 장인이 혀를 내두를 정도로 솜씨가 좋았던 사람이 적지 않았습니다.

---

*__실질장기__ 내용이 꽉 찬(충실한, 고형의) 장기. 이에 반해서, 소화관 등 관 모양인 것은 관강장기(管腔臟器)라고 한다.

● 다코히키회칼(蛸引包丁)

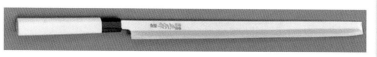

Column 　무게의 느낌

　병리해부에서는 몸에서 잘라낸 장기의 무게를 계측하여 기록에 남깁니다. 계측한 숫자는 확실히 정확하겠지만, 병리의는 장기를 잘라낼 때에 손에 잡은 감각으로, 정상보다 무게가 무거운지 가벼운지를 파악하고 있습니다. 그래서 무게 재는 것을 잊어버리거나 기입하는 것을 잊어버려도, 소견을 기록할 수 있는 것입니다.

　각 장기가 정상일 때의 무게를 알아두는 것이 중요한 것은 말할 것도 없습니다. 아래표를 참고하면, 대강의 무게를 감각으로 파악할 수 있을 것입니다.

● 장기의 무게

장기	대강의 중량(일본인)	예를 들면…?	참고
심장	250~350g	사과 1개(300g)	크기는 주먹보다 약간 큼
폐	양 폐를 합하여 남성 : 850g, 여성 : 750g	한쪽 폐가 옥수수 1개 (400g)	폐포의 표면적은, 다다미 30~40장 정도
간장	1,000~1,200g	전화수첩 1권 (1,100g)	삼각형이 A4용지에 들어갈 정도의 크기
신장	120~150g	보통 문고본 1권 (150g)	함유하는 사구체는 100만개 이상
비장	120g (혈액량에 따라서 무게가 상당히 변한다)	바나나 1개(120g)	크기는 보통 사이즈의 지갑정도
췌장	60~100g	가지 중 1개(80g) (오이 1개는 100g)	길이는 도시락용 나무젓가락 정도
부신	한쪽이 5g 정도	연필 1자루(4~6g)	거봉포도(10g) 보다 조금 가벼운 정도
뇌	남성 1,350~1,400g 여성 1,200~1,250g	경량의 노트북컴퓨터 정도	중추신경 전체의 신경세포 수는 1,000~2,000억개 정도

＊폐의 중량은 '남성 : 오른쪽 570g, 왼쪽 490g, 여성 : 오른쪽 500g, 왼쪽 430g'이라는 데이터가 있습니다. 이것은 법의학의 해부결과에 근거한 것으로, 병리의는 한쪽폐가 500g 가까이 되면 이상을 느낍니다. 법의해부의 데이터에서 폐가 무거워지는 것은, 해부까지의 사후시간이 길어서 몸의 수분이 이동하여, 폐의 배면(背面)에 혈액(경우에 따라서는 수종액도)이 고여 있기 때문입니다.

＊상기 폐중량은 'Non-Neoplastic Disorders of the Lower Respiratory Tract, Travis WD 외, American Registry of Pathology and the Armed Forces Institute of Pathology'에서 채취했습니다. 일본인의 경우는 좀 더 가볍다는 데이터도 있습니다.

병리의는 광학현미경을 사용하여 병을 진단하고, 연구도 하고 있습니다. 현미경은 병리의에게 있어서 없어서는 안되는 무기입니다.

■■ 현미경으로 보고 알 수 있는 병 ■■

병리의 최대 무기는 말할 것도 없이 현미경입니다. 지금까지 현미경으로 관찰한 장기나 세포의 형태변화에서 많은 병이 해명되었고, 현재의 병리진단의 주체는 현미경소견에 근거하고 있습니다.

병리해부가 끝나면, 육안소견으로 알게 된 내용을 정리하여, 임상의에게 전달합니다. 이 때 병리의는, '나머지는 미크로(현미경소견)로 검토하여 최종보고하겠습니다' 라는 말을 꼭 첨부합니다. 육안소견만으로는 감별할 수 없는 경우가 있다는 점과, 현미경소견이 육안적으로 보고 생각한 것과 전혀 다른 경우가 있다는 점을 의식하고 있기 때문입니다.

구체례를 살펴보겠습니다. 그림 10-5는 폐암으로 사망한 60대 남성의 폐입니다. 상엽(사진의 오른쪽)에 큰 백색의 폐암이 보입니다. 그 이외의 영역(상엽의 결절이 없는 부분, 중엽, 하엽)에는 몇 가지 작은 유백색 결절(직경 2~3mm 정도의 흰 입자상)이 확인됩니다. 이 1장의 사진만 보면, 육안소견에서는 상엽에 발생한 폐암과, 하엽에 산재하는 전이소가 의심스럽습니다.

그림 B, C는 이 소결절의 현미경사진입니다. 그림 B는 위의 사진 ①부분의 현미경사진입니다. 여기에서는 확실히 폐암의 전이가 확인됩니다. 그림 C는 ②부분의 현미경사진입니다. 중심부가 핑크색으로 물들고, 구조도 확실하지 않습니다(건락괴사). 그림 D의 확대사진에서는 주위에 다핵의 거대세포나 염증성세포가 분포되어 있습니다. 실은 그림 C와 똑같은 현미경소견을 나타내는 병소가 폐의 여기저기에서 보이고, 그 중의 하나에는 그림 E에서 본 듯한 균(항산균)이 확인되었습니다. 즉, 하엽을 중심으로 분포된 작은 결절의 대부분은 비정형 항산균증(결핵균 그룹의 세균 감염)에 의한 육아종이며, 이 증례에서는 암과 비정형 항산균증이 합병되어 있었습니다. 그러나 육안적으로는 암의 결절인지 육아종의 결절인지, 전혀 구별이 가지 않았습니다.

'X-ray 사진에서 생각하고 있던 것이 장기를 직접 보면 다르다' 는 것과 마찬가지로, '육안소견에서 생각하고 있던 것이, 현미경으로 보면 전혀 다른 것이었다' 는 경우도 있

폐암-현미경으로 보고 알 수 있는 병 (10-5)

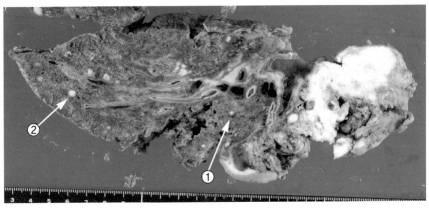

A.폐암(육안소견)
오른쪽(머리쪽) 에 유백색의 큰 종양이 있고, 그 밖에 같은 색을 띤 소결절이 폐 전체에 산재해 있다.

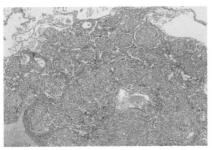

B.①의 조직소견
①의 결절에서는 암세포의 증생이 보이며, 전이소인 것을 알 수 있다.

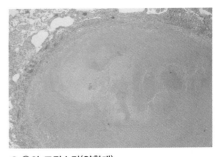

C.②의 조직소견(약확대)
결절의 중심부는 무구조로, 괴사에 빠져 있다.

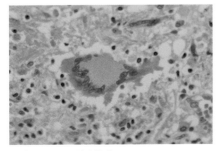

D.②의 조직소견(강확대)
결절 주위에서 거대세포가 확인되고, 육아종인 것을 알 수 있다.

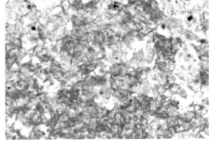

E.②의 조직소견(항산균 염색)
항산균 염색으로, 붉은 실보풀처럼 염색된, 다수의 비정형 항산균(결핵균의 동료)이 확인된다.

습니다.

아무 결정도 하지 말고, 마지막까지 의심하며 임하는 것도, 올바른 판단을 위해서 필요하다고 할 수 있습니다.

■■ 더 미세한 곳을 관찰하려면 전자현미경 ■■

광학현미경은 관찰하는 대상에 빛(가시광선)을 쐬어 확대하지만, 전자현미경은 빛이 아니라 전자(전자선)를 쐬어 확대합니다. 병리학에서 사용하는 전자현미경도, 조직에 전자선을 쐬어 상을 만들어 냅니다. 광학현미경은 조명에 빛을 사용하므로, 아무리 배율을 높여도, 빛의 파장보다 작은 구조는 식별하지 못합니다. 즉 분해능(2가지 점을 구별하는 능력)이 낮은 것입니다. 전자현미경은 파장이 짧은 전자선을 사용하므로, 분해능이 올라가서, 나노의 세계를 관찰할 수 있습니다(그림 10-6).

전자현미경에는 투과형(透過型)과 주사형(走査型)의 2가지가 있습니다. 전자는 조직을 통과(투과)한 전자선을 특수한 반사판으로 받고, 마치 그림자놀이(실루엣)처럼 조직의 영상을 만드는 것입니다. 후자는 조직의 표면을 반사한 전자선을 포착하여 영상을 만드는 것입니다. 모두 전자선을 발생시키기 위한 대규모 장치가 설치되어 있으며, 안정된 전자선을 얻기 위해서 장치 속은 진공으로 되어 있습니다.

전자현미경으로 관찰하는 표본(시료)은 광학현미경과는 다른 방법으로 고정시킨 후, 전자선을 차단하거나 반사하기 위한 금속을 붙입니다. 이것은 광학현미경의 염색에 해당하는 처리로, 색소를 물들이는 것은 아니지만, 역시 '염색'이라고 합니다. 염색의 방법으로 가장 널리 사용하는 것은 초산우라늄과 구연산납을 이용한 2중염색입니다. 이 방법을 이용하면, 적당한 그림자의 contrast가 생깁니다. 이렇게 만들어진 표본을 진공장치내에서 전자선을 쐬고 관찰하는 것입니다.

종종, 소설이나 영화에서 '전자현미경으로 보고 있으면, 바이러스가 전차 분열되어 증가한다……'는 장면이 있는데, 일반적으로 사용하는 전자현미경으로는 그와 같은 일은 일어날 수 없습니다.

■■ 커지면 알 수 있을까?---전자현미경의 함정 ■■

병리의가 '현미경으로 보아도 결론을 내릴 수 없는 어려운 병변입니다'라고 보고하면, 임상의로부터 '그럼, 전자현미경으로 보십시오'라는 말을 듣는 경우가 있습니다. 그러한 임상의의 머리에는 '크게 하면 알 수 있을 것'이라는 생각이 있는 것 같습니다.

일반적으로 사용되는 투과형 전자현미경용 표본의 크기는 약 $1mm^2$입니다. 이것을

전자현미경으로 얻을 수 있는 영상 (10-6)

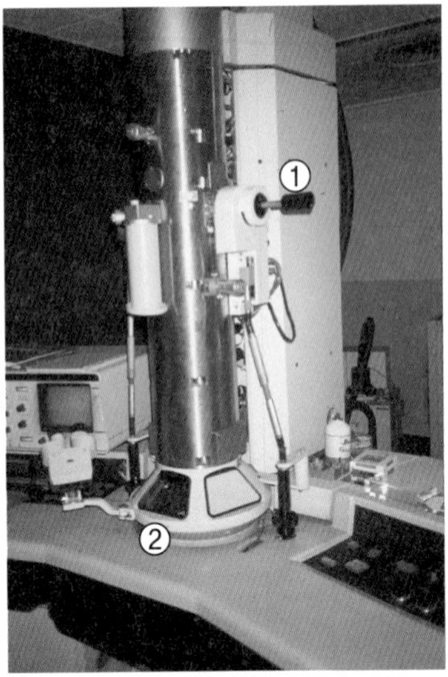

A.투과형 전자현미경
진공통 속에 시료를 넣고①, 위에서 전자선을 쐬고 생기는 그림자를 ②에서 관찰한다.

전자현미경은 캄캄한 방 속에서 전자선이 만들어내는 그림자를 관찰하여 사진으로 찍는 장치입니다.

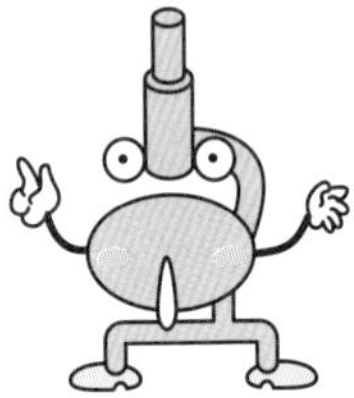

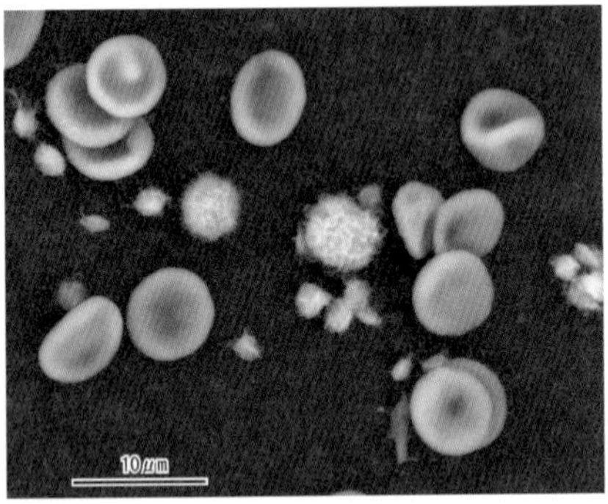

B.주사형 전자현미경으로 본 혈구
원판상의 적혈구와 표면에 잔 수염이 있는 혈구가 보인다.

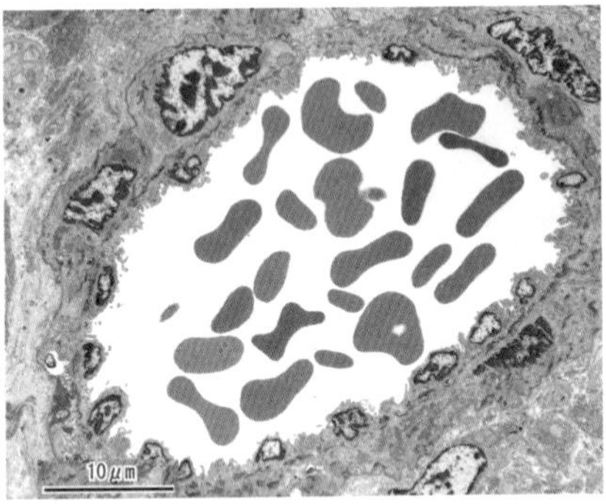

C.투과형 전자현미경으로 본 모세혈관
내피세포로 둘러싸인 모세혈관 속에, 적백혈구, 이보다 작은 혈소판이 보인다. 단면이므로, 자른 면에 따라서 여러 가지 형태를 하고 있다.

5,000~3만배 정도로 확대되어 관찰합니다. 심장으로 말하자면, 주먹크기에서 1mm의 조직을 잘라내어, 그 극히 일부를 보는 것입니다. 전자현미경으로 뭔가를 발견하는 것은 말하자면, 넓은 방 속에 떨어져 있는 머리카락 하나를 찾는 것과 같습니다.

그럼, 초등학교 교실에서 흰머리를 하나 찾는다면 어떻게 생각합니까? 아무 정보도 없으면, '이 교실의 초등학생은 전원이 흰머리다!' 라고 결론을 내릴 수 밖에 없습니다.

전자현미경으로 관찰하는 경우는 이와 같은 함정에 빠질 수도 있습니다. 전자현미경이라는 것은 나노세계를 파악하는 하나의 도구이지만, 잘못 사용하면 틀린 정보에 휘둘릴 수도 있습니다.

　전자현미경이 처음 개발된 것은 1930년대입니다. 이후, 전자현미경에 의해서, 병리의 세계에서도 여러 가지 병변의 초미세형태(전자현미경레벨의 미세형태)가 밝혀졌습니다. 그러나 현재는 단백질이나 유전자의 이상을 주목하게 되어 전자현미경의 필요성이 낮아지고, 병리진단에서의 전자현미경의 사용이 한정되었습니다.

　전자현미경소견을 빼놓을 수 없는 질환으로는, 사구체신염(그림 8-12D)이나 특수한 심근질환(그림 4-6B) 등을 들 수 있습니다. 바이러스도 전자현미경이 없으면 형태를 파악할 수 없습니다. 최근의 전자현미경은 분해능이 더욱 향상되어, 단백질이나 DNA의 구조해석에도 이용할 수 있게 되었습니다. '시대에 뒤떨어졌다'고 취급받던 전자현미경이 다시 주목을 받을지도 모르겠습니다.

> ### (Column)　전자현미경과 핵연료
>
> 　'전자현미경에 핵연료가 사용되고 있다'라고 하면, 전자선의 발생에 핵물질을 사용하나 라고 생각할지도 모르겠습니다. 실은 전자현미경의 염색에서 사용하는 초산우라늄은 국제규제물질인 핵연료의 하나로서, 법률에 의해서 엄격한 관리가 규정되어 있습니다.
>
> 　물론, 우라늄은 개인이 보관할 수 없습니다. 사용허가를 받은 시설이 정해진 보관장소에 관리자가 엄중 보관하고, 사용보고서를 반년마다 문부과학성에 제출해야 합니다. 또 폐액도 버리지 말고 영구적으로 보관하도록 정해져 있습니다. 핵폐기물을 인수해 주는 곳이 없기 때문입니다.
>
> 　그 때문에, 전자현미경이 노후화되어 폐기처분해도, 그때까지 사용한 우라늄의 폐액은 시설에서 영구보존해야 합니다. 또 앞으로 우라늄을 사용할 가능성이 없어도, 반년마다 '사용료 제로'라는 보고서를 계속 제출해야 합니다.

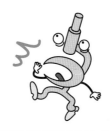

10-3 단백질이나 유전자의 해석도 병리진단

형태학으로서 '형태의 변화'에 착안해 온 병리학은, 생화학이나 분자생물학 분야와 결부하여, 한걸음 더 병의 해명에 접근했습니다. 병리학 연구에 이용하게 된 무기는 물론 병리진단에도 응용되고 있습니다.

■ ■ 조직이나 세포에 있는 특별한 단백질을 증명하기 위해서는? ■ ■

조직이나 세포에 특별한 단백질이 존재하는 것이 증명되면, 병의 진단에 큰 도움이 됩니다. 예를 들면 '○○암의 암세포에만 있는 단백질'이나, '△△암의 암세포만 생산하는 단백질' 등이 있으면, 이러한 단백질은 그 암에서 특이적이라고 할 수 있습니다. 이와 같은 단백질을 그 암의 종양마커라고 합니다.

종양마커의 대표적인 것은 PSA라는 전립선암의 마커입니다. PSA가 혈액 속에서 증가하면, 전립선암의 존재가 의심스러워집니다. 그렇긴 해도, 현재 종양마커 단독으로 암을 진단할 수 있는 것은 PSA 정도입니다. 단, PSA로 해도, 혈액 속의 수치가 다소 증가해도 반드시 암이라고는 할 수 없고, 반대로 수치가 정상이라도 암의 존재를 완전히 부정할 수 있는 것은 아닙니다. 이것은 다른 종양마커도 마찬가지입니다. 그러나 몇 가지를 조합하여 검사해서 진단이 도움이 되거나, 수술 후에 정기검사를 하여 재발의 조기발견에 도움이 되면, 종양마커는 진단의 유용한 보조수단으로 사용될 수 있습니다.

혈액 속의 종양마커를 검출하기 위해서는 종양마커에 대한 항체를 이용합니다. 임상적 혈액검사에도 사용되지만, 병리분야에서도 특별한 단백질에 대한 항체를 제작하여, 항체가 존재하는 장소를 발색(發色)하는 수법이 이용되고 있습니다. 이것에 의해서, 종양마커에 국한하지 않고, 특정한 단백질의 유무나, 그 단백질이 존재하는 장소를 조직에서 확인(현미경으로 본다)할 수 있습니다. 면역조직화학이라는 이 수법이 생기게 됨으로써, 병리학적 연구가 진보되었을 뿐 아니라, 병리조직진단의 정도도 훨씬 향상되었습니다. 그림 10-8에 면역조직화학의 구조를 간단히 나타냈습니다.

이러한 면역조직화학에 의해서, 조직이나 세포에는 특정한 단백질이 존재한다는 것을 증명할 수 있게 되었습니다. 응용은 수를 헤아릴 수 없으며, 예를 들어 특정한 암이 가지고 있는 단백질(종양마커)의 존재를 확인하여 암의 진단에 도움이 되거나, 현미경으로 봐서는 알 수 없는 림프구의 종류를 동정하여 악성림프종의 치료에 도움이 되고 있습니다.

■ ■ 병이란 유전자 이상이다! ■ ■

암뿐 아니라, 모든 병에는 유전자 이상이 관련되어 있습니다. '하지만, 감기는 유전자이상이 아니라, 바이러스가 원인이 아닌가?' 라고 생각할 수도 있습니다. 그러나 감기에 잘 걸리는 사람은 그와 같은 유전자를 가지고 있다고 생각할 수 있습니다. 약에서도, 그 사람이 가지고 있는 유전자에 따라서 효과가 다르거나, 부작용이 나타나는 경우가 있다는 것을 알게 되었습니다.

면역조직화학에서는 세포나 조직에 있는 특정한 단백질을 검출하려고 했습니다. 또 그 단백질을 만들어내는 설계도(유전자)의 유무를 검출할 수 있으면, 그 세포에서 그 특정 단백질이 합성되는 것을 증명할 수 있습니다. 그래서 가능한 간단히 유전자를 검사하는 방법이 개발되었습니다.

어느 특정한 유전자를 가지고 있는지의 여부, 또는 특정한 유전자 이상이 있는지를 검사하기 위해서는, 유전자의 배열에 대응한 프로브라는 염기 배열을 사용합니다. 유전자는 4종의 염기가 배열된 것으로, 복사할 때에 각각의 염기와 연결하는 상대 염기가 정해져 있습니다. 그래서 유전자의 특정한 염기배열에 대해서, 그것과 연결하는 긍정ㆍ부정관계의 염기배열(프로브)을 만들어 주고, 이 프로브에 표식을 붙여서 반응하게 하면, 반응의 유무에 따라서 구하는 염기배열의 유무를 알 수 있습니다. 이것은 구하는 염기배열을 항원, 프로브를 항체라고 생각하면, 항체를 만들어 항원과 반응하게 하는 면역조직화학과 유사한 방법이라고 할 수 있습니다.

이와 같은 유전자 검색방법을 블로팅(blotting)이라고 합니다. page 312의 칼럼에서 유전자를 추출하여 검사하는 방법에 관해서 언급했지만, 추출하지 않고 세포나 조직 속에서의 유무나 소재를 검사하는 것이 제자리부합법이라는 방법입니다. 프로브에 붙여 두는 표지와 그 검출방법으로는, 방사성동위체를 표지에 사용하여 감광시켜서 검출하는 방법 외에, 항원이 되는 분자를 표지로 사용하여 그것에 대한 항체를 반응하게 하고(여기에서 면역조직화학을 사용한다!) 염색하여 검출하는 방법, 또 항체의 검출에 색소 대신에 형광물질을 사용하는 방법(형광in situ 하이브리디제이션=FISH) 등이 있습니다.

간단한 원리는 그림 10-8의 그림에서 이미지하십시오. 조직표본에 프로브를 반응하게 하면, 목적으로 하는 유전자가 있으면, 거기에 프로브가 달라붙습니다. 그 프로브에

면역조직화학 : 효소항체법의 간접법 (10-8)

　직접법은 쥐의 항체에 직접, 색소를 발색하는 작용이 있는 효소를 붙여두는 방법입니다. 염색의 순서는 한 번으로 끝나지만, 만든 항체에 일일이 효소를 붙여두어야 합니다.

　간접법은 우선 쥐에서 목적의 단백질에 반응하는 항체(1차항체)를 만들어 반응하게 하고, 다음에 1차항체와는 별도로 미리 만들어 둔 '항쥐단백질항체'에 색소를 발색시키는 효소를 붙여 둔 '2차항체'를 작용하게 하는 방법입니다. 2차항체는 쥐에서 만든 1차항체라면, 무엇이든지 발색하게 할 수 있습니다.

　또 효소를 붙여두는 방법(효소항체법) 외에, 효소 대신에 형광을 발하는 색소를 붙여두는 방법(형광항체법)도 있습니다.

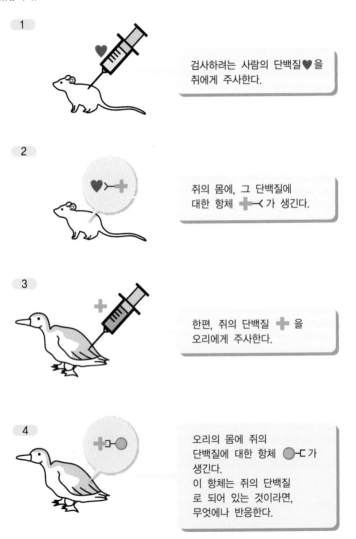

5

이 오리에게 생긴 항체에, 어느 색소에 반응하여 발색시키는 작용이 있는 효소를 붙여 둔다. 이것으로 준비는 완성.

6 1차항원항체반응

검사하려는 조직에, 쥐에서 만든 항체를 가하면, 단백질♥과 쥐의 항체가 달라붙는다.

7 2차항원항체반응

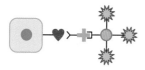

쥐의 항체가 달라붙은 표본에, 효소가 붙은 항쥐단백오리항체 (2차항체)를 가하면, 쥐항체가 달라붙은 곳에 오리(2차) 항체가 달라붙는다.

8 발색

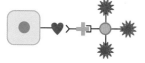

효소의 작용으로 발색하는 색소를 가하면, 효소부착 2차항체가 달라 붙은 곳이 발색한다.
이것으로,
색을 띠는 곳=쥐항♥
단백이 있는 곳
즉, ♥가 존재하는 곳,
이라는 것이 확인된다.

10

병
리
의
가

사
용
하
는

무
기

붙어 있는 표지에 따라서, 달라붙어 있는 장소를 검출합니다. 예를 들어, FISH이면, 세포의 핵 속에 있는 유전자가 형광을 발하는 것입니다.

물론, 연구분야에서는 미세한 유전자배열을 전부 밝히는 것이 진행되고 있는 것은 말할 것도 없습니다. 그래서 밝혀진 이상을 환자의 조직에서 핀포인트로 확인했을 때에도, 제자리부합법 등의 수법이 사용되는 것입니다.

(**Column**) 병리잡지의 논문에 배열하는 바코드의 수수께끼

많은 병(이상)에는 그것을 발생시키는 유전자, 또는 적어도 발생과 관련된 유전자가 있을 것입니다. 그럼, 어떤 사람(세포)이 특정한 유전자배열을 가지고 있는지의 여부를 알려면 어떻게 해야 될까요?

우선, 세포에서 추출한 DNA를, 효소를 사용하여 특정한 부위에서 잘라서 다시 가늘게 자르고, 전기영동으로 분자 크기로 나누어, 막에 전사(blot)합니다. 한편, 찾으려는 염기배열에 대응하는 염기(A⇔T, G⇔C)를, 순서대로 연결한 것에 표지(방사성 동위원소나 색소)를 붙인 것(프로브)을 작성해 둡니다. 이것을 막 위에서 순서대로 배열해 있는 DNA와 반응(하이브리디제이션)하게 하면, 프로브의 염기배열에 딱 맞는(손을 잡는 상대의 핵산이 순서대로 배열되어 있다) 염기배열 부분과 결합합니다. 즉, 깃발을 세운 열쇠를 만들고, 여기에 맞는 열쇠구멍을 찾는 것입니다. 맞는 열쇠구멍이 발견되는 것은 프로브를 만들어 찾고 있던 DNA의 염기배열이 있다는 것입니다. 이것은 Edwin M. Southern이 개발한 방법이므로, Southern blotting법이라고 합니다.

같은 원리로, 특정한 RNA를 찾는 방법이 개발되어, Southern에 반해서 northern blotting법(이 경우는 사람이름이 아니므로 소문자로 씁니다)이라고 명명되었습니다. 한편, 전기영동한 단백질에 표식을 붙인 항체를 반응시키면, 항원이 되는 단백질의 유무를 알 수 있습니다. 이것이 western blotting법입니다. 명명이 모두 멋지면서(누군가가 'eastern blotting법'을 개발하지 않겠습니까?), 분자병리학에 없어서는 안되는 방법입니다.

최근 병리학 잡지는 병에 관해서 이와 같은 blotting 결과를 제시하는 경우가 매우 많아졌습니다. 모두 바코드처럼 계단상의 선이 배열된 사진으로, 조금도 예쁘지 않습니다. '세포가 곶감처럼 배열되어 있으니까, 이것은 횡문근육종' 등이라고, 형태만으로 진단하던 시대는 종말을 고했습니다. 몇 년후에는 '병의 진단에는 병리조직을 만드는 것보다 유전자검색을 하는 편이 확실하고 빠른' 시대가 와서, 병리전문의는 정말 없어질지도 모르겠습니다. 그 다음에는 외과의나 내과의가 불필요해지고, 유전자이상을 찾아서 병을 예방하는 '예방의'나, 유전자를 수복하는 '유전자공학'이 필요한 시대가 도래할지도?

10-4 사람의 조직에 따라서 염색하는 병리표본의 염색

조직을 현미경으로 관찰하기 위해서는 염색을 해야 합니다. 본서에서도 여러 가지 염색의 조직사진을 게재하고 있습니다. 병리의 세계에 흥미를 갖기 위해서, 여기에서는 조직의 염색에 관하여 말씀드리겠습니다.

■■ 헤마톡실린 · 에오진염색과 특수염색 ■■

세계적으로 사용하는 가장 기본적인 염색방법은 헤마톡실린 · 에오진염색(H-E염색)입니다. 일반적으로 '에이치 · 이염색' 이나 '하 · 에염색' 이라고 합니다. 헤마톡실린이라는 염색액으로 물들인 후에, 에오진이라는 염색액으로 염색하므로, 2종류의 염색이 중복된 2중염색입니다. 이 염색에서 세포의 핵은 보라색으로, 세포질(포체)이나 주위의 섬유조직은 핑크색으로 염색됩니다. 이외에도 많은 염색방법이 있으며, 병리의는 관찰하려는 대상에 따라서 염색을 추가로 의뢰합니다. 헤마톡실린 · 에오진염색 이외의 염색을 특수염색(특염)이라고 합니다. 염색법의 대부분은 어떤 화학반응에 의해서 염색되는 것이라고 밝혀졌지만, 처음에는 경험에 의해서 고안해 낸 것도 적지 않습니다.

염색방법에는 예를 들면 '섬유의 상태를 자세히 보려고 할 때에, 교원섬유를 염색할 것인지, 탄성섬유를 염색할 것인지에 따라서 염색액이 달라지는' 식으로, 많은 종류가 있습니다(그림 10-9). 또 염색방법에는 개량이 추가됩니다(개량자의 이름을 붙여서 'PAM야지마(矢島)변법' 등으로 불립니다). 색이 다른 염색액이면, 중복해서 염색할 수 있습니다. 대부분의 특수염색에서는 목적하는 것을 관찰하는 데에 방해가 되지 않는 범위에서, 배경에 있는 세포의 분포나 조직의 구축을 파악하기 위해서, 세포질이나 핵의 염색을 중복하고 있습니다.

조직이 염색되기까지는 그림도구로 색을 칠하는 것과 달리, 일정한 시간이 필요합니다. 긴 것은 하룻밤, 염색액 속에 담가두어야 하는 경우도 있습니다. 몇 가지 염색액을 사용하는 경우는 앞에서 사용한 염색액으로 전체를 염색하고 나서 불필요한 곳의 색을 빼고, 그 부분을 다음 염색액으로 염색하는 경우도 있습니다. 따라서 대부분의 작업은 1장씩 현미경으로 보고, 중간 염색상태를 확인하면서 진행하는 수작업입니다. 연구에서는 '여러 가지 염색으로 보는' 경우도 있지만, 병리진단업무에서는 '우선 여러 가지로 염색해 보자' 고 할 수가 없습니다. 병리의는 목적을 가지고 필요최소한의 염색방법을 선택해야 하며, 그러기 위해서 많은 지식이 필요합니다.

10
병리의가 사용하는 무기

절편의 염색-여러 가지 특수염색 (10-9)

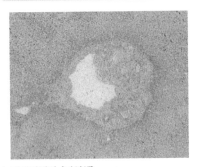

A.파라핀절편 (미염색)

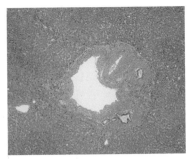

B.H-E염색

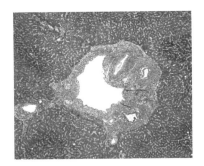

C.매슨염색

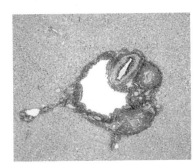

D.EVG염색

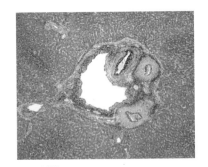

E.EMG염색

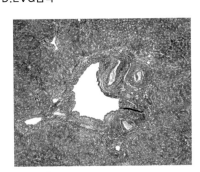

F.도은염색

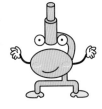

한 가지 표본에 여러 가지 염색을 합니다. 각 염색으로 무엇을 염색할 것인지는 권말자료를 보십시오.

H-E염색만으로는 감별할 수 없는 것도……(10-10)

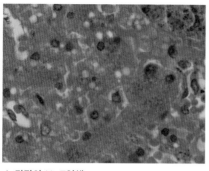

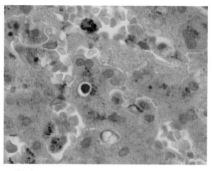

A.간장의 H-E염색

다갈색 색소가 보인다. 간장에 고이는 성분으로 다갈색이 되는 것은 빌리루빈(담즙색소, 황달의 근원), 헤모시데린(적혈구 유래로 철을 함유), 리포푸신(소모색소라고도 하는 세포내에 고이는 색소) 등이 있지만, H-E염색으로는 구별할 수 없다.

B.철염색

철을 염색해 보면, 다갈색의 대부분이 파랗게 되고, 헤모시데린인 것을 알 수 있다. 그 이외의 염색되지 않은 색소는 중앙에 있는 것이 빌리루빈, 오른쪽 세포내에 있는 것이 리포푸신이라고 생각되는데, 이것은 필요하면 또 다른 염색을 하여 증명한다.

염색 (10-11)

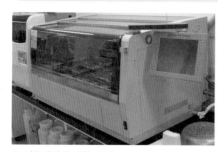

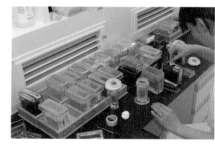

A.자동장치에 의한 염색

H-E염색은 왼쪽과 같은 자동염색장치를 사용하는 시설도 많다.

B.수작업에 의한 염색

특수한 염색은 1장씩 수작업으로 염색한다.

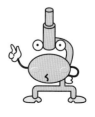

병리표본의 제작은 '임상검사기사 등에 관한 법률'에 의해서 정해진 자격을 가진 임상검사기사가 합니다.

■ ■ 조직염색의 기본은 초목염색? ■ ■

염색이라는 말에서, 옷 등의 염색물을 상상하시는 분도 있겠지요. 확실히, 염색이란 천이나 가죽에 색을 입히는 것입니다. 실은 인간 조직의 염색에서도 사용하는 색소의 종류나 발색 반응은 천이나 가죽의 염색과 공통적인 것이 대부분입니다.

❶ 헤마톡실린 · 에오진염색

염색의 기본인 헤마톡실린 · 에오진염색은 조직을 '핑크와 보라의 세계'로 바꾸는 것으로, 이 책에서도 많이 등장하고 있습니다.

이 염색에 사용하는 헤마톡실린은 아카미노키(Logwood, Haematoxylum campechianum : 그림 10-12A)라는 나무에서 추출되는 색소입니다. 세계의 병원이나 대학의 병리 교실에서 매일 초목염색이 행해지고 있는 것입니다. 참고로, Haematoxylum의 어원은 haemato(혈)와 xylon(나무)으로, 그 이름대로 목재의 중심부가 피와 같은 붉은 색을 띠고 있습니다(그림 10-12B). 헤마톡실린은 목면이나 마, 비단 등의 염색에 사용되는 외에, 백발염색의 재료로도 사용되고 있습니다.

또 바이올린의 활에 사용되는 베르남부코라는 나무도 중심부에 헤마톡실린을 함유하고 있습니다. 이 나무를 연구했더니, 헤마톡실린에는 염색 외에, 목재의 진동흡수

헤마톡실린의 근원 (10-12)

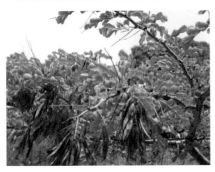

A.아카미노키
헤마톡실린은 아카미노키(Logwood, Haematoxylum campechianum)라는 나무에서 추출된다.

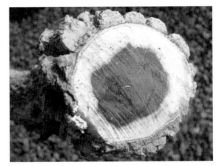

B.아카미노키의 그루터기
목재의 중심부가 피처럼 붉은 색을 띠고 있다. 이것이 헤마톡실린의 보라색의 본래 색이다.

력을 저하시키는 작용이 있다는 점이 밝혀졌다고 합니다.

❷ Mucicarmine 염색

다음에 소개하는 것은 mucicarmine 염색입니다. 그림 10-13은 대장의 점막을 염색한 것입니다. 배상세포라 불리는 세포에 있는 점액이 mucicarmine 색소로 옅은 홍색으로 물들어 있습니다.

이 색소는 연지벌레(코치닐 카이가라무시 : Dactylopius coccus)라는 선인장에 사는 벌레에서 추출합니다. 벌레의 체액이라고 하면 싫어하겠지만, 카르민은 코치닐이라는 천연착색료로서, 천의 염색은 물론, 식품이나 립스틱 등의 화장품에도 사용됩니다.

이 색소의 역사는 오래 전, 아즈텍이나 잉카제국에서 양식되어, 염료로 사용되었습니다. 그 후, 멕시코를 통치한 스페인에 의해서 수입되었습니다. 아름다운 염료라는 것은 옛날부터 사람들을 매료시켰던 것입니다.

❸ 도은염색

나무와 풀, 벌레, 다음은 광물이겠지요. 도은염색은 이른바 조직에 은도금을 하여 관찰하는 방법입니다(그림 10-9F). 은거울반응의 응용으로 단백질 등에 은이온을 결합시키고, 이것을 환원하여 금속은으로 하는 것입니다.

고교 등에서 하는 은거울반응의 실험에서는 초산은을 사용합니다. 조직의 염색에서는, 은을 달라붙으려는 조직의 종류에 따라서, 초산은 외에, 암모니아온, 프로테인은 등 여러 가지 은이온용액을 적절히 사용합니다. 기본적인 반응의 식은 화학교과서 등에 실려 있는 것과 같습니다.

$$2Ag^+ + 2OH^- \rightarrow Ag_2O + H_2O$$

$$Ag_2O + 4NH_3 + H_2O \rightarrow 2[Ag(NH_3)_2]^+ + 2OH^-$$

$$RCHO + 2[Ag((NH_3)_2]^+ + 2OH^- \rightarrow RCOOH + 2Ag + 4NH_3 + H_2O$$

단, 목적조직에만 관찰하기 쉬울 정도로 은도금을 하기 위해서, 여러 가지 연구가 이루어지고 있습니다.

❹ 베를린 블루염색

반대로, 체내의 광물을 발색시키는 염색의 하나에 베를린 블루염색이 있습니다. 3가(價)의 철이온을 페로시안화 칼륨과 결합시켜서, 파란색 페로시안화 철(베를린 블루)

Mucicarmine 염색 (10-13)

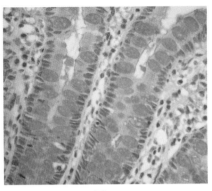

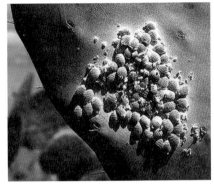

A.Mucicarmine 염색
Mucicarmine 색소로, 대장의 점액이 흐린 홍색으로 염색된다.

B.연지벌레
Mucicarmine은 선인장에 사는 연지벌레의 체액에서 추출하는 색소이다.

베를린 · 블루염색 (10-14)

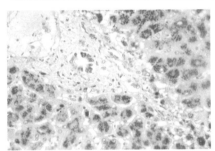

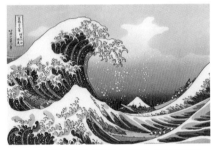

A.간장의 베를린 블루염색
블루에 의해서, 간장에 고인철이 선명한 파랑으로 염색된다.

B.가츠시카 호쿠사이(葛飾北斎)의 '가나가와의 거대한 파도(神奈川沖浪裏)
이 파도색에 베를린 블루가 사용되었다.

을 형성하는 것입니다. 조직내의 철을 보기 위한 염색으로, 예를 들어 적혈구 유래의 헤모시데린에 함유되는 철이 조직에 침착되어 있는 것을 증명하는 데에 이용됩니다 (그림 10-14A).

베를린 블루염색의 선명한 블루는 베를린의 염색업자였던 디스바하가 우연히 발견 했다고 합니다. 붉은 색을 합성하려고 했던 디스바하가 연금술사인 디페르로부터 제 공받은 동물 유래의 잿물을 섞었더니, 선명한 파란색이 되었다는 것입니다. 잿물에 함유되어 있던 소의 혈액이 페로시안화 칼륨과 반응했기 때문이며, 이렇게 생긴 안료가 '베를린 블루 (프루시안 블루)' 라고 명명되어져, 세계 각지에 퍼졌다고 합니다. 일본에서는 '남색' '감청색' 등이라고 하며, 가츠시카 호쿠사이(葛飾北齋 : 일본 화가)가 후가쿠(富嶽) 36경을 그릴 때에 사용한 것으로도 유명합니다. 그래, 그 '가나가와의 거대한 파도(神奈川沖浪裏)' (그림 10-14B)의 파도 색이 베를린 블루에 의해서 태어난 것입니다.

■ ■ 왜 '핑크와 보라의 세계'가 중요한가? ■ ■

헤마톡실린 · 에오진염색 (H-E염색)은 조직염색의 기본이 되고 있습니다. 그것은 '방법이 비교적 간단하여 단시간에 염색할 수 있다' '거의 안정된 염색결과를 얻을 수 있다' '시약이 비교적 싸고 안정되게 공급된다' '관리가 좋으면 표본을 반영구적으로 보존할 수 있다' '탈색되면, 다시 염색할 수 있다' 등의 이유 때문입니다.

H-E염색은 일반적으로, '헤마톡실린으로 세포핵을 염색하고, 에오진으로 세포질을 염색하여, 세포나 조직의 전체상을 파악하기 위한 염색' 입니다. 염색 교과서를 보면, 헤마톡실린으로 세포핵, 석회화부, 연골조직, 세균, 점액 등이 염색되고, 에오진으로 세포질, 간질, 각종 섬유, 적혈구 등이 염색된다고 설명되어 있습니다. 하지만, 실제로 염색되는 것은 2색이 아니며, 보라도 핑크도 엷은 색부터 진한 색까지 있고, 또 2가지 색이 미묘하게 섞인 색상으로 염색되는 것도 있습니다. 또 색뿐 아니라 대비도 되어서, 놀랄 정도로 미세한 구조까지 관찰할 수 있습니다.

H-E염색이 기본적으로 이용되는 가장 중요한 점은, H-E표본에서 얻을 수 있는 정보가 많기 때문입니다. H-E염색에서 얻을 수 있는 정보의 예를 몇 가지 표로 정리했습니다(그림 10-17). 실제 예는 그림 10-15, 16을 보면 이해하기 쉬울 것입니다.

헤마톡실린 · 에오진염색① (10-15)

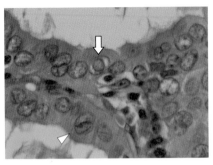

A.갑상선유듀암

핵이 불투명유리상으로 보이고, 핵내 세포질 봉입체(→)나, 핵구(△)가 보이는 것이 특징으로, 이 소견에서 유두암이라고 진단한다.

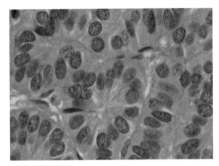

B.카시노이드

카시노이드라는 신경내분비종양의 핵은 깨소금처럼 작은 크로마틴이 있는 것이 특징.

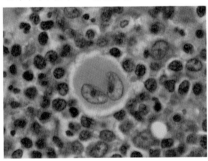

C.호지킨세포(Reed-Sternberg세포)

악성림프종의 하나인 호지킨병에서는 큰 핵소체가 있는 2핵세포(올빼미 눈이라고 한다)가 보인다.

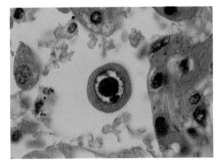

D.사이토메갈로바이러스감염세포

바이러스감염으로, 헤마톡실린으로 염색되는 큰 핵내봉입체가 확인된다.

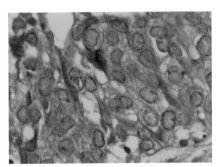

E.헤르페스 · 바이러스감염세포

같은 바이러스라도, 헤르페스 바이러스에서는 핵 전체가 불투명유리상이 되는 봉입체가 보인다.

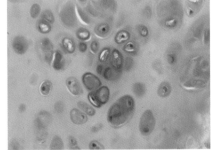

F.연골세포

기관지의 초자연골에서, 기질도 헤마톡실린으로 염색되고, 핵소체가 명료한 핵이 분포되어 있다.

헤마톡실린 · 에오진염색② (10-16)

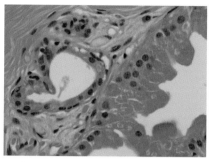

A.아포크린선

세포질의 일부가 찢겨져서 분비물이 나오는 아포크린선에서는, 포체에 붉게 물든 분비물이 보인다. (유방암수술로 제거된, 암 주위의 유선부)

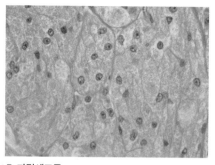

B.과립세포종

피하 등에 발생하는 종양으로, 신경조직과 관련되어 있다. 세포질에 흐린 핑크로 염색된 미세한 과립이 있는 것이 특징.

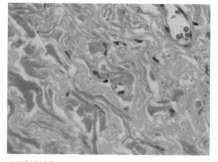

C.탄성섬유

핑크로 염색된 것이 교원섬유, 흐린 보라색으로 염색된 것이 탄성섬유이다. (수술로 제거한 얼굴의 모반 주위의 피부)

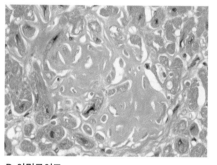

D.아밀로이드

아밀로이드는 H-E로 약간 흐린 칙칙한 핑크색으로 염색된다. (심 아밀로이도시스의 심근)

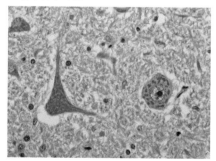

E.신경세포

대뇌에 있는 운동과 관련된 대형 신경세포에서는, 세포질에 니슬과립이라는 과립상 구조가 보이며, H-E염색에서는 적자색(赤紫色)으로 염색된다.

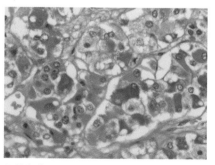

F.하수체

정상 하수체전엽에는 호산성세포, 호염기성세포, 색소혐성세포가 있으며, H-E염색에서도 충분히 분별할 수 있다.

10

병리의가 사용하는 무기

H-E염색에서 얻을 수 있는 정보 (10-17)

헤마톡실린으로 알 수 있는 것	
①핵	핵막의 두께나 주름 · 요철(凹凸), 핵내 크로마틴(DNA와 단백의 복합체)의 크기 · 분포, 핵소체의 수 · 크기 · 위치, 핵내봉입체, 핵분열시 염색체, 괴사한 세포의 핵, 아포토시스의 핵 등
②세포질	호염기성 과립(호염기구, 비만세포, 신경세포의 니슬과립 등), 연골, 호염기성 점액, 혈소판 등
③간질 · 결합조직	뮤코다당체, 석회(칼슘) 등
④침착물	유전분소체, 호염기성 물질 등
⑤미생물	세균, 진균 등
에오진으로 알 수 있는 것	
①핵	핵내세포질봉입체, 붉은 핵소체 등
②세포질	적혈구, 호산성 점액, 미세섬유(근원섬유 등), 세포질내과립(호산구, 파네트세포, 과립세포종), 아포크린세포, 각화세포, 성망소체(星芒小体), 세포막 등
③간질 · 결합조직	기저막, 교원섬유, 탄성섬유, 세망섬유, 신경섬유(수초, 축삭), 피브린 등
④침착물	단백질을 함유한 부종액, 아밀로이드, 피브리노이드, 그 밖의 변성산물(과립변성, 말로리소체, 괴사물질) 등
⑤미생물	아메바 등
염색되지 않는 소견에서 알 수 있는 것	
지방세포, 콜레스테롤 등 색소는 그대로 남는다(빌리루빈, 헤모시데린, 멜라닌, 리포푸신, 탄분, 아스베스토스 등)	

H-E염색의 원리   헤마톡실린의 산화로 생기는 헤마틴이 매염제(발색을 위해서 사용하는 물에 녹인 금속)와 화합물을 형성하여 정(正)으로 하전(荷電)한 결과, 부(負)로 하전하고 있는 세포핵 등과 결합합니다. 에오진은 산성색소로, 색소 자체가 부로 하전하고 있으므로, 정으로 하전하고 있는 세포질 등과 결합합니다. 그래서 헤마톡실린으로 염색되는 것을 호염기성, 에오진으로 염색되는 것을 호산성이라고 합니다.

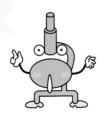

끝으로

학문에는 각각 특이한 것에 대한 견해가 있습니다. 그 "견해"를 배우는 것이 학문을 이해하는 것이라고 생각합니다. 산수를 좋아하는 어린이와 국어를 좋아하는 어린이는 수수께끼를 풀 때에, 사고의 진행법이 조금 다릅니다. 그것은 실은 "학문"에 근거하는 것으로, 사람이 자신의 피부에 맞는 "사고"의 학문을 '좋아하거나' '재미있다'고 느끼는 것이 아닐까 생각합니다. 정의나 해설을 늘어놓는 것만으로는 '견해'를 알 수 없으며, 모처럼 재미있는 학문이 무미건조해집니다. 그래서 일반인들에게 병리학의 재미를 알게 하기 위해서, '병리학적 견해'를 알리고자, 이 책을 쓰기 시작했습니다.

집필을 시작한 지 3년……. 학생이나 환자들로부터 '내용이 이해하기 쉽다'는 말을 듣고, 우쭐해 있다가 콧대가 꺾여 버렸습니다. 편집자가 보내는 많은 피드백으로, 한 장(章) 전부를 다시 쓴 것도 있습니다. 지금까지 독선적으로 '이것만 자세히 설명하면 알 수 있을 것'이라고 생각했던 것은 엄청난 착각이었습니다. 덕분에, 일반인들이 무엇을 '모르겠다!'고 생각하는지 조금 이해할 수 있게 되었습니다. 상대가 어디까지 정확히 이해하는지를 확인하는 것이 어렵고, 대명사의 사용법 하나로, 이쪽은 생각지도 못했던 오해가 생길 수 있다는 것도 알게 되었습니다.

이러한 3년의 "성숙기간"에, 생각도 못한 다른 진전이 있었습니다. 처음에는 '흑백이라도 좋으니까 사진을 조금 실어보자'고 생각했는데, '모처럼 하는 거니까, 권두에 칼라 페이지를 만들자'고 얘기가 진행되었고, 결국 '전 페이지가 칼라로!' 된 것입니다. "인체의 불가사의"가 아닌 "병의 불가사의"와 같은 책이 완성되었습니다. 병리는 형태학이므로 '백문이불여일견'입니다. "병"과 비교하기 위해서 필요한 "정상" 사진도 여기저기에 넣었습니다. 병리학의 본질인 '정상과 병은 어디가 다른가'를 자신의 눈으로 보고 "왜?"를 생각한다면, 병리학의 재미에 푹 빠질 것입니다.

마지막으로, 사진의 섬세한 수정이나 몇 번의 거듭된 교정에 응해 주신 제작부 여러분과 일러스트레이터 加賀谷씨에게 감사드립니다. 우리들의 작업은 "팀의료"의 견해가 중요하며, 책을 만드는 것도 바로 팀워크입니다. 그리고 3년에 걸쳐서, 때로는 부드럽게, 때로는 엄하게 저를 계속 격려해 주신 슈와(秀和)시스템의 편집담당자, 당신이 없었다면 이 책을 완성되지 못했을 것입니다. 정말 감사합니다.

田村 浩一

본서 중의 조직사진에서 사용하고 있는 염색

염색명 (일반적으로 사용되는 약어)	염색대상 목적	염색결과	
헤마톡실린 · 에오진 〈Hematoxylin and Eosin〉염색 (H-E염색)	일반염색	핵, 연골, 세균, 석회화부	청남색
		세포질, 결합조직, 근조직, 적혈구	여러 가지 홍색~ 적홍색
매슨 · 트리크롬 〈Masson trichrome〉염색 (매슨염색)	교원섬유 (3중염색)	교원섬유, 세망섬유, 기저막	청색
		핵	자흑~자적색
		세포질	흐린적색~자적색
		적혈구	등황~등적색
엘라스티카〈Elastica〉H-E염색	일반염색+탄성섬유	탄성섬유	청흑색
		나머지는 일반염색대로	
엘라스티카 · 매슨 〈Elastica Van Gieson〉염색 (EVG염색)	교원섬유+탄성섬유	교원섬유, 세망섬유, 기저막	적색
		근섬유, 세포질	황색
		탄성섬유	청흑색
		핵	흑갈색
엘라스티카 · 매슨 〈Elastica Masson〉염색 골드너〈Goldner〉변법 (EMG염색)	교원섬유+탄성섬유	교원섬유, 세망섬유	흐린 녹색
		탄성섬유	청흑색
		핵	자흑~자적색
		세포질	흐린적색~자적색
		적혈구	등황~등적색
와타나베의 도은법 (은염색)	세망섬유	세망섬유	흑색
		교원섬유	적자색
PAM(Periodic Acid-Methenamine Silver)염색 야지마(矢島)변법(PAM염색)	교원섬유, 세망섬유, 기저막	교원섬유, 세망섬유, 기저막	흑색
		통상 H-E염색을 추가한다	
PAS〈Periodic acid-Schiff〉염색 (PAS염색)	다당류	글리코겐, 당단백, 당지질 등의 PAS양성물질	적자색
		진균, 적리아메바, 일종의 세균, 전분, 셀룰로오스	적자색 (PAS 양성)
알시안 · 블루〈Alcian blue〉 염색 (AB-또는 AI염색)	다당류	산성뮤코다당류	청색
		핵	적색
		PAS염색과 중복되어 염색되는 경우도 많다	
Mucicarmine염색	다당류	상피성점액	적색
		일부의 진균	적색
		핵	청감색
베를린 블루〈Berlin blue〉염색 (철염색)	철	헤모시데린	청색
		핵	적색
콩고 레드 〈Congo Red〉염색	아밀로이드	아밀로이드	청색
		핵	청남색
다이렉트 패스트 스칼렛 〈Direct fast scarlet〉염색(DFS염색)	아밀로이드	아밀로이드	등적색(편광현미경 하에서 녹색복굴절)
		핵	청남색
수단〈Sudan〉III 염색	지방	지방 (중성지방)	등황~등적색
		핵	청색
질 · 넬센 〈Ziehl-Neelsen〉염색 (항산균염색)	항산균	결핵균, 그 밖의 항산균	흐린적~진적색
		리포푸신, 세로이드	적색
		배경	청색
그로코트〈Grocott〉염색	진균	진균의 세포벽	흑~흑갈색
		방선균, 노카르디아	흑~흑갈색
		배경	녹색
클루버 · 바레라〈Kluver-Barrera〉 염색(KB염색)	중추신경조직	수초	청색
		니슬소체, 세포핵	적자색
보디안〈Bodian〉염색	중추신경조직	신경원섬유, 축삭, 수상돌기, 신경종말	흑~흑갈색
홀저〈Holzer〉염색	중추신경조직	그리아섬유	청자색
효소항체법	면역조직화학	양성부위	다갈색
		통상 헤마톡실린으로 핵을 흐리게 중복염색한다	
파파니코로우 〈Papanicolaou〉염색 (pap염색)	세포진	핵	암자색
		세포질, 편평상피	진청색~등황색
		선상피	흐린청녹색
		핵소체	암적~암청자색
		적혈구	흐린적색~흐린청자색

게재증례

본서에 게재한 사진은 생검이나 수술, 또는 병리해부에서 환자로부터 채취한 장기나 조직입니다. 사진을 사용하게 해 주신 생검이나 수술을 받게 된 환자들이 무사히 치유되기를 기원합니다. 그리고 귀중한 유체를 병리해부에 제공해 주신 분들의 명복을 진심으로 빌며, 유족들에게 깊은 감사를 드립니다.

표본이나 사진의 경우, 아무래도 '사람의 몸'이라는 감각이 옅어집니다. 그러나 1장의 사진 뒤에는 병에 시달리던 환자들의 다양한 인생이 있으며, 특히 병리해부에서는 '의학의 발전이나 교육을 위해서 도움이 되기를' 바라며 해부를 허락해 주신 가족이 계십니다. 유족으로서는 '심근경색의 심장'이 아니라, '구급차로 병원에 이송되어, 1주간 손자의 간호를 받다가 숨을 거두신 할아버지의 심장'인 것입니다. 그런 분들의 마음을 헤아리고, 돌아가신 환자를 애도하며, 감사의 마음으로 사진을 보려고 하였으며, 모든 사진에 연령과 성별 및 임상진단을 게재하기로 했습니다. 최근 의학논문에서는 개인정보를 배려하여, 정확한 연령이 아니라 40대 남성이라는 식으로 표기를 하는 것이 일반적입니다. 그러나 본서에서는 상세한 임상데이터 등은 게재하지 않으므로, 개인이 특정되는 일은 없으리라 생각하여, 실제연령을 기재하였습니다.

또 강의 등을 위해서 촬영해 둔 슬라이드사진은 화질이 좋지 않아서, 대부분 다시 찍었습니다. 그 때문에 1960년대까지 거슬러 올라가서 오래된 표본을 찾거나, 표본을 다시 만드느라, 일본의과대학의 옛 동료나 도쿄 테이신병원(遞信病院)의 병리스텝 여러분께 많은 신세를 졌습니다. 여기에서 다시 한번 감사드립니다.

		검체	연령	성별	주요 진단
제1장					
그림1-3	A	부검	88	여성	위암술후
	B	부검	97	남성	대동맥해리
	C, D	부검	51	남성	급성심근경색
그림1-4	A, B	수술	47	남성	위암
	C, D	부검	70	남성	다발성골수종, 아밀로이도시스
그림1-7	A				일본의과대학 福田 悠교수 제공
	B	부검	64	남성	신구 심근경색, 돌연사
	C	부검	80	남성	폐렴
	D	부검	53	남성	췌장암, 폐렴
그림1-8	A, B				일본의과대학 山中宣昭명예교수 제공
제2장					
그림2-2	A	부검			강의용 슬라이드
	B	부검	40	남성	알콜성 간경변
	C	부검	20	여성	위암
제3장					
그림3-1	A	수술	53	여성	유방암
	B	수술	41	여성	유방암
그림3-2	A	세포진	32	여성	자궁암검진
	B	세포진	34	여성	자궁암검진
그림3-5	B	부검	87	남성	폐렴
	C, D	수술	49	남성	신동맥류, 신성고혈압
제4장					
그림4-2	A	생검	51	남성	회장미란
그림4-6	A	부검	61	남성	파브리병
	B	부검			NIH, Dr.Ferrans 제공
	C	부검	19	남성	좌방점액종, 급성심근경색
그림4-14	A	부검	76	남성	다발뇌경색, 지주막하출혈
	B	부검	71	남성	간암
그림4-16	A	부검	76	남성	급성골수성 백혈병
	B	부검	4	여성	Fallot 4징후

		검체	연령	성별	주요 진단
그림4-17	A, B	부검	14	여성	심실중격결손증술후, 패혈증
제5장					
그림5-1	A	부검	83	남성	악성림프종
	B	부검	73	남성	간질성폐렴
그림5-2	A	수술	44	여성	자궁근종
	B	수술	61	여성	중등도이형성, 자궁근종
그림5-4	A, B	생검	52	남성	악성림프종
그림5-7	A	부검	76	여성	대장암후 2년, 다발전이
	B	부검	47	여성	대동맥판·승방판치환술후 7개월, 뇌출혈
그림5-13	A, B	부검	77	여성	급성심근경색
	C	부검	74	남성	신구 심근경색
	D	부검	72	남성	급성심근경색
그림5-14	A	부검	73	여성	급성심근경색
	B	부검	62	남성	신구 심근경색
	C	부검	83	남성	신구 심근경색
	D	부검	72	남성	진구성 심근경색
그림5-15	A	부검	51	남성	신구 심근경색
	B	부검	69	남성	진구성 심근경색, 간질성폐렴, 패혈증
그림5-17	A, B	부검	76	남성	다발뇌경색, 지주막하출혈,
그림5-18	A, B	부검	77	남성	뇌간부출혈
그림5-19	A, B	부검	88	남성	특발성 식도천공, 급성심근경색
	C-F	부검	76	남성	다발뇌경색, 지주막하출혈,
그림5-20	A	부검	97	남성	대동맥해리
	B	부검	71	여성	폐암
	C	생검	42	여성	C형간염
	D	생검	65	남성	C형간염
	E	생검	56	남성	C형간염
	F	부검	77	여성	간경변+간암
그림5-21	A, B	부검	55	남성	위암
그림5-22	A	부검	77	여성	간경변+간암
	B	부검	78	남성	폐렴, 섬유성심막염
	C	부검	77	여성	간경변+간암
	D	부검	40	남성	알콜성간경변
그림5-24	A, B	부검	77	여성	간경변+간암
그림5-25	A-D	부검			실습표본
그림5-26	A, B	생검	34	여성	율립결핵
그림5-28	A	부검	61	남성	대동맥판·승방판의 폐쇄부전+협착
	B	부검	66	남성	간암 (비B, 비C)
그림5-29	A	부검	69	여성	진균성패혈증
	B	부검	37	남성	소장출혈, 뇌경색
	C	부검	64	남성	신구심근경색, 돌연사
그림5-30	A, B	생검	31	여성	위과형성성 폴립
그림5-32		부검			강의용 슬라이드
그림5-33	A	수술	72	남성	전이성폐암
	B	부검	66	여성	간질성폐렴
제6장					
그림6-1	A	부검	89	여성	지주막하출혈
	B	부검	34	남성	용혈성빈혈, 헤모크로마토시스
	C	부검	73	남성	간질성폐렴
	D	부검	77	남성	담관암
그림6-3	A	부검	97	남성	대동맥해리
	B	부검	34	남성	용혈성빈혈, 헤모크로마토시스
	C	부검	72	여성	췌장암
	D	부검	77	남성	담관암
그림6-9		부검			강의용 슬라이드
그림6-10	A	부검	9	남성	교아세포종
	B-D	부검	35	여성	폐선암
그림6-11	A	부검	66	여성	대장암술후 재발
	B	부검	91	남성	다종암술후 (폐암, 대장암)
	C	부검	59	남성	급성심근경색
	D	부검	73	남성	간질성폐렴
그림6-12	A, B	부검	75	여성	흉부대동맥류
그림6-13	A-C				실습표본

		검체	연령	성별	주요 진단
그림6-14	A, B	부검	69	여성	승모판건삭단열
그림6-15	A, B	부검	76	남성	다발뇌경색, 지주막하출혈
	C	부검	69	남성	다발대동맥류 파열
그림6-16	A	부검	78	여성	돌연사, 진구성 심근경색
	B, C	부검	82	남성	폐기종, 급성담관염
제7장					
그림7-6	A	부검	20	여성	위암
	B	부검	52	남성	방광암술후, 간경변
그림7-7	A	부검	76	남성	신구심근경색
	B	부검	74	남성	신구심근경색, 심실중격천공술후
그림7-10	A	부검	76	남성	급성골수성 백혈병
	B	부검	87	남성	폐렴
	C	수술	55	남성	폐암
그림7-11	A, B	부검	86	여성	급성심근경색
그림7-12	A	부검	20	여성	위암
		부검	62	여성	재생불량성빈혈
	B, C	부검	65	남성	잔췌장암
그림7-13	A, B	부검	37	남성	뇌경색, 소장출혈
그림7-14		부검	47	남성	진구성 심근경색, 관동맥바이패스술후
그림7-17	A	부검	37	남성	뇌경색, 소장출혈
그림7-18	A	부검	64	여성	폐동맥혈전색전증
	B	부검	72	여성	췌장암
그림7-19	A	부검	87	남성	폐렴
	B	부검	37	남성	뇌경색, 소장출혈
제8장					
그림8-5	A	수술	24	여성	급성카타르성 충수염
	B	수술	30	여성	급성괴저성 충수염
	C	수술	29	여성	급성카타르성 충수염
	D	수술	33	여성	급성화농성 충수염
	E, F	수술	57	남성	급성괴저성 충수염
그림8-6	A	수술	15	남성	급성카타르성 충수염
	B	수술	22		급성카타르성 충수염
그림8-7	A	생검	53	남성	위생검
	B	생검	72	남성	위생검
	C, D	생검	34	남성	위생검
그림8-8	A, B	수술			강의용 슬라이드
그림8-9	A	수술	47	여성	갑상선여포성선종
	B	부검	76	남성	급성심근경색, 아급성갑상선염
	C	부검	50	남성	돌연사, 진구성 심근경색, 하시모토병
	D	수술	70	여성	바세도우병+갑상선유두암
그림8-11	A	세포진	32	여성	자궁암검진
	B	수술	42	여성	자궁근종
그림8-12	A	수술	52	남성	비용(鼻茸)
	B	수술	53	여성	비용(鼻茸)
	C, D	생검	59	남성	막성신증
	E	생검			NIH, Dr.Ferrans 제공
	F	생검	44	남성	심근염
그림8-14	A–C	수술	31	남성	다카야수병
그림8-15	A, B	생검	74	여성	원발성 담즙성간경변
그림8-16	A, B	수술	63	여성	류머티스성 관절염
그림8-17	A, B	수술	57	남성	연합판막증
	C	수술	52	여성	승모판협착증
	D	부검			강의용 슬라이드
그림8-18	A	생검	73	여성	쉬그렌증후군
	B	생검	48	여성	타액선생검
그림8-20	A, B	부검	41	남성	대동맥해리
제9장					
그림9-3	A	수술	76	남성	대장암
	B	수술	71	여성	폐기관지상피암
	C	수술	29	여성	췌종양
	D	부검	64	남성	폐암
그림9-4	A	부검	66	남성	간암 (비B, 비C)
	B	수술	76	남성	대장암

		검체	연령	성별	주요 진단
	C	부검	72	여성	췌장암
	D	수술	71	여성	폐기관지상피암
그림9-5	A	수술	66	남성	대장암 저분화
	B	부검	64	남성	폐암
그림9-6	A	수술	44	여성	유방암
	B	수술	50	여성	유방암+유선증
그림9-7	A-F	수술	44	여성	난소암
그림9-8	A-D	수술	66	남성	위암
그림9-10	A	내시경수술	62	남성	대장폴립
	B	내시경수술	75	여성	대장폴립
	C	내시경수술	58	남성	대장폴립
	D	내시경수술	82	남성	대장폴립
	E	내시경수술	82	남성	대장폴립
	F	내시경수술	44	남성	대장폴립
그림9-11	A-E	내시경수술	60	남성	대장폴립 선종내부
그림9-12	A	수술	44	여성	자궁근종
	B	수술	32	여성	경도이형성
	C	수술	38	여성	중등도이형성
	D	수술	26	여성	고도이형성
그림9-14	A, B	수술	57	남성	폐암
그림9-15	A, B	수술	44	여성	유방암
그림9-16	A	내시경수술	48	남성	대장과형성폴립
	B	내시경수술	38	여성	대장톱니상선종
그림9-17	A, B	생검	70	남성	위생검
그림9-18	A, B	내시경수술	70	남성	위암
	C	생검	60	남성	위생검
	D	생검	77	남성	위암
그림9-19, 20	A	생검	60	남성	위생검
	B	생검	77	남성	위암
그림9-21	A, B	생검	35	남성	위생검
그림9-22, 23	A, B	생검	62	남성	위암
그림9-23	C	수술	45	남성	위암
그림9-24, 25	A	수술	18	여성	위악성점막하종양
	B	수술	75	여성	위암, 십이지장점막하종양
제10장					
그림10-3	A	부검	74	남성	흉부대동맥해리, 복부대동맥류
	B	부검	73	남성	폐암, 복부대동맥류
그림10-4	A	부검	64	남성	폐암
	B	부검	79	남성	담낭암
	C	부검	64	남성	폐암
	D	부검	77	여성	담낭암
그림10-5	A~E	부검	64	남성	폐암+비정형항산균증
그림10-6	B, C				일본의과대학 형태해석공동연구시설 安達彰子선생 제공
그림10-9	A~F	부검	85	남성	다중암 (악성림프종, 폐암, 담관암)
그림10-10	A, B	부검	72	여성	악성림프종
그림10-13	A	생검			실습표본
그림10-14	A	부검	34	남성	재생불량성빈혈, 헤모크로마토시스
그림10-15	A	수술	53	여성	갑상선유두암
	B	생검	62	남성	대장카르티노이드
	C	부검	72	남성	악성림프종
	D	부검	55	남성	급성심근경색, 폐렴
	E	부검	82	남성	대장암, 간전이, 설염
	F	부검	72	여성	악성림프종
그림10-16	A	수술	60	여성	유방암
	B	수술	49	여성	외음과립선세포종
	C	생검	62	남성	상구순모반
	D	부검	88	남성	심아밀로이드
	E	부검	76	남성	급성심근경색
	F	부검	97	남성	대동맥해리

색인

contents

332

【저자소개】
田村 浩一 (다무라 코이치)

도쿄 테이신(遞信)병원 병리과 부장
일본의과대학 객원교수

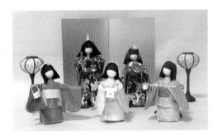

사진 : 딸을 위해 직접 만든 작은 인형들

• 연로하신 부모에게 태어난 자식

출생은 신슈(信州), 마츠모토성(松本城) 근처. 3세부터 바이올린(재능교육 : 鈴木慎一 선생님)을 시작한다. 신다이(信大)부속 초등학교 2학년 때, 양친은 어린 동생을 데리고 도쿄로 가셨지만, 전학이 싫어서 조부모님 댁에 남는다. 교육집사에게 엄하게 교육받으며 자랐다. 3학년부터 6학년까지, '표주박의 모양을 바꿀 수 없을까' 라는 연구(?)에 몰두하다가, 관찰의 재미를 알게 되었다. 참고로, 우연히 일어난 참외와의 교배로, 잘록한 부분이 조금 바뀐 형태의 표주박이 나왔다. 자타가 공인하는 우등생 타입의 꼴사나운 아이였는데, 교육에 흥미를 가진 것은 초등학교 6년간 담임을 맡으셨던 山瀬敏郎 선생님 덕분이었다.

• 너, 의사라도 될거야?

도쿄의 중고교가 함께 있는 도호(桐朋)학원에 진학. 주위의 눈도 없어지고, 본래 스스로 타락＋전대미문의 성격이 나타나서, 중학시절에 "융통성 없는 고지식함과 제멋대로 하는" 인격이 형성되었다. 고교진학으로 문과 · 이과를 결정할 때에, 국어교사가 되려고 진로를 상담했는데, 종종 교무실에 계시던 高島常安 수학선생님이 붙잡으시며, '너, 의사라도 될래?' 하셨다. '해부가 있어서 절대 안돼' 라고 거절했지만, 억지로 이과를 선택하게 되었다. 설마 해부를 생업(직업)으로 하게 되리라고는 꿈에도 생각지 못했지만, 그 때 교무실에서 高島 선생님을 만나지 않았다면, 지금의 나는 없었을 것이다.

• 술과 영화와 레코드와

고교 2년시절(동대 야스다(安田) 강당사건 무렵)에 대학분쟁의 회오리가 고교까지 파급되어, 교무실의 바리케이트 봉쇄 등이 계속되면서, 학교에 거의 가지 않게 되었다. 아버지가 시작한 골프 클럽의 제조판매로 가게 일을 도우며, 받은 용돈을 모두 클래식과 재즈 레코드에 쏟아 부었다. 그 수가 4,000장 이상. 밤을 새워가며 위스키를 나팔 불 듯이 마시면서 레코드를 듣고, 술에 취한 채 홈룸에 얼굴을 내밀고, 나중에는 몰래 빠져나와서 영화관으로 향했다. 오후에는 귀가하여 자고, 밤에는 또……라는 식의 생활이었다.

• 벤·케이시

고교 3년 봄 진로지도에서 건축학부를 지망했지만, 여름방학에 TV에서 벤·케이시의 재방송을 보고, 갑자기, 뇌외과의가 되려고 결심했다. 대학에 원서를 내려는 시점에서 담임이 놀라서, 아버지를 부르셨다. 당연히, 제1지망은 순다이(駿台)예비교. 내 계획은 1년 재수할 생각이었는데 삼수가 되면서, 아버지 가게의 점장을 하며 시간을 보내게 되었다.

• 병리와의 만남

일본의과대학에 입학. 의학부에 들어가면, 바로 뇌외과 공부를 할 수 있으리라 생각했는데, 전 과목이 필수여서 놀랐다. 뇌와 관련되는 것 외에는 멋대로 무시했다. 2년생의 선택수업에서, 나쁜 친구의 꾐에 빠져서 '병리학교실'로 향했다. 무엇을 하는 교실인지도 몰랐지만, 뇌의 검색이나 표본제작을 할 수 있을 줄 알고, 붙어 있었다. 부검을 견학하고 있을 무렵, 홀터심전도의 개발자로 매우 유명한 내과의 木村榮一 교수를 '자네들의 진찰법이 서툴러서 환자가 죽는 거야!' 라고 호통치시던, 병리의 矢島權八 교수님께 깜짝 놀랐다. '병리의가 그 정도로 굉장한가?!' 라는 오인이 잠재의식에 뿌리 박혔다. 강의에는 전혀 출석하지 않고, 매일 오로지 뇌의 현미경표본을 계속 만들다가, 馬杉洋三 교수님으로부터 '학생의 수업시간 중의 출입을 금한다' 라는 경고를 받았다. 대학의 모든 시험은 서당개 삼년에 풍월을 읊는다고 귀로 들은 병리 지식과 출제자의 의도를 읽는 '감' 만으로 넘어간 것이 유일한 자부심.

• 흉부외과의

임상실습에서 뇌외과에 갔지만, 뇌 이외를 다룰 수 없다는 점에 실망했다. 국가시험종료 후에 진로를 변경하여 흉부외과에 입국했다. 웬일인지 처음부터 중증환자만을 담당하게 되어, 평균수면시간 3시간, 아파트로 돌아가는 날이 월 2~3일 정도인 생활이 계속되었다. 2년째에 '동기입국자 8명 중 1명은 병리에 가도록' 하는 庄司 佑 교수님의 명령이 있었다. 모두가 '절대로 안돼' 하던 중에, '저도 싫습니다' 라고 말한 덕분(?)에 지명되어, 대학원에 가게 되었다. 6개월간의 마취과연수를 조건으로 승낙했지만, 결국, 대학원 4년간, 외과의 아르바이트와 마취와 병리의 연구를 겸해서 하였으며, 수료시에는 학위와 함께 마취표방의, 외과인정의의 자격을 획득하였다. 다만, 현재 어느 것도 아무 도움이 되지 않는다……

• 뉴욕생활

대학원시절에 동급생과 결혼. 방사선과 연수 후에 심장외과 전문병원으로 파견이 결정되었지만, 아내에게 Albert Einstein 의과대학 마취과 구(丘) yasu 교수로부터 유학얘기가 날아들었고, "덤"으로 함께 뉴욕에 가게 되었다. 심장외과 Frater 교수의 무급 특별연구원으로서, 부부가 순환생리학 Yellin 교수의 연구실에 배치되었다. 개를 이용한 심장확장기능연구에, 심장외과의와 마취의의 페어로서 몰두하였다. 반년 후, 전임 독일인 외과의가 2년간 1례도 만성 실험견을 성공시키지 못하던 중에, 죽어가던 개를 유일한 장기인 술후관리로 살려냈다. 덕분에 돌연 대우가 급변하여 유급의 지위가 주어지고, 그 후는 연구실의 유일한 외과의가 되었다. 재임 중, 만성실험으로 이용하던 개가 죽으면 모두 직접 해부하고, 상세한 리포트를 제출하여 Frater 교수를 질리게 했다. 영주권도 추천받았지만, 2년반 후에 귀국하였다.

• 외과에서 병리로 취직

귀국 후에는 흉부외과의로서 생활을 시작했지만, 병리의 재미도 버리지 못하여, 졸업 후 9년째에 병리로 전직, 모두를 깜짝 놀라게 했다. 병리 전반의 공부를 다시 하기 위해서, 사람을 가르치는 것이 제일이라고 생각하여, 간호학교에서 강의를 시작하였다. 그 때에 모아둔 슬라이드도 본서에 다수 사용하였다. 그 후, 이번에는 병리로 메릴랜드주의 NIH(국립위생연구소) 안의 NHLBI(국립 심·폐·혈액연구소)에 유학. 맹목적인 병리의 Dr.Ferrans 곁에서, 동종생체판을 연구하였다. 2년여만에 귀국한 후, 대학에서는 의학생의 '자주선택학습'을 10년간 지도하면서, 매년 의학생에게 국내외에서의 학회발표나 논문을 쓰게 하며 함께 지내고 있다.

• 일반병원의 병리과로

40대에 시작된 난청이 악화되어, 직속 상사 杉崎祐一 교수의 퇴임을 계기로, 대학을 떠났다. 병리의도 사임하고 '난청자에 대한 의료종사자의 대응'이라는 문제에 몰두하기로 결심했지만, 병리의 부족 때문에 도쿄 테이신(遞信)병원에 발탁되어, 현재에 이르고 있다.

• 괴짜?

병리의가 개인적으로 자원봉사로 다니고 있던, 환자에 대한 병리진단결과의 직접 설명이, 대학시절에 '병리외래'로 시작한 덕분에, 뜻밖에 주목을 모았다. 도쿄 테이신(遞信)병원에서도 자세히 하고 있다. 또 병리해부의 결과에 관해서도, 희망하는 유족에게 위령제날에 설명할 기회를 마련하고, 근 3년 동안에 약 40유족을 만나서 말씀을 드렸다. 한편, 해부결과에서 간호를 검증하는 간호-병리컨퍼런스도 시작하였다. 연 3회의 개최로, 현재까지 7회를 맞이했지만, 아직 시행착오 단계이다.

본서의 집필은 '이해하기 쉬운 병리소견의 설명'이라는 점에서, 많은 공부가 되었다. 병에 관해서 정면으로 마주 하는 아카데믹한 병리의가 많은 가운데, 임상의로서 병리의의 본연의 자세를 모색하고 있다. 좀 괴짜라고 자부하고 있다.

이해하기 쉬운 **병리학**의 기본과 구조

첫째판 인쇄 2017년 1월 4일
첫째판 발행 2017년 1월 13일

지 은 이 田村浩一 (다무라 고이치)
발 행 인 장주연
출 판 기 획 김도성
편집디자인 한은선
표지디자인 김재욱
발 행 처 군자출판사
　　　　　 등록 제 4-139호(1991. 6. 24)
　　　　　 본사 (10881) 파주출판단지 경기도 파주시 회동길 338(서패동 474-1)
　　　　　 전화 (031) 943-1888　　　　팩스 (031) 955-9545
　　　　　 홈페이지 | www.koonja.co.kr

ZUKAI NYUMON YOKU WAKARU BYORIGAKU NO KIHON TO SHIKUMI
by TAMURA KOICHI

Illustrations by KAGAYA Ikuko

Copyright ⓒ 2010 TAMURA Koichi

All rights reserved.

Originally published in Japan by SHUWA SYSTEM CO, LTD., Tokyo.

Korean translation rights arraged with SHUWA SYSTEM CO., LTD., Japan

through THE SAKAI AGENCY and A.F.C. LITERARY AGENCY.

ISBN 975-11-5955-101-7
정가 20,000원